岭南伤寒名家学术菁华录

邱健行
江振龙
张　伦　主编

全国百佳图书出版单位

中国中医药出版社

·北京·

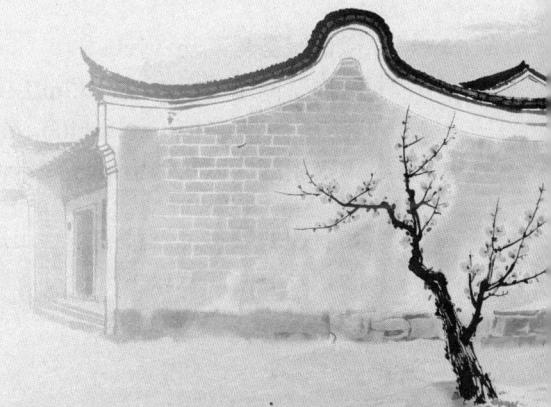

U0651930

图书在版编目（CIP）数据

岭南伤寒名家学术菁华录 / 邱健行，江振龙，张伦主编.
北京：中国中医药出版社，2025.9
ISBN 978-7-5132-9560-4

Ⅰ. R254.1

中国国家版本馆CIP数据核字第2025KD2449号

中国中医药出版社出版

北京经济技术开发区科创十三街 31 号院二区 8 号楼
邮政编码　100176
传真　010-64405721
山东临沂新华印刷物流集团有限责任公司印刷

各地新华书店经销

开本 880×1230　1/32　印张 12.5　字数 336 千字
2025 年 9 月第 1 版　2025 年 9 月第 1 次印刷
书号　ISBN 978-7-5132-9560-4

定价　59.00元
网址　www.cptcm.com

服 务 热 线　010-64405510
购 书 热 线　010-89535836
维 权 打 假　010-64405753

微信服务号　zgzyycbs
微商城网址　https://kdt.im/LIdUGr
官方微博　http://e.weibo.com/cptcm
天猫旗舰店网址　https://zgzyycbs.tmall.com

如有印装质量问题请与本社出版部联系（010-64405510）

《岭南伤寒名家学术菁华录》
编 委 会

刘　序

首届全国名中医邱健行教授继著作《岭南脾胃论》问世后，最近又携弟子江振龙医师主编《岭南伤寒名家学术菁华录》，文笔流畅地介绍岭南伤寒学派学术源流，着重收录21世纪以前岭南伤寒学派（含金匮）具有代表性、可考的名家的生平与治学、临证经验，集录了从清代何梦瑶、民国陈伯坛至现代陈超桂等二十二位医家，他们均是籍贯岭南、学法长沙、治宗伤寒、弘扬发挥仲景学说的已故医者。

岭南医学崛起于有清一代以来之三百年，伤寒名医群体是岭南医学最为活跃的经方学术流派代表人物，他们创造性地回答了当时岭南地区防病治病、养生保健过程中的问题，如清末民初"四大金刚"陈伯坛、易巨荪、黎庇留、谭彤晖以升麻鳖甲散防治烈性传染病鼠疫。岭南伤寒经方名医群体留下著作、医案、医话、医论等，仍然是当下中医学术发掘传承的重要素材，是我们临床遣方用药与研究发扬、整合应用的理论源泉与依据。何为守正？恪守正道，代际坚守中医经典传家宝正确走向。有基于此，整理文献、广植人才是第一要务。邱健行教授指导弟子江振龙医师撰写《岭南伤寒名家学术菁华录》，传承岭南地域中医精华，守正寓意创新，这一工作也是当代名医引领学者传承中医学术精华，守正精粹再求创新的范例，形成的相关学术研究成果可支撑其他学科的建设，使之成为广大读者受益的著述之一。兹事体大，岭南医林伤寒学派人物的研究，对于培育广东地区中医文化的土壤和氛围，普及中医的健康观念和养生防治常识，必将起到积极的推动作用。

盖棺定论，逝者为大。《岭南伤寒名家学术菁华录》选择粤籍已故医者为主要题材，以辑录梳理方式成书，方法学上亦可取。古人有"隔代修史"的说法，断代写史能够客观评价前人功过。如书中岭南名医何梦瑶《伤寒论近言》、东莞陈焕堂《仲景归真》、香山麦乃求《伤寒法眼》、新会陈伯坛《读过伤寒论》、顺德黎庇留《伤寒论崇正编》、番禺陈庆保《伤寒类编》、东莞卢觉愚《卢氏实用伤寒论讲义》等，各地后学私淑门人研读者甚多，足见其学术影响不囿于粤省且辐射全国。

第二主编江振龙医师为是书起草者，熟悉岭南经方派名医陈伯坛之事，其在前言曰："辑录是书缘法有三：一者余为广东四会人，素闻乡贤彭泽民先生事迹，彭泽民先生旅港时业医为生，师从岭南伤寒学派宗师陈伯坛，颇得师传，声名著于一时；彭泽民先生宗上医医国之志，追随孙中山先生致力于民主革命成为革命先驱元勋；新中国成立后，彭泽民先生任中医研究院（现中国中医科学院）名誉院长等职，继续为上医之志奋斗不息；彭泽民先生之志与行，令余心慕神往。二者余之恩师邱健行先生早年曾师从陈坤华（陈伯坛之女）、钟耀奎等伤寒名家，恩师荐余撰辑是书并悉心指导。三者余之尊师黄建业先生早年曾师从伤寒名家马云衢，尊师亦深予鼓励支持。是乃缘起三点并志为岭南伤寒斯道尽一绵力。"江振龙医师肺腑之言真挚感人。

邱健行教授是岭南医学研究积极倡导者与践行者，主编《岭南伤寒名家学术菁华录》，邀请我写序并任顾问愧不敢当，读后不仅受益也回想起往事。最早认识老前辈邱健行教授是在1982年，他时任广州中医学院学位委员会秘书，晚辈为其"打杂"。时研究生教育恢复伊始，论文答辩、学位授予、章程设置等百事草创，秘书起草文件协调各方工作任务繁重，邱健行教授有条不紊担当胜任，广州中医学院首届研究生学位授予仪式于是年（1982年12月）圆满完成。晚辈跟随其后也受教提高，得知其岳丈是管铭生（1914—1990，广东省名老中医，岭南管氏医学世家第四代传人，有著作《医余随笔集》及撰写论文笔记数十万字），可见邱健行教授属医学院校毕业与医学世家祖传学习结合模式的名医，集医、教、研三者于一体，求治者无虚日，求学者踵门如市，年逾八旬，精勤不倦，躬耕于中医领域近六十载。读国医大师孙光荣教授引《左传》三不朽"立德、立功、立言"概述邱健行教授甚为恰当。"太上有立德"：邱健行教授年逾八旬，矢志岐黄，创制垂法，博施济众，行医品行端方，堪称岭南中医"不老松"。"其次有立功"：任第九届全国人民代表大会会议主席团成员期间，为中医立法提案鼓与呼；党和国家领导人与他合影时（笔者珍藏两张照片）询问他是哪个行业的？他说自己是中医，保护人民身体健康。"其次有立言"：《岭南脾胃论》《岭南伤寒名家学术菁华录》言得其要，理足可传。

岭南医学有独特的地域优势，以其临床实践的真实有效性不断前行发展，为当代中医药学研究的重要题材，是书之出版，正当其时，故乐为之序。

二〇二五年八月十八日

【序言作者】刘小斌，广东省名中医，第七批全国老中医药专家学术经验继承工作指导老师，广州中医药大学第一附属医院主任医师、广州中医药大学二级教授、博士研究生导师、邓铁涛研究所副所长、医史各家学说教研室主任、中医医史文献学科带头人。

李 序

　　首届全国名中医邱健行教授是当今岭南医林非常受同仁尊敬的前辈，继专著《岭南脾胃论》问世后，现以八十三岁高龄仍指导弟子江振龙医师撰辑《岭南伤寒名家学术菁华录》，意在使岭南伤寒名家治学遗珍重光、薪火传承，《岭南伤寒名家学术菁华录》以岭南伤寒学派学术源流，岭南伤寒名家前辈的生平简介、治学发挥与医案医论为主要内容，以辑录整理的方式成书在现代岭南伤寒类著作中较为少见，可谓是有功于前贤、示学于后来。邱健行教授以老骥伏枥之志为岭南中医药及岭南伤寒名家前辈学术"赓续发扬，传承精华，守正创新"，一直精勤不倦、健行不息，令学者敬佩。

　　在当今的岭南大地上，伤寒经方之学继承岭南伤寒名家前贤学风，创新教育教学方式，例如广州中医药大学伤寒论学科系国家级重点学科——中医临床基础学科的组成部分，自1984年建立临床基地以来，突出经典与经方的临床运用，形成了鲜明的特色与优势。从1994年始，已成功举办了十三届国际经方班及二十三期全国经方运用高级研修班，并获广大学员普遍好评，成为享誉海内外的继续教育品牌项目。

　　回忆2022年在第十二届国际经方班暨第二十二期全国经方临床运用高级培训班上，邱健行教授以"《伤寒论》广泛应用桂枝其意义解读"为题进行授课，从桂枝汤概述、桂枝汤考证、个人见解、桂枝的八大功效进行讲述。《伤寒论》中运用桂枝的方剂甚多，遍及六经，占40%以上，具有广泛性和实用性。通过病案举例，邱健行教授发现，在临床中，桂枝类方具有和营、行瘀、补中、扶阳、解表、利水、通阳、下气等诸多效用，其讲述深入全面。邱健行教授结合案例总结桂枝配伍之妙：解肌透表伍生姜，有汗表虚配芍药，无汗表实合麻黄，项强加葛根，太少合病加柴胡，除烦需佐石膏，清热加黄芩，里实腹满合大黄，与附子同用以温阳，与参、芪同用以助气，与甘、枣同用扶心阳，与饴糖同用以建中，与茯苓同用治水镇悸，与五味同用以纳气，与龙、牡同用以镇惊，与桃仁同用以行瘀。可见邱健行教授熟谙经方用药、善用核心药对、验于临床，经验之谈对后学颇有裨益。

邱健行教授弟子江振龙医师转来《岭南伤寒名家学术菁华录》书稿邀我写序，有感于邱健行老前辈对岭南中医药及岭南伤寒前辈名家学术传承之卓越贡献，有感于岭南伤寒名家学术经验传承之重要价值，有感于邱健行教授弟子江振龙医师之勤勉精诚，乐为之序。

李赛美

二〇二五年八月二十日

【序言作者】李赛美，广东省名中医，第六批全国老中医药专家学术经验继承工作指导老师，广州中医药大学第一附属医院主任中医师、广州中医药大学二级教授、博士研究生导师、伤寒论教研室主任、中医经典临床研究所所长。

自　序

　　《伤寒杂病论》是我国医学史上现存最早的一部具有完整系统的临床医学著作。它的问世在中医学发展史上具有划时代的意义和承前启后的作用，对中医学的发展作出了重大贡献。故是书被誉为"方书之祖"，著者张仲景被后人尊称为"医圣"。自晋代以降，千余年来，注家数百，研究学者如云，《伤寒杂病论》在中医学浩瀚的典籍中光彩耀眼、历久弥新！历代医家对张仲景推崇备至，如喻嘉言言"咸以仲景之学为绝学"，徐忠可言"张仲景者，医家之周孔也"，《局方发挥》言"仲景诸方实万世医门之规矩准绳也"，《医宗金鉴》言"诚医宗之正派，启万世之法程，实医门之圣书也"。由此可见，大凡名医无有不遵仲景之学、不习仲景之书。

　　仲圣之后，历代各地后学贤哲研习仲景之说各有见解发挥，尤以明清时期争鸣最甚，形成了以歙县方有执、新建喻嘉言为代表的错简重订派，以浙江张遂辰、张志聪为代表的维护旧论派，以浙江柯韵伯、长洲尤在泾为代表的辨证论治派。但由于地理人文等种种因素，此时尚未有岭南籍医家鼎名其中。康乾年间，南海何梦瑶先生《伤寒论近言》、郭元峰先生《伤寒论》问世后，方开岭南医家研究仲圣伤寒学之先河。至民国初，陈伯坛、黎庇留、易巨荪、谭星缘并称为"四大金刚"，盛名于粤港澳乃至全国医界，是时为岭南伤寒学派发展的鼎盛时期，此后从者不计其数。如是论起，从康乾年间至现代，岭南伤寒学派历经三百余年发展，名家辈出，各从所思所悟、治学独运匠心，长沙薪火由是岭南传灯矣。

余早年曾师从岭南伤寒学派宗师陈伯坛之女陈坤华、高足钟耀奎。回忆二位恩师之教导犹在眼前，二师临证运用经方宗伯坛公之说，深得神韵，可谓方灵法验。如陈坤华师所传温经汤治妇人经水病之法，钟耀奎师所传治肝胃须顾脾之法，余在近六十载临证中凡遇是病一以遵之多有治验，此皆得益于师教也，由是可见老前辈的经验弥足珍贵。

余之弟子江振龙勤勉精诚，有志于传承发扬前辈医家治学经验精华，在余的指导下执笔撰辑是书，介绍岭南伤寒学派学术源流，着重收录了二十二位已故岭南伤寒学派名家生平简介、治学发挥、临证经验等。撰辑是书期间，他亦得到了多位老师的帮助鼓励与支持，乃成是作，所谓一人之心、数十人之心也。

是书付梓，冀能重彰岭南伤寒斯道以光前裕后。

邱健行

二〇二五年八月十日

【作者】邱健行，首届全国名中医，首批广东省名中医，第二、三、四、六、七批全国老中医药专家学术经验继承工作指导老师，广东省第二中医院首席专家、主任中医师、广州中医药大学教授、博士研究生导师，第九届全国人民代表大会代表、主席团成员，广东省中医药研究所原党支部书记、副所长，广东省第二中医院原副院长。

前　言

自汉代医圣张仲景《伤寒杂病论》问世一千八百余年以来，各地先贤对仲景伤寒学说多有广论发挥。于岭南一道，伤寒学术研究始自清代南海何梦瑶先生《伤寒论近言》、郭元峰先生《伤寒论》等著作问世，此后名家辈出、学派日灿。

岭南伤寒学派三百余年来，百余位名家薪火相传，所留遗音或示人以矩、丝丝入扣，或示人以巧、圆机活法。言必法古者，是古法真实有效；从古立新者，是与时俱进甚益。总以临证效验为依归，每能着手成春，不作无益之争，是学证于验也。

余生长于广东，虽浅年而慕心医道，着重伤寒之学，尤留心岭南伤寒名家著作。后学深感岭南伤寒名家学术精粹之华灿博大，然尚少书籍系统介述。故虽愚鲁，不辞僭越浅陋，辑集岭南伤寒名家治学发挥临证验例略为介绍，意在稍为前辈医家治学遗珍重光尽份绵力。

并辑录是书缘法有三：一者余为广东四会人，素闻乡贤彭泽民先生事迹，彭泽民先生旅港时业医为生，师从岭南伤寒学派宗师陈伯坛，颇得师传，声名著于一时；彭泽民先生宗上医医国之志，追随孙中山先生致力于民主革命成为革命先驱元勋，新中国成立后，彭泽民先生任中医研究院（现中国中医科学院）名誉院长等职，继续为上医之志奋斗不息。彭泽民先生之志与行，令余心慕神往。二者余之恩师邱健行先生早年曾师从陈坤华（陈伯坛之女）、钟耀奎等伤寒名家，恩师荐余撰辑是书并悉心指导。三者余之尊师黄建业先生早年曾师从伤寒名家马云衢,尊师亦深予鼓励支持。是乃缘起三点并志为岭南伤寒斯道尽一绵力。学者读是书后虽感余之浅陋而请就闭目,冀睃眼于名家学验则拾明珠于沧海,淘岩金于沙砾矣。

故是书所录名家均为籍贯岭南、学法长沙、治宗伤寒、弘扬发挥仲景学说的已故医者,乃盼往者尤在,后之来者欲志此道而有所循学。正如王太仆所云:"将升岱岳,非径奚为;欲诣扶桑,无舟莫适。"

是书付梓,冀成辑录微功。限于水平,误漏难免,挂一漏万之处,敬请学者海涵斧正,乐甚!幸甚!

江振龙

二〇二五年八月十二日于玉城

内容提要

本书介绍了岭南伤寒学派学术源流，着重收录21世纪以前岭南伤寒学派（包括研究《金匮要略》）具有代表性、可考的名家的生平与治学、临证经验，辑录了从清代何梦瑶、民国陈伯坛至现代陈超桂等二十二位医家，他们均是籍贯岭南、学法长沙、治宗伤寒、弘扬发挥仲景学说的已故医者。

本书分为上、中、下三篇：上篇介绍岭南伤寒学派学术源流；中篇分述二十二位岭南伤寒名家的生平简介与治学发挥；下篇选粹了十二位岭南伤寒名家的医案医论，医案原有按语者均加原按者姓名，原无按语者酌加按语，为保持医案医论原貌，除有繁体字、异体字之处改为现行简体字，旧称付、病人改为新称剂、患者等，倒装文法之处改为现代阅读顺序习惯外，余不做改动。

目　录

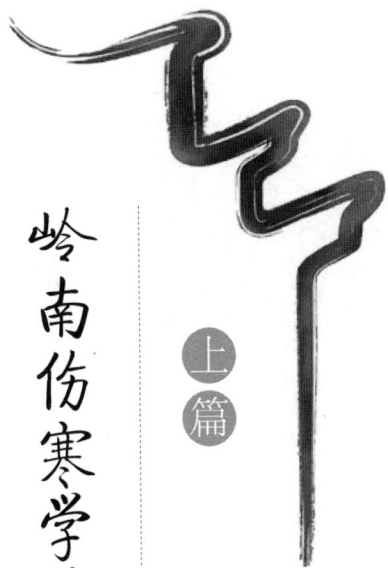

岭南伤寒学派学术源流

上篇

一、岭南伤寒学派之发轫

中医学术流派，简称学派、医派或流派。关于中医学术流派的含义，著名中医学家任应秋教授曾提出一个界定原则："凡一学派之成立必有其内在的联系，否则便无学派之可言。所谓内在联系不外两端：一者师门授受，或亲炙，或私淑，各承所学而光大之；一者学术见解之不一致，各张其之说，影响于人。"

基于这个界定原则，伤寒学派可简言之是以私淑研究，发扬阐述张仲景《伤寒论》理法方药及辨证论治为核心要务的中医学学术群体。其发端于晋唐，形成于宋金，兴盛于明清。伤寒学派延绵一千余载，产生了数百位注家学者，对中医学的影响广泛而深远。

其中，岭南伤寒学派是伤寒学派与岭南地域医学结合所形成的，具有鲜明特色的学术流派，属于伤寒学派于岭南地域的研究分支。它是在岭南医学发生、发展的基础上建立的。正如国医大师邓铁涛教授说："岭南医学是祖国医学普遍原则和岭南地区实际结合的产物。"而岭南伤寒学派是岭南医学的重要组成部分之一。但由于岭南地域远离古代政治经济中心，难以得到政治经济长足有效地支持发展等种种因素，岭南医学发展的历程在宋代以前可以说只有涓涓细流，到明清时期开始逐渐壮大，而到晚清民国迸发出澎湃活力。

岭南伤寒学派发轫于清代初期，其形成的标志是南海何梦瑶先生的《伤寒论近言》、郭元峰先生的《伤寒论》等著作的付梓问世。与当时岭南伤寒研究的空白不同，中原伤寒研究历经一千多年的发展，已成蔚然大观、百家争鸣之盛景。中原完善的研究体系，为岭南医家的研究提供了一个良好的学术平台；悠久的研究历史，给岭南医家一个开阔的视野；域外伤寒学研究的高水准，成就了岭南伤寒的高起步。

二、岭南伤寒学派治学新见

（一）岭南伤寒学派理论贡献

1. 六经实质

六经实质问题，向来是《伤寒论》理论体系中自古至今争论最多、分歧最大、学说最繁的一个问题。正如恽铁樵所说："《伤寒论》第一重要之处为六经，而第一难解之处亦为六经，凡读伤寒者无不于此致力，凡注伤寒者亦无不于此致力。"而对其认识，古今医家仁智各见，众说纷纭。著名的有清代柯韵伯的"六经地面说"："夫仲景之六经，是分六区地面，所赅者广，虽以脉为经络，而不专在经络上立说……请以地理喻，六经犹列国也。"又如宋代朱肱的"经络说"："治伤寒者先须识经络，不识经络，触途冥行，不知邪气之所在。"而明代方有执则不赞同六经之经是经络之经，他说："六经者，犹儒家之六经，犹言部也。部，犹今六部之部。"清代俞根初亦提出"六经形层说"："太阳经主皮毛，阳明经主肌肉，少阳经主腠理，太阴经主肢末，少阴经主血脉，厥阴经主筋膜。"

岭南医家对六经实质也多有阐释，概括起来有"六经层次说""六经阴阳说""六经经络说""六经气化说""六经病型说""六经脏腑说"等观点。

（1）六经层次说

何梦瑶认为，六经指由浅入深的六个层面，是感受邪气的层次及疾病传变的次序，其云："窃意六经之次第，原从其行于躯壳之浅深分，太阳行于浅为第一层，以次至第六层，厥阴为最深，太阳第一层发热，非独背也，前后左右周身皆热，而由浅入深，阳明居第二层，少阳居第三层，故先阳明而后少阳耳。"

（2）六经阴阳说

麦乃求认为"六经统于太阳、少阴"。太阳、少阴两经为感邪之所；阳明、少阳、太阴、厥阴四经为传邪之处；太阳病变多，兼夹他经病多，治法多变；少阴蕴含真阳，为生命之本。

（3）六经气化说

陈伯坛是"六经气化说"的岭南倡导者。遥承钱塘二张，以阴阳为纲要阐发三阴三阳，大倡六经气化，并以《素问》运气七篇大论中六经标本中气理论来分析阐述《伤寒论》六经病的发生发展及证治规律，于仲景会心处多有发挥，其观点对后学颇有启发。

（4）六经脏腑说

邓伯游结合西医解剖学特征，从六经与脏腑相配、六经表里相配的角度，提出了自己的六经配属模式。六经配合脏腑式：太阳经包括皮肤（汗腺、触觉）、肺脏、肾脏、膀胱、大肠；阳明经包括口腔、咽道、胃、大肠、小肠；少阳经包括脑神经、脊神经、迷走神经、交感神经；少阴经包括脾脏、心脏、血管、血液、阳气；太阴经包括唾液、胃液、肝胆液、肠液、胰脏；厥阴经包括小脑、大脑、延髓、脊髓。

梁湘岩也从六经之脏腑属性角度阐述，如"太阴为阴中至阴，腹满痛是其主病，脉沉细是其主脉，其脏土，其气湿，其治法宜温"，"少阴乃君火之化，上为心火，下为肾水，邪从火化者为阳邪"。

邓伯游认为，伤寒六经并非经络之十二经，而是与脏腑相配属之六经。他首先从仲景原序中探寻伤寒六经之所指，认为《伤寒论》虽治伤寒，而百病皆在六经中。

（5）六经病型说

卢觉愚提出，伤寒六经即诸传染病全经过中之六种证候群。所谓证候群，即从症状上之性质部位，区分为六种证候集团。本论六经，即阴阳、虚实、表里之代表符号，亦诊断治疗之标准。中医之长处，即根据证候以用药处方，为原则性之治疗。如同一发热，或属太阳病，或属阳明病，或为少阳病，或为三阴病；即使同属太阳病，或为发热、汗出、恶风、脉缓之桂枝汤证，或为头痛发热、身疼腰痛、骨节疼痛、恶寒无汗之麻黄汤证。同为阳明病，或为壮热大汗、不恶寒反恶热、唇舌干燥烦渴饮冷之白虎汤证；或为脉迟，汗出不恶寒，身重短气，腹满潮热，大便硬之大承气汤证。

伍律宁认为，《伤寒论》之六经即六个证候群之代名词，而不是经络的概念。又举例道："所谓太阳者，发热、头痛、恶寒、脉浮、身疼等症之代名也；少阳者，往来寒热，胸胁苦满，目眩、口苦、咽干等症之代名也；阳明者，潮热、谵语、便秘、溺赤等症之代名。推之三阴，亦莫不然。"

钟耀奎认为，仲景六经把伤寒发病过程中出现的错综复杂的脉证并治归纳起来，假借六经之名，分为六大证候群，也可以说是六个阶段。

2. 寒温论争

寒温之争始于宋代，争论焦点集中在两个方面；一是伤寒病证是否包括温病；二是《伤寒论》六经及方药能否辨治温病。此争论历千年而不休，逐渐分化出两派：①寒温统一派，即伤寒理法可辨识温病，经方可治疗温病；②寒温对立派，即伤寒、温病迥异，伤寒方药不能论治温病。概括起来，寒温之争主要集中在三个方面：病因病机异同、辨证方法异同、治疗范式异同。

实际上，此问题在岭南也是医家论争的热点。在伤寒理论与岭南医学的对接过程中，医家关于岭南是否有伤寒病、伤寒方药是否适合在岭南运用等问题上进行积极论证，观点也有两面性。

其中一类医家立足于岭南地方气候温热、疾病以热证偏多的特点，在肯定伤寒理论的同时，认为运用伤寒方药治疗岭南地方病的时候应该有所变化，以求因地制宜，此种观点的代表人物有何梦瑶、郭元峰、陈庆保、郭梅峰、杨凌虚、刘赤选、沈炎南、何炎燊等人；另一类医家则是忠实的仲景理论实践者，所持观点为岭南亦有麻桂青龙证，伤寒理论非单一为伤寒病而设，六经理论是为人体整体立言，无论寒邪、热邪、外感、内伤，只要辨证正确，均可使用，代表人物有陈焕堂、易巨荪、黄天士等。

（1）立足岭南，对伤寒理论兼收并蓄

何梦瑶、郭元峰是岭南以张仲景理论为指导发展中医热病学说的医家。二人是岭南地区尊信刘完素、朱丹溪的代表。从中医学术流派角度看，简要地说，一派用药偏于温燥，擅长治疗伤寒病，一派用药偏于寒润，偏于治疗热病，并非一个体系。加之岭南地处炎方，温病、热病多发，因此，何梦瑶、郭元峰二人在伤寒理论研究中仍着意于地域特点，在仲景理法方药学习中多从温病、热病伤发挥。如何梦瑶在王叔和"序例"重点伴随叔和"四时八节二十四气七十二候决病法"的节奏，解析了四时病候的特点，尤其重视温病、热病的论述，不赞成"伏气温病"提法，认为伤于四时之气皆能为病，感温气者自病温，感热气者自病热，且春自有温病，夏自有暑病；又认为"温自是春令之病，风温即春温，风木为春气，故又名风温耳。温疟，则温病之往来寒热如疟者，如伤寒之有少阳证也。温毒，亦即温病之甚者。瘟疫，又天行之厉气，皆与冬伤于寒无涉"。郭元峰提出外感病有伤寒和感冒之分，两者有轻重和地域的差别，东南之人以感冒为多，未及伤寒之重："伤寒乃感冒之重者，感冒乃伤寒之轻者。在西北则多伤寒，在东南则多感冒，在三冬为正伤寒，在春夏秋为时行，伤寒于外为阳证，传经；伤寒于里为阴证，不传经。"在岭南太阳病的治疗上，郭元峰变易仲景汗法为宣解法，甚至清解法，如"太阳经本证篇"，郭元峰认为："此经非发汗不能愈，初起发热恶寒为本病，后头疼痛身痛为标，病不拘日数多寡，即宜解散……九味羌活汤、十神汤、败毒散之类。不解即当用清解药兼阳明以治，如石膏汤加知母或栀子升麻汤、白虎汤之类。"治阳明病"余热咳嗽"一症上，则用清润法治疗，并谓此法得到何梦瑶的赞赏："有阳明证，宜汗不得汗，渐见咳嗽吐痰者，此时取汗益不可得，只投清润之剂，如二母二冬花粉地骨之类；寒热未止者小柴胡为主加入上药，久久痰清嗽止，经络热邪即从此解，虽终不得汗，亦有渐愈之理，西池何先生曰此论甚精。"

陈庆保融合伤寒温病学说精华，将湿、温、热三种病性引入六经体系，且提出"阳明为温病之薮，太阳为受温之原"的论点："脾主湿，胃主温，湿温为病，系在太阴阳明。其有系在太阳者，特其借经耳。故太阳篇言湿痹及风湿之为病而已。湿痹宜利其小便，风湿宜散其外风，此为一定之治法也。若痹久而成温，湿久而化热，则湿温之治，又当于阳明内求之，而不可以太阳内括之矣。"说明温病与太阳阳明二经关系密切。治疗上领会仲景治温之法"轻则辛寒，重则苦寒"，反对阴柔滋腻，推崇芩、连、知、膏。

郭梅峰亦认为广东偏热，汗出腠疏，不宜滥用辛燥伤阴，故主张法度从仲景，用药要变通。他常用苏梗代桂枝疏解，用茉莉花代柴胡和解。并在《肠热症》一文中说："六经病之不解者，多涉于里，所谓里者，在伤寒则多肠病，三阳热化，有太少合病下利之黄芩汤症；有太阳阳明下利之葛根汤症；更有种种协热利病，但无寒症。三阴热化，有少阴之猪肤汤症；厥阴之白头翁汤症；太阴之暴烦下利症。三阴寒化，在少阴有少火不能自振之脉微下利症；在厥阴有生阳内微之厥利症；在太阴有火土不能合德之腹满吐利症。而温病亦何莫不然？温者六气之一也，肠热症，余以为即温病之两阳证，剧者转入厥阴。伤寒书仲景虽为伤寒示范，然已提出温病线索矣，一逆尚引日，再逆促命期，三逆而死。夫十八天即肠热症稽留之最剧时期也。"他治肠热，"用甘凉生津以抗热，饮流质养料以扶元，如牛奶、饭汤、粥水等。方药以生地为君，保肠膜之不坏。金蝉花、杭白菊以平脑，白薇、环钗以退热，麦芽、生苡仁扶胃气而止利，葛花、南豆花使病邪透向外而不耗阴。数十年来均以此用药经验治肠热，已为群众所共知。但此治法亦有应变通加减者，如孕妇当除麦芽、苡仁而加莲须、淮山；产后加枣仁；肺病宜加冬虫草、薏仁"。

杨凌虚从伤寒方剂运用角度分析，认为在岭南运用仲景方需加化裁。他说桂枝汤无法疗温病："吴鞠通曰，风温者，初春阳气开始，厥阴行令，风夹温也。温热者，春末夏初，阳气弛张，温盛为热也，温疫者，属气流行，多兼秽浊，家家如是，若役使然也。冬温者，冬应寒而反温，阳不潜藏，民病温也。然则风温、温热、温疫、冬温，总而言之为温病，可无疑义。先哲有言，桂枝下咽，阳盛则毙，温病而投以辛温之桂枝汤，虽恶寒得解，而抱薪救火，服后无有不增剧热及渴欲饮水者；又温病在伤寒，当属阳明经，阳明篇曰，阳明居中土也，万物所归，无所复传，始虽恶寒，二日自止，故恶寒不治而自愈。然则治当何如，分伏气新邪可也。新邪即叶天士谓温邪上受，首先犯肺者也，盖温病新邪，从口鼻入，鼻为肺窍故也，治而清凉，轻则如银翘散桑菊饮之类，重则如白虎汤竹叶石膏汤之类。伏气即冬伤于寒，春必病温者也，盖冬时受寒，伏于少阴，日久化热，入春发于阳，治宜苦寒，如黄芩汤葛根黄芩黄连汤是也。若系里实而坚，三承气汤之类是也，岂桂枝汤所能治温病哉。"

岭南温病大家刘赤选，对伤寒研究亦甚深。他认为南方温热病十分广泛，在急性外感热病中，温病总是占大多数，所谓"伤寒十无一二，温证十有六七"，常常教导后学"精研《伤寒论》经典著作之余，不能囿于仲景成法而故步自封，忽视后来之发展；而读通温病学说之后，亦不能忘记源出于伤寒，妄自抹杀古人成法""研究温病者，必先钻通伤寒"，亦主张"治重症大症，要用仲景经方，治温热时病，叶派时方，轻灵可取"。

何炎燊持伤寒温病融会论点。他说从历史发展的角度看，温病学说是伤寒学说的发展和补充，应融合而不应对立。何炎燊精研伤寒温病数十年，既融会贯通，又有所创新。例如，1959年东莞流感大流行，患者多出现外寒束内热的大青龙汤证。何炎燊体察其时是夏末秋初，酷热复兼淫雨，乃遵仲景法但不泥其方，用人参败毒散重加石膏，有立竿见影之效。1个月治愈700多例。可见何炎燊运用仲景理论未囿于成方，而是大胆创新，解决临床实际问题。

沈炎南在20世纪50年代初期就明确指出，伤寒与温病在理论上同出一源，两者一脉相承，有互补之妙。充分吸取两种理论的长处，临证中灵活运用。如他根据《伤寒论》理论，用麻黄附子细辛汤治愈"两感证"；根据温病学的理论，用吴又可的达原饮加减治愈登革热病；等等。对于"阴阳交"这一病证，沈教授受《伤寒论》及温病学有关理论的启发，结合自己的临床体会，指出阴阳交其病有二：一是温病的邪恋气分，二是伤寒的阳明腑实证。而救治之法，前者用清法，后者用下法，并列举了用黄芩滑石汤加味和用大承气急下存阴，分别治愈阴阳交的验案加以佐证，使阴阳交的辨证论治有法可依。

（2）立足伤寒，坚持仲景理论解决岭南地域问题

陈焕堂是忠实践行仲景理论的岭南医家，其有感于时年医家对伤寒理论的误解，决意肃清流弊。直言岭南亦有正伤寒，且只要麻桂运用得当，岭南亦可放胆使用。他认为，伤寒病由于地域原因，可以说"北方寒多则病多，南方寒少则病少"，而不能说"北有寒则有伤寒，南无寒则无伤寒"；可以是"南人无不夹杂症之伤寒"，而不能是"南人并无正伤寒"。因此，仲景麻、桂、青龙三方从营卫出发，如伤及营卫，症状与麻、桂、青龙所治之症吻合者则当用。

易巨苏更是明确提出伤寒方药，只要辨证正确，也可以治愈时行温病。他认为仲景所立各方，俱可治温病，但伤寒宜温散，

温病宜清，热药需忌。他虽认为伤寒与温病不同，但对温病的认识仍以伏气温病为主："夫伤寒与温病相似而实不同。误治多死、仲师论伤寒则曰太阳病，发热必恶寒；论温病则曰太阳病发热而渴，不恶寒。温病而亦冠以太阳者以其有头项强痛故也。不字必字为二症大眼目，伤寒邪自外入，邪伤肤表，故必恶寒。温病由于冬不藏精，当春发生之时，热从内出，故不恶寒。伤寒宜温散，温病宜清。"对于仲景论温病有论无方的问题，易氏认为虽无明确方论，但从其条文病机考定，温病表证用麻杏石甘汤："温病风温，仲景有论无方。独有汗后不可更行桂枝汤，汗出而喘，无大热者，与麻杏甘石汤，柯韵伯谓此方即治温病药。予以为初起有头项强痛宜用此方，有石膏之清，不嫌麻黄之散。"热势加重，发热、伤津、伤阴则继用白虎加人参汤、栀子豉汤、黄连阿胶汤等："如无头项强痛但发热，欲饮水数升者，宜白虎加人参汤；发热渴欲饮水，小便不利者，宜猪苓汤；心中愦舌上苔者，宜栀子豉汤；心烦不得卧者，宜黄连阿胶汤。"湿热相搏而为发黄症者则用茵陈蒿汤、栀子柏皮汤、麻黄连翘赤小豆汤。

易巨荪举辛卯春正月，粤省省会温病流行，时医用银翘散治疗效果不佳的错误，批判温病著作《温病条辨》、时方银翘散为"陋书也，陋方也"。分析错误产生的原因为温病、伤寒不辨，俱用治温之法为治："旧岁冬天太暖，树木亦发青，冬不藏精固所宜有，然予所见各症温病固多，而伤寒亦不少。医家概以温病治之，此其所以杀人也。"最后举自己治疗的效案："予年初二治老友吕蕙泉之母，蕙泉本邑廪生，品学俱优，与予及澜初交甚密。伤寒病用柴胡至八两而愈。年初十治老友崔星（才）南海（痒）生之母，伤寒病用桂枝至三两而愈，若在他医又以银翘散治之矣。"

黄天士认为，热病者伤寒之类也，他的立论点是六经为人体的基本生理结构，无论何种邪气侵袭，均需借助六经气化、传变，并以太阳经为例佐证："太阳为寒水之经，主一身之表，外合皮毛，内通肾脏。六淫之邪，由皮毛而入者，压其卫阳之气，碍其转运之常，肌肉内受熏蒸，而为标阳化热之病者矣。黄帝问曰热病者，伤寒之类也。是举其大纲以咨询，而愿闻六经之广义。岂仅以太阳本经热病，而能举其词耶？然而热病之由，有外邪从表传入里者，有伏气从里而出表者，设热邪只病阳经，则为尚浅，若传病阴经，则为已深，此所谓热病皆伤寒之类也，则为气道滞塞，盛气塞而致热也。夫太阳之气，磅礴人身，犹天地之气，充塞宇宙。在全体之中，皆有气道可循，而为诸阳之集会。经云太阳主开，则外因之邪，自易侵入，唯不限于冬寒，然后有所伤，则六气侵淫，在表皆能伤之，若肤表受邪，进触标阳之气，邪从阳化以病热，内而燔灼不宁，外而熏蒸不已。其为天阳之气使然耳。盖以伤寒六经而论，则太阳乃为总因，而阳明之燥，少阳之火，固随太阳为转移，舍太阳则无以名其热，舍寒气则热弗升腾。热病伤寒，两相因感，名虽有异，气实相连。邪从太阳得之，热从太阳化之，以邪动标阳之气，热即随着而起。有热以就热，热以就燥，热以就火，为同气相求。原处于太阳寒水之经，而不可易也。故无热则非其标阳所致，是凡热病俱为太阳标气所化之义，亦即伤寒俱为太阳本气所化之义而已矣。"

概而言之，岭南伤寒名家虽持不同言论，但总的目的都是使伤寒理论更好地贴合应用于岭南地方，从这个意义上讲，以上诸家均是寒温统一派，均认为伤寒学说在岭南可以得到发展，岭南区域卫生保健可以倚重伤寒学说理论，伤寒方药准确辨证可以治疗岭南疾病。

（二）岭南伤寒学派临证发挥

1. 六经辨证与治法发挥

仲景创六经辨证伤寒，后世医家发挥仲景六经辨证，谓"六经钤百病"，将运用视角从外感病逐渐延伸至杂病，因此关于六经辨证体系的应用范围逐渐扩大，岭南伤寒名家在运用过程中也有创见。

（1）郭元峰六经本证与治法

郭元峰将《伤寒论》六经提纲证及六经经脉循行部位结合起来，归纳六经受病的特征性症状作为诊断标准进行六经辨证，后结合自身医学经验处方治疗，依照仲景提示六经框架而有所发挥。如阳明经的辨证："阳明经本证：阳明经病为身热目痛鼻干不得眠，脉洪大而长，以阳明主，其脉夹鼻络于目，故为此证，此三阳之也。按：此经非解肌不能愈，初起身热为本病，后目痛鼻干不眠为标病，宜柴葛解肌汤、升麻葛根汤主之，若阳明实热烦躁斑黄，一六甘露散，或多汗而渴，鼻干喜水，烦躁，竹叶石膏汤主之。"

（2）麦乃求"三阳统于太阳，三阴统于少阴"

六气先天只有水火，一阴一阳而已，阴阳旋转运行而已，而其运行之间有次第，而三阴三阳分焉。三阳统领于太阳，三阴统领于少阴。热论曰伤寒一日，巨阳受之，言太阳感邪也，言两感于寒者，兼言少阴感邪也，唯此两经言感病。其余四经只言传病。所以发于阳便是太阳，邪从元府入者也；发于阴便是少阴，邪从溺窍入者也；太阳发热，少阴不发热者。人身表里分为六部，三阳在膜外，三阴在膜内，以脉络相贯通，充满流行于其中者，营卫二气，营行脉中，卫行脉外。邪之所在，主客交争，否隔不通，邪气为寒，正气为热，太阳在表，故身发热；少阴在里，故身不发热，有寒，恶寒，表里皆同也。

（3）陈焕堂六经寒热用药式

陈焕堂认为，仲景六经病变离不开经络、邪气性质、受邪部位、感邪轻重等要素，因此治疗上要在各自受病之经上仔细分辨，方能切中病机，有效治疗，故其归纳出独特的六经用药式，举太阴经为例："经曰四日太阴受之，太阴之脉，从足上腹至于嗌，乃纯阴之藏，寒症独多，而热症甚少，此经受病在上则吐，受之在下则利，受之在中则吐而且利以及腹满胀痛，故仲景立理中汤为太阴寒症统治之剂。太阳证，医误下之，传入太阴者，是为阳邪，故立桂枝加芍药汤加大黄汤是治阳邪腹满胀痛者，立理中丸、四逆汤辈是治阴邪腹痛自利不渴者，至于寒格则立干姜芩连人参汤，腹满呕恶则立朴姜半草人参汤，此经本病，止有数条，若是太阴证，或见发热或是身痛是为标病，仍以桂枝汤先解其表，后用四逆汤以温其里，可知太阴一经亦有阴阳表里之分，此上方论，仲景是从太阴受之四字而来也。"

2.《伤寒论》方证研究

《伤寒论》问世以来，历代医家对其所载的方药进行深入研究，或阐发释义，或补充鉴别，这种学术研究方法在岭南伤寒名家中也有体现。

（1）麻桂青龙汤证鉴别

邓昆怡对麻黄桂枝青龙三证及用法作了鉴别："细考仲景《伤寒论》，一证自有一方，证中却须着眼，方中必有注重，奈学者不察，于证治上泛泛然。置仲景祖方于脑后，致草菅人命，易胜浩叹。即如麻黄证着眼在无汗，注重在麻杏；桂枝证着眼在有汗，注重在芍药，继以啜热粥；大青龙汤证着眼在不汗出而烦躁，注重在石膏。三证风寒轻重，见诸论中。有等谓伤风恶风，伤寒恶寒，似不尽然。盖风寒本自相因，然风亦为百病之长，必风先入腠理，然后寒得入经络，不必在风寒上细分，须当在有汗无汗上着眼……盖桂枝证却为鼓荡之阳风夺之而始自汗，诚恐血脉无以恢复，故其汤有芍药敛阴而滋血脉，又以热粥继之，使谷气内充，而精气内复，甘草和中，姜枣调和营卫，而为攘外安内之法……大青龙汤证不汗出，发之则不得汗，虽再三强责，犹不得汗，此因热邪威逼，夺之则烦躁大作，何津之有？焉得作汗？故其汤有石膏以救之。使风热之威顿撤，烦躁可安而津可复，又倍麻黄发表，倍甘草和中，姜枣调和营卫，一汗而表里双解，风热两除，亦为安内攘外之法。"

（2）苓桂术甘汤证与大陷胸汤证之鉴别

陈芝高对《伤寒论》苓桂术甘汤证与大陷胸汤证异脉同进行了辨证："苓桂术甘汤证，脉沉紧；大陷胸汤证，脉亦沉紧。其脉沉紧相同，其症状则寒热各异，乍看之，则矛盾而不侔，细察之，则同条而其贯，今请详为分别而明之。考苓桂术甘汤证，脉虽沉紧，然因吐下之后，伤中土之阳气，中土之阳气即为吐下所伤，则水不下行，变为寒饮，停于膜膈，而上逆于心下，故心下逆满，气上冲胸，寒水之邪，上泛于头目，故起即头眩，若再发其汗，则卫外之阳气益虚，动其经脉之寒，故身为之振振而摇动，仲师脉法，以言沉脉，皆邪在里分，凡言紧脉，多是水邪为患，则此节之脉沉而紧，是为寒水入里之诊，无可疑者。或曰子言苓桂术甘汤证，为寒水上泛，阳气衰弱，故脉沉而紧，是矣。然大陷胸汤证，脉亦沉紧，岂亦为寒水上泛，阳气衰弱乎，曰否。大陷胸汤证，亦是水入于里，水虽入于里，与火邪交结于胸膈之间，火郁其水，互相交结，故脉亦沉紧，仲师于大陷胸汤节，即曰伤寒六七日，结胸实热，显是指水火结交于胸膜之里，成为热实，而非为寒实也。其又曰心下痛，按之石硬者，更足以微水火交结之实邪，而结于心下之里也。况脉见沉紧，紧脉是胶结逼切之形，又为火郁其水之状。总而言之，苓桂术甘汤与大陷胸汤二证，皆邪在里分，故脉皆主沉，症虽寒热之不同，皆是水邪为患，故皆主紧，岂可因症寒热之各异，而疑其脉法之有误也耶，观伤寒论中，脉同症异如此类者，亦数见不鲜，如桂枝去芍药证脉促，而葛根黄芩黄连汤证脉亦促，脉虽同，而证则凉热之各异。桂枝汤证，汗出而脉洪大，白虎加人参汤证，亦汗出而脉洪大，脉虽同，而证又有凉热之不同，此皆仲师教人当证以识脉，不可因脉而断证也，明矣。而世之诊病者，又安可自矜脉法之神妙，而以人命为儿戏耶。"

（3）五苓散证与猪苓汤证之鉴别

朱敬修从中西医理两方面对五苓散证与猪苓汤证的证治作了

鉴别："伤寒太阳四十节云：'若脉浮，小便不利，微热消渴者，五苓散主之。'又阳明四十五节云：'脉浮，发热，渴欲饮水，小便不利者，猪苓汤主之。'据二者之症状论之，则皆为胃停饮也，盖因停饮刺激，调温中枢之兴便不利，尤为停饮之主因，抑亦停饮之确证，故利尿以行饮，实本病唯一之要图。五苓散中，猪苓证之所异于五苓者，全在高热与微热之别为纲，五苓证为微热，故得用解热之桂枝，抑桂枝之提戟性颇强，高热而有热性表现者，每不适用。猪苓证属阳明，则高热也，唯其高热，故去桂枝，徒以停饮为主因，故犹以行饮为当务之急，猪苓茯苓泽泻，力恐其不足，复入滑石以清尿制腐，取其渗利较术为过，阿胶具黏润性，能奏止渴利尿之功，且可防高热性小便不利而起之尿道出血，是知猪苓汤含解热而偏重利尿，故行饮之力专，迨饮得所去，则伴饮而起之发热与渴，亦自已矣。"

　　杨凌虚也对五苓散证与猪苓汤证治进行辨别："伤寒论曰，若脉浮，小便不利，微热，消渴者，五苓散主之，又曰，若脉浮，发热，渴欲饮水，小便不利者，猪苓汤主之，二症之脉俱浮，其小便不利，热渴又毫无差别，极易朱紫混淆，殊知一则用桂化气行水，一则用胶育阴利水，治法有上下床之别，苟非独具双眼，何难指鹿为马，故失之毫厘，差之千里，非偶然也。辨别之法，可先后病分之。五苓散证，发于膀胱，膀胱不得阳气化水，水道不通，故症先见小便不利，次乃随太阳经而见于表为热，水停则津不升，最后乃见消渴。是以用桂温膀胱之水为主。盖水得温而气自化，气化则津升，津升而渴自止。水不随太阳经而见于表，化气下行，而热自和。至于猪苓汤证，发于肺经，肺经有热，又主皮毛，故先见发热，热则伤津，次乃见渴欲饮水，肺乃受伤，不能通调水道，最后乃见小便不利，因而用胶滑滋肺为主。盖肺得滋而热自清，热清，发热与渴自止，肺为水之上源，肺不受热灼，水道自调。其脉均浮者，以五苓证属膀胱，膀胱为太阳所司，主乎表故也；猪苓证属肺经，肺亦主皮毛故也。

虽然先后之辨，固真且确，而能知其先后病者，必靠问之一诊，绝非望闻切不得而详。苟患者忘其先后之病变，宁非束手无策，非设法补救不可。补救之法，即猪苓汤证属阳明经，其外症必兼身热自汗，不恶寒反恶热，舌苔必黄；五苓散证属太阳经，虽不必尽有头痛项强恶寒之症，敢晰必无自汗、不恶寒反恶热之阳明外症，舌苔当亦不黄，况五苓散之消渴与猪苓汤之渴欲饮水不同，微热与发热亦异，岂得同日而语哉。"

（4）桃核承气汤之"热结膀胱"巧解

陈渔洲认为，"太阳病不解，热结膀胱，宜桃核承气汤"条文中之膀胱当为夹血室，并解释如下："是病在气而兼及于血者也，何言之？考膀胱为太阳之府，与血室相连。血室者，乃下焦一大夹室，主一身之血液，前连膀胱，而后连于大肠者也。太阳表病不解，化热从上焦气分入膀胱，本无如狂之症，兹云热结膀胱，其人如狂者，盖膀胱与血室相连，膀胱热气太过，则夹血室中血液，被膀胱之热所蒸，则凝结而为死魄，血结为死魄，则扰乱其魄，是以狂也。看热入血室，谵语见鬼，为魄乱其魂，则本文其人如狂，亦为魄乱其魂可知。经曰血在下如狂，斯言尤可为证，是不独膀胱之气病，而胞室之血亦病，胞室之血既结，则当借大肠为出路，攻其血结，使血结自下，血结既下，则病自愈矣。故曰血自下，下者愈。乃注家于血自下三字，顺口读过，以为不用方治，不知本节下段，明言可攻，则此段血自下之有方治可知，以如斯重症，谓不用方治，而能自愈者，不特于理不合，抑亦于文义不通也。或曰热结膀胱，当攻下而愈，固矣。兹胡又云，其外不解，尚未可攻，当先解外。外解，但少腹急结，乃可攻之，何耶？曰，此是教人攻下当慎，不可孟浪，复更申明膀胱之症，盖太阳主一身之表，病在太阳，苟有一丝外邪未解，皆不可妄攻，倘妄攻之，则外邪乘虚而内陷，必致变证百出。论云太阳病，外证未解，不可下也，下之为逆；又云心下痞，表未解者，不可攻痞，表解乃可攻痞。此仲师所以于本文攻下，慎之又慎，外解之后，尤必待其少腹急结，乃可攻之也。少腹急结，极有深意。陈注解急结，谓其血有急欲通之象，非也。盖热结膀胱，是气血兼病，膀胱之气，郁而不化，则小便不通而里急，膈室之血，为膀胱之热所蒸而凝结，故少腹急结。论云太阳病，饮水多，小便少者，必苦里急；又曰妇人热入血室，胁下满，如结胸状，观此二节，则本文少腹急结，实为热结膀胱，气血交病之铁证，是故病在膀胱之气，而不在夹室之血，则宜五苓散；病在夹室之血，而不在膀胱之气，则宜抵当汤；病在膀胱之气，复兼夹室之血，则非以桃核承气汤不可。盖桃得春阳之气以生，色赤入血，其仁微苦而开泄，去旧血而不伤新；合调胃承气甘苦咸寒之剂，下膈室之瘀血以清热；桂枝气香味辛，行肺膀胱之气，而利州都之水。血下气行，少腹急结自去，如此，然后可与言本文气血交病，热结膀胱之证。"

（5）麻黄附子细辛汤新解

陈渔洲认为："少阴阴寒之症，四肢厥逆者多，身中发热者少，恶寒而脉沉者多，反发热而脉沉者少。若始得之，反发热而复脉沉，则尤为少中之少也。"他对"麻黄附子细辛汤"的条文"少阴病，始得之，反发热，脉沉者，麻黄附子细辛汤主之"证候病机及症状产生了怀疑，并仔细探究后得出仲师所指证候病机是节除未尝不疑之，及细思其故，始知仲师此节，为病在少阴之表，而脉得少阴之里，病在少阴之表，故立少阴表里两解之方治之也，何言之？盖少阴与太阳互为表里，太阳为少阴之表，少阴为太阳之里，即兼在太阳，故始得之而反发热也。论曰少阴病，一身手足尽热者，以热在膀胱也。观此，则本文反发热，为病在太阴之表，得太阳之热可知；然论又云，少阴病，吐逆，手足不逆冷者，反发热者不死，证之本节，则本文之反发热，又似未属于少阴之表也。不知此节只曰反发热，非曰始得之而反发热，与本文判然不同，则本文始得之反发热，为少阴之表病更可知。是故仲师于本文不曰得之某某日反发热也，唯是病既在少阴之表，而脉反得少阴之里，则又何也？盖肾中阳气衰弱，少阴虽甫受邪，阳气内陷而不出，故不为少阴浮细之表脉，反现少阴里证之沉脉，然此虽得少阴里证之沉脉，而身中不恶寒，反发热，则不得与附子汤之表寒里虚脉沉者同例，手足不逆冷，不吐利，而反发热，又不得与四逆汤之表里俱寒脉沉者同例。仲师于此，大有权衡，故不得主以附子汤，又不主以四逆汤，而独主以麻黄附子细辛汤也。盖麻黄能解太阳之热，附子能振肾中之阳，内阳既振，则内陷之邪易于达外，尤妙在细辛一味。其色黑味辛，一茎直上，禀少阴水泉之性，上交于太阳，以升发之。经曰陷者举之，则少阴表里内外之邪皆解矣。修园不达此旨，以为附子助太阳之标阳，麻黄启少阴之水阴，不知附子非助太阳之药，麻黄亦非启少阴之品，乃颠倒其解，与本证实相刺谬。

（6）生姜泻心汤别治

陈应期认为，生姜泻心汤能治疗长期水泻属火者，其论言："客有问于予曰，先生言水泻，则所泻皆水，其为虚寒之证也。毫无疑义，兼之泻到长期，全谷不化，岂不是中焦无火，冷到极处乎。缘何治疗之法，反以生姜泻心汤耶？得毋谓以水导水，因其泻而泻之，泻净则自然无恙。果尔，则倾泻不止，势必本变厉加，将有不可以收拾，伊谁之咎欤？虽曰暖胃有干姜，散水有生姜，第不该又用芩连之下降，而复夹之以参夏枣甘诸味，是殆寒热并进。混乱杂投，真有解人难索者也。

余曰唯唯，信如子言。寒极无疑，似真少火，究竟果的是寒，则冷痼水泻，大泻频泻，必然脾败胃绝，命早休了。何以长期水泻，历日久而犹生存乎，吾则谓上下两焦固是虚寒，而上焦未必无火，盖火气熏蒸，血液化水，与夫中州所蓄之水，咽喉所食之物，倏同粪水以泻下，此亦事无足怪者。参观夫火盛燎原，火愈大，风愈烈，火借风威，风助火势，尔时执鸡毛以试火，极力掷去，却被火尾之风，吹过火坑之外，而鸡毛竟不致烧，其原质还可以拾取，从可知上焦之火，势焰力猛，有如食甫入胃，不待脾与胆汁之化，逼而迫之，立即纵大肠疴出，全谷依然，此其理不又相同耶。

请读《伤寒论》太阳篇中，有生姜泻心汤。注云，伤寒汗出邪解之后，胃中不和，不和则气滞内结，故心下痞硬，不和则气逆倒涌，故干咽；因之谷不磨而作腐，故食臭；水不化而横流，故肋下有水，而且水谷不消，糟粕未成，从而泄泻；腹中雷鸣下利者，此汤主之，谨按汤名泻心而生姜冠首，窃以为生姜行水，而泻少阴之心火，以火隔上焦，而心下则痞硬，取黄连以泻之，若不泻其火，则火不下中焦，而胃中亦不和，取干姜以温之，生姜以散之，枣甘以调和之，且不泻其火，则火必熏于上而格于下，所以干噫而食臭，取黄芩以下之，半夏以降之，人参以润之，实在无非是心火之盛，由痞硬而阻隔，遂致火自火，而水自水，水火不交，有水横肋下，水积腹中，响以雷鸣……所以然者，三焦决渎司水，水寒固泻，三焦焦字从火，火化亦泻。"

（7）黄芩汤之化裁

吴勤文认为，脾胃居中焦以灌四旁，脾健则升，胃和则降。升降反作，病由之生。气有余便是热，血受热则妄行。故理脾胃，贵在和中、调气血，宜于清热。而和中清热之方，首推黄芩汤。

黄芩汤为《伤寒论》治疗二阳合病下利之祖方。方以黄芩直清里热，芍药和营柔肝，甘草、大枣益脾和中，共奏清热和中之功。吴勤文临证数十年，善用黄芩汤加减化裁治疗泄泻、痢疾、胃脘痛、痹证、黄疸、白带、崩漏等病。治泄泻以黄芩汤加葛根升清阳，黄连坚阴而泄泻止。治下痢脓血。里急后重则以黄芩汤加木香调气，重用白芍以调血，枳实导滞以除脓血，痢疾里急后重得愈。治胃脘痛，以黄芩汤倍白芍、甘草和木安土，加郁金、延胡、枳壳、厚朴等行气止痛。治热痹之证，以黄芩汤加防风、秦艽、生薏苡仁以清热祛风除湿。治黄疸，尤以小儿湿热发黄及妊娠妇女发阳黄之黄疸证，虽阳黄为茵陈蒿汤之所宜，但吴勤文根据其生理特点，不宜妄用大黄、枳实等泻下破积之品；多以本方加猪苓、山药、茯苓、泽泻以利小便，扶脾退黄。于妊娠妇人亦用黄芩为主方，安胎退黄。治妇科白带，则以本方加苍术燥湿，海螵蛸收敛而热清、湿化、带止。治崩漏，以本方加山栀子、藕节、地榆、炒蒲黄和血调经而崩漏自止。诸如此类，灵活化裁，用黄芩汤治诸病气血不和，属于热证者，莫不应手取效。

（8）小柴胡汤释义

程祖培认为，小柴胡汤之治不重在解少阳、和枢机，其论言："伤寒中风五六日，经气一周，又当来复于太阳。其要证往来寒热，乃太阳之枢象，欲达太阳之气从少阳以外出，非解少阳也。注家误会柴胡汤只能解少阳病，何其以管窥天耶！虽其功主转枢，能转太阳以出外，转阳明以入里，然独置小柴胡于少阳篇中，未免武断耳。考仲景原文，只有太阳柴胡证，未有少阳柴胡证。可知小柴能拨动少阳，功能解枢，来有曰柴胡治少阳。小柴之功不独大有造于少阳、太阳，且大有造于厥阴，能善用之，可截余邪之去路，免日后发生种种结胸痞证，盖结胸痞证，皆由柴胡不罢转变而来，故医者每遇柴胡证，万勿错过，免日后发生厥阴坏病，则难辞其咎也。柴胡证之重要既如是，岂独功主解枢，能尽其所长哉！况本草经称柴胡主心腹肠胃结气，无胁下二字，余药亦对于胁下无专长，独加入之牡蛎，仍非胁下不可少之药，显见小柴能拨动少阳，固不待言。柴胡二月生苗，感一阳初生之气而生，又禀太阳之气化，故能从少阳之枢以达太阳之气；半夏生当夏半，感一阴之气而生，启阴气之上升者也；黄芩气味苦寒，外实而中腐，能解身形之外热；甘草、人参、大枣助中焦之脾土，由中而达外；生姜所以宣通发散，此从内达外之理也。柴胡汤辛甘化阳，苦甘化阴者也，妙能和解阴阳，调和营卫，况又有七加减法在，以曲尽柴胡之所长，去滓重煎，取和之又和，所谓潜师袭邪，攻病于不觉者也。阳明篇内载'上焦得通，津液得下，胃气因和'，可为柴胡方下铁板注脚，则小柴胡之真谛，不释而自明。"

张秉初认为，小柴胡汤是治疗二阳厥阴从枢外出之方，其论云："小柴胡汤，为二阳厥阴从枢外出之方也。盖少阳为枢，因为网膜外连腠理，病在三焦，固可假少阳之枢以外解，即病厥阴，亦还借少阳之枢，由阴出阳以外解也。小柴胡汤本为透达膜膈之品，少阳之专药也，所以太阳阳明厥阴篇中，俱有柴胡汤之治法。柯韵伯移入少阳篇，指为少阳独有之方，未免太板滞矣。夫少阳证，邪在膜网，寒热往来，胁满喜呕，宜柴胡汤治也。更有太阳之气陷里，而见恶风，脉浮迟，胁满不食，面目身黄等症，此乃邪陷膏油，膜虚脾寒，援病情而治之，似宜柴胡；究病理而诊之，大非柴胡；故仲景示之不中与也，服之必下重渴饮，食谷哕矣。"

（9）栀子豉汤释义

程祖培认为，栀子豉汤之治虚烦与五苓散之治烦渴不同，其论言，仲景《伤寒论》第七十六条文曰："发汗吐下后，虚烦不得眠，若剧者，必反复颠倒，心中懊憹，栀子豉汤主之；若少气者，栀子甘草豉汤主之；若呕者，栀子生姜豉汤主之。"本条暗承上条"必吐下不止"何之吐字卸落，迫取少阴肾之神态，为栀子豉汤加倍。因医者汗吐下不如法，经三番之剥削而未复，非饮暖水不能更新之，却非多饮暖水能更新之。以其虚烦，是烦无主体；不言虚热者，不特太阳无中见之热，连带少阴亦无本气之热之足言。以太少两热合为一，已没收其热入烦绪之中，是虚烦，亦太少退化之热之流露，所谓累热而增烦，故发生反复颠倒，心中懊憹之情况耳。

本证治法，应舍五苓而进一法，跟上烦字，撇离渴字，另出手眼也。盖五苓是取水之清，解渴乃其余事；栀豉取精之水，解烦尤其余事。曰"栀子豉汤主之"，吐出水火之精，热固被其化，寒亦被其化也。栀子色赤象心，香豉色黑象肾。栀子出水便赤，阳也而带阴；香豉入水便黑，阴也而带阳。一则脱离其阳，所吸收者泉下之阴；一则腐化于阴，吸收者目中之阳。有火色火气者，栀子也；有水色无水气者，香豉也；二物皆气归精者也。尤妙在后纳香豉，则咸味先行，咸能补肾，取香豉以入肾也；先煎栀子，则苦味后行，苦能坚心，取栀子以通心也。其擘栀子为二者，擘栀子即分开太少也；其合香豉为四者，合香豉即合太少也。经曰：阳数七，火数二。栀子擘分之，则太少各得其药味之半，倍七枚，无殊二七枚，则天成地生之数备矣。

且肾臭腐，豉臭香，绵裹之，则肾阴仅收咸味者半，隔香豉用以散邪气也，则四合取二之旨既明，故曰"得吐者止后服"，非畏香豉取吐也。不观下条栀子厚朴汤，彼方无香栀，方下亦曰"得吐者止后服"乎！盖豉久腐而益香，寒暑不能侵，风霜不能蚀。本证之吐，是栀子之功竟，香豉无与也。本方之吐也，是心阳勃发，如春花之吐艳；其不吐也，如春花之开迟。吐出更新之阳固佳，即徐徐引出亦佳。不曰以得吐为度，可见也。若少气者，加甘草以培气；加生姜以止呕。宁加味以及其余，栀豉汤务尽其长而不易，何其重视少明，尤重视太阳耶？盖三阳皆阴中之阳，秘阳根者肾，系阳神者心也。其得三阳以主外，无非推广少阴之热而化阳，阳退皆三阳之累，烦字有相关之意存焉者也。彼阳明厥阴皆有栀子豉证，试思阳明少阴之退化何若乎。

张秉初亦云："栀子豉汤，治虚烦不眠胸窒心痛之剂也。心火太过，胸中热甚，以见其烦，热甚气壅，以见其窒塞而痛。栀色赤象心，大清心热；豆豉色黑象肾，经制化而体质轻浮，能起肾阴以交于心。且轻浮之体，可泄心经之浮热。故凡服栀豉汤者，每有微汗也。若体虚溏泄，仲景戒勿服，诚以栀子苦寒，于泄证恐增其寒，豉质轻浮，于虚人恐散其热度耳。而篇中又有栀子干姜汤，以治烦中兼下利，乃非体虚人之利，且以干姜温脾止利，截去香豉之轻浮，恐真阳为其再泄也。"

（10）桂枝二越婢一汤方新解

程祖培认为，越婢汤作越脾汤解是误认，其论曰："《伤寒论》云:'太阳病,发热恶寒,热多寒少,脉微弱者,此无阳也,不可发汗,宜桂枝二越婢一汤方。'仲师著本条,只寥寥三十二字,则巧思绮合,足徵方旨之奇。且方下云:'当裁为桂枝汤、越婢汤合之,饮一升。'今合为一方,桂枝二越婢一,尤令人莫测高深也。吾辈读古人书,学古人法,应如何参透方中真诠,乃得心心与古人相印。不才如仆,别有会心,想同业诸君,不以新奇笑我也。

夫《内经》非谓'三阳为父''三阴为母'乎?则太阳父也,一之称;太阴母也,二之称;手太阳与太阴,相匹偶者此也。足太阳又一之二,手太阳又二之一,交互其一二,匹偶之骈焉者也。既以足太阴脾之称称桂枝,自当以手太阴肺之称称越婢。婢者,妾也,婢妾而赴前敌,于以见桂枝之偶具无猜也。夫手太阴取意于婢者何?《金匮》越婢汤明是肺家药,一治肺胀,一治身肿,皆脉浮者主之。且肺为娇脏,婢之云者,殆娇肺之小名词乎。婢而称越者何?有僭越之义,以其分卑而位高,僭越之婢,难与夫敌,有逾越之义。以其背内而驰外,逾越之婢,不事妇随,仲师宠之而特贬之之词,此命方之旨也。吾更知仲师不独用兵如用药,且尤御寇需妇人。全条着眼在无阳二字,盖无阳非亡阳之称,乃太阳之标阳,恍如晋公子出亡在外,久而来归耳。不有越婢而羁縻之,太阳必无思乡之一日,不然者,则大汗亡阳,急投四逆之不暇,岂越婢所能任乎!仲师以桂枝越婢治脉微弱之无阳,正如从胭脂队里,牵回流落之太阳,以越婢俨从天外飞来,正如女将军从天而下,自能灭余邪于弹指间者;譬犹以小扇扑流萤,越婢未尝折一矢,断无辱桂枝之命也。大以桂枝之温柔事来边戍,岂屑与婢子较短长哉!盖有不能假手者在,以浮阳未知下落,桂枝以世妇之名义作运筹,特引抱衾以同袍,将牵征衣而并辔,凡敌体之缠综不可及,亦巾帼之事,未易旁贷也。盖桂枝称二则善矣,越婢何以称一乎?以其体阴而用阳,且假以阃外之权,不善驭之则为越,若善驭之则为一,故曰'合为一方',

寓阳奇于阴偶之中，阴阳不能缺一也。其曰：'当裁越婢桂枝汤，合饮一升'者，见得越婢本非一，不过以弧失见长，若副以桂枝，则略为破格也。不裁者其方，当裁者其法，亦稳示正名之意也乎。嗟嗟！东山零雨之诗，行军者不弹此调久矣。今何幸又见诸仲景治太阳之无阳，遂假手于越婢乎。诚以英雄儿女之情，未遂游子室家之念，仲师体贴入微，故有如是之作也。

世调女子从军，兵气每多不扬，惜其未读仲景之伤寒论耳。吾谓王道必本乎人情，医道不违乎流俗，然后乃真知卓见。岂徒死于句下者，每为古人所绐哉！彼误认越婢汤，作为越脾汤解者，是亦搔痒不著者也。"

以上岭南伤寒学派理论贡献与临床发挥之举隅，可得见岭南伤寒学派名家学术观点之新颖鲜明。或广采前贤之美，或修正过往之误，或开包容汇通新风，师古而不泥，务实而不虚言，循理法而不空谈。正是由于这些名家治学学风纯正，产生创新性理论颇多，临证实践经验丰富，经过清代初期至 21 世纪三百多年的绵延发展，使岭南伤寒学派体系日趋完善，成为南方研究实践仲景理论的重要分支。此后，岭南伤寒学派卓然自立于岭表南天。

三、当代岭南伤寒学派发展

中医学术流派的当代发展关键在于研究热度是否能持续不衰，研究学者群体是否庞大，研究者是否能在"传承精华"的基础上"守正创新"卓有成果，以推动学派的发展。

基于岭南伤寒与岭南温病的研究热度与进展对比，有学者认为，当代岭南医学研究进展比较迅速，从 20 世纪四五十年代对岭南地方性疾病防治及流行病学分析，到 80 年代开始的岭南医家医著研究，进而扩展到岭南温病的实验研究等，呈现出多学科研究并进的局面。但无论是从深度还是从广度而言，均以对岭南温病研究为胜，而岭南伤寒学研究仍是当今岭南医学研究中的一个薄弱环节，尤其是对岭南伤寒学派名家医著的整理研究更显不足。

无可否认，岭南伤寒学派当代的发展并不是磅礴洪流，但亦不乏研究名家，在他们的引领下，伤寒经方在今天的南粤大地上赓续荣光，日益生辉。

中篇

岭南伤寒名家生平简介与治学发挥

一、何梦瑶

何梦瑶（1692—1764），字报之，号西池，晚年自号研农，广东南海人。

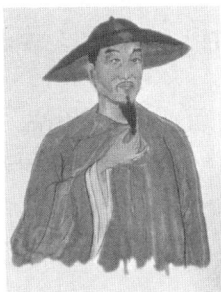

▲何梦瑶像

（一）生平简介

何梦瑶自幼聪颖，10岁能文，13岁工诗，即应童子试。及长，博学多通，旁涉医学。康熙辛丑年（1721），何梦瑶29岁，值经学家惠士奇督学广东，得为入室弟子，与南海劳孝兴，顺德吴世忠、罗天尺、苏珥、陈世和、陈海六，番禺吴秋等一时并称为"惠门八子"。雍正甲辰年（1724），惠士奇再督粤学，对何梦瑶举优行特免检试，且说："何生文行并优，吾所素悉。"赞誉何梦瑶为"南海明珠"。

何梦瑶后来官历广西义宁、阳朔、岑溪、思恩等地知县，又任奉天辽阳（今辽宁辽阳）知州。乾隆庚午年（1750）何梦瑶返乡，先后任广州粤秀书院、越华书院、肇庆端溪书院讲席。他学问广博，精通诗文、音律和数学，著有《皇极经世易知》《算迪》《赓和录》《菊芳园诗钞》《岑溪县志》《庄子故》《肇庆府志》等书。医学方面有《医碥》《伤寒论近言》《三科辑要》等，后人辑集为《医方全书》。其中，《医碥》与《伤寒论近言》的学术成就最为突出。何梦瑶是清代在全国具有重要影响力的岭南医家。著名学者、文学家袁枚在《随园诗话》中说："余慕何君之名，到海南（当为南海）访之，则已逝矣。"以不能亲见何梦瑶为憾。江南著名医家陆以湉《冷庐医话》说："南海何西池梦瑶《医碥》，余遍求之苏杭书坊不可得。丁巳冬日，从严兼三借录一部。"他评价"书中时出创解，颇有裨于医学"。

（二）治学发挥

1. 从心悟立论，著述《伤寒论近言》

何梦瑶于1759年著成《伤寒论近言》，是岭南现存最早系统研究《伤寒论》原文的专著。明清医界有关《伤寒论》研究中的一个焦点是原文编次问题，对此，何梦瑶认为原书面貌已不可考，故以理相贯，亦无不可，王叔和编次及所增《伤寒例》等，"祖述《内经》，弁冕仲景"，有其可取。

受刘完素的影响，何梦瑶认为伤寒的主要病机是阳气怫郁。由此他在伤寒病因上，反对"风为阳邪"之说。《伤寒论》有中风、伤寒二证。金代成无己《注解伤寒论》指出："风，阳也。寒，阴也。风则伤卫，发热汗出恶风者，卫中风。"由此形成"风为阳邪"的说法。清代徐大椿说："风为阳邪，最易发热，内鼓于营，则邪汗自出。"似认为中风发热是病邪的属性所致。

何梦瑶对此有不同看法。他认为，风、寒均为阴邪，只是程度不同，伤卫、伤营分阴阳其实是指风、寒所中的人体部分而言。他说："风为阳邪，言风为卫分之邪；寒为阴邪，言寒为营分之邪。阳以卫言，阴以营言，非谓风属阳，寒属阴也。"这是指邪气侵犯人体的浅深不同而已，不能用来指风、寒二邪的性质。何梦瑶进一步指出："冬月风厉寒严，总皆阴气，特有风始寒，不若无风亦寒之冽。因以伤之在营而深者为寒，在卫而浅者为风耳。要知寒甚之时，无风且寒，况加之以风乎？风寒皆能伤卫，皆能伤营，必强为分别，谓风伤卫而未及于营尚通，谓寒伤营而无与于卫，则卫居营外，未有不由外而能及内者也。"

因此，何梦瑶认为"风属阳，寒属阴"为谬说，至于证候的有汗与无汗，也与病邪阴阳属性无关，"则以伤卫邪浅，腠理虽闭而不闭，则肌表之气，早已郁于中；不固则热蒸之汗，时复透于外。伤营邪深，不特闭而且固矣。此有汗无汗之分也"，即有汗及无汗主要因为郁的程度有轻重之别。

在此基础上，何梦瑶认为伤寒"当分直中寒证、传经热证"，"所伤者虽为外之风寒，而所病者实以内之郁热也"。这种郁热为病之说，是继承刘河间的伤寒思想而来的。

何梦瑶生活的时代，温病学说正在江南兴起。何梦瑶对叶天士的论述尚未了解，但他对寒温之争的主要问题都已提出见解。他主张寒温分治，质疑将《黄帝内经》（简称《内经》）"冬伤于寒，春必病温"解释为寒气潜伏之说："人身元气壮实，邪不能入。邪之所凑，其气必虚。使虚在火而寒邪，则寒邪深入骨髓，当为直中矣！岂能安然待至春夏而后发也？使虚在水而热耶，则寒热不同气，势必拒击，安能耦居无猜，历春而至夏也？"又质疑寒邪变温之论云："内藏者为寒邪矣，不识久藏骨肉中，依然不改其寒耶？则其发也，仍是寒病，不应变为温热也。如以为随时令而变耶，则沉阴冱寒，忽转温热，正是阳回佳兆，又何病之云也？"所以何梦瑶认为，温、暑"二气自能为病，安知非感温气者自病温、感热气者自病热？而何必种根伏蒂于冬寒也"。

在此基础上，何梦瑶赞同对于不同季节的外感应用不同治法的观点。他说："春夏感风邪而病，与冬月伤寒，皆须发表，但冬用辛热，以外热而内未热，因冬时阳气潜伏，未甚发动故也。若春夏则阳气大发，表里俱热，宜用辛凉双解矣。感气邪而病温、暑，亦用辛凉，但凉多辛少，汗多者加敛汗之药为宜。若其人阴虚火炎，因春夏阳气大发而病热，初不因感风寒与温暑之气者，此即经所言'冬不藏精，春必病温'，自是内伤一门，只从内治，不关于表也。"将"冬不藏精，春必病温"视作内伤热病而非外感，这也是何梦瑶颇有特色的论点。

2. 融各家之长，创伤寒受病传经立体体系

仲景《伤寒论》中以六经为名，分为6种不同的疾病，但六经的具体所指，仲景没有明言，故给历代医家留下纷说的空间。何梦瑶也没有明确回答六经是什么，但他认为，伤寒病当分两种基本的状态，即"直中寒证""传经热证"，而且这两种状态的病因病机有不同，造成不同的证候是六经深浅、传变经络、病变经腑的差异。

六经次第为躯壳之浅深说。何梦瑶在六经传变太阳传阳明时有疑惑："太阳经行身之背，阳明经行身之前，少阳经行身之侧，则岂有自背传腹，凌越侧而飞渡者耶？"然而何梦瑶给出自己的答案是六经次第原为躯壳之浅深："窃意六经之次第，原从其行于躯壳之浅深分，太阳行于浅为第一层，以次至第六层，厥阴为最深，太阳第一层发热，非独背也，前后左右周身皆热，而由浅入深，阳明居第二层，少阳居第三层，故先阳明而后少阳耳。"解释了太阳先传阳明，次传少阳的原因。同时他列举了医家程郊倩所持的相同观点作佐证，程氏云："六经无非从浅深定位部署，以皮肤为太阳所辖，故署之太阳，肌肉为阳明所辖，故署之阳明，所以华佗曰，伤寒一日在皮，二日在肤，三日在肌，四日在胸，五日在腹，六日入胃。只在躯壳间，约略分深浅，而并不署六经名色。"何梦瑶强调，六经层次的论说是用于解释六经的受病，即中病最浅为太阳受病，次浅为阳明受病，以此类推，中病最深者为厥阴受病。

经络是病邪传变的通路。何梦瑶认为，在表之邪不得泻越，郁而化热，导致传经："热不外泄，势必内攻，而由浅入深，以经脉为传送之道路，盖经脉内系脏腑，外行躯肌，如江河之行于地，然过都越国，必由江河以达，故曰传经。"具体的传经通路是经络，遵从朱肱的以足六经统论手足十二经的论点，但解释了此种方法并无忽略手经的弊端："以足经长远，彻上彻下，遍络周身，凡手经所到之处，足经无不到焉，举足经自可该得手经，非病无涉于手经也。盖经络相同，流行无间，断无不入手经之理。"具体列举了手足太阴的例子："又寒之中人，必先皮毛，皮毛者肺之合也，毛孔一闭，肺气即壅，故有鼻鸣鼻涕喘逆等证。（麻黄杏仁非肺药而何？）是肺脏且伤，况肺经耶。且腹满嗌干，固属脾经见证，然肺经脉下络大肠，还循胃口，上出肺系，肺系即喉管，喉管之口名，肺经热及肠胃则腹必满，热及肺系则嗌必干。是腹满嗌干，手足太阴皆有之矣。"

病位当有在经、在腑之区别。经络内连脏腑，在伤寒疾病传变的过程中，当有传变程度的区别，因此分属在经、在腑是必要的，在这个问题的认识上，何梦瑶有参考借鉴陈修园的在经、在腑及变证的分经审证的研究方法。何梦瑶说："夫外为经络，内为脏腑，表里界分，当如阳明分经别腑之法，分出孰为太阳经病，孰为太阳腑病；孰为少阳经病，孰为少阳腑病；孰为太阴经病，孰为太阴脏病；少阴厥阴，经病脏病，逐一致详。"而且阳经、阴经在经络向脏腑传变的倾向上有所不同，阳经内传的概率少，阴经内传的概率大："然邪在阳经阳初被郁，方勃勃欲溃围而出，倘无向里之势，多有止在于经而不入腑者，故太阳篇热入膀胱一证，略举而不多及，邪在阴经，已薄于里，邪气内攻，势必连脏，少有止在于经者，故三阴篇经证，亦略举而不多及。盖一则表证多，一则里证多也。至若少阳则居半表半里，经腑俱病，表里兼见而又无所庸其分别矣。"何梦瑶还注意到，六经内传均有阳明腑证的出现，他的理解是胃为诸经之所归，且胃为空窍，容易藏邪纳秽："本经传本腑本脏，宜也，乃诸经之邪，皆得入胃，何也？以胃土也，万物所归，又居中州，四方辐辏也，脾亦土而居中，何不入脾，曰：邪走空窍，胃上通咽门，下达二肠，其为空窍大矣，虚则能受也。"

何梦瑶兼采各家之长，创立伤寒受病传经立体体系，即受病责之深浅、传病究其经络、病证考虑经腑的三维辨证体系，巧妙地将六经的辨证细化为确实可行的诊疗技巧，值得借鉴与发扬。

3. 辨太阳三纲，主张汗、下、和、清为法依证论治

否定太阳病三纲鼎立之说。太阳三纲论雏形于孙思邈据《伤寒论·辨可发汗病脉证并治》的"风则伤卫，寒则伤荣，荣卫俱病"而衍生出一则桂枝、二则麻黄、三则青龙的太阳病辨治纲领，后经明代方有执、清代喻嘉言的阐发，衍化成"风伤卫""寒伤营""风寒两伤营卫"的太阳病三纲鼎立之说。何梦瑶对此观点持不赞成的态度，他设问："'风为阳邪，故伤卫阳；寒为阴邪，故伤营阴，然乎？'曰：'否。'（风为阳邪，言风为卫分之邪；寒为阴邪，言寒为营分之邪。阳以卫言，一阴以营言，非谓风为阳，寒属阴也。）冬月风厉寒严，总皆阴气，特有风始寒，不若无风亦寒之例。"并引《内经》语佐证："一之日感发，言风寒也，二之日栗冽，言气寒也，无风而寒，较有风乃寒为冽。"最后提出自己的观点："因以伤之在营而深者为寒，在卫而浅者为风耳。要之，寒甚之时，无风且寒，况加之以风乎？风寒皆能伤卫，皆能伤营，必强为分别，谓风伤卫，而未及于营，尚通。谓寒伤营，而无与于卫，则卫居营外，未有不由外而能及内者也。"

伤寒治法，汗、下、和、清。何梦瑶用汗、下、和、清四法统伤寒六经表里阴阳之治，他认为在经可汗，在腑可下，半表半里可和，余热难出可清。具体的用法是三阳经四法具用："太阳在经，可汗而散也；在膀胱腑，可利而泄也。阳明在经，可汗而解也；在胃腑，可下而夺也。在经者，贼在外，开前门以逐之；在腑者，贼入里，开后门以逐之。赖有前后门可开，故宜为力也。若至少阳，则去前门已远，而胆又无出入路，则又无后门可开，将如之何？小柴胡一汤，虽名和解，究实，商量于前后之去路。既无后户，自应仍走前门，其用柴胡，犹是引邪外出之意。

而道远则不能尽出，余热自应当清，又恐郁热久，而血液枯，非养阴无以为汗也，故用黄芩、甘草以清热滋阴。而后热解液充，津津然外透而解。此汗而兼清者，故不曰发汗，而曰和解也。"三阴经主法为下："至于三阴，则去前门愈远矣，而脾肾与肝，又无后户，如何？不知前后既不可行，自不得不以邻国为壑，邪走空窍，胃实受之。于是大开众人之后门，而各家之贼，无不可由此以逐也。此'序例'所谓'三阴受病，已入于腑，可下而已'之义乎？"然而发汗、清解治法在三阴经也时有使用，已详载在王叔和《伤寒论》序例及三阴治疗诸篇中："三阴亦有不入里，而从经外解者，必复发热。发热，则邪还于表也，详三阴篇。玩序例'已入于腑'句，则三阴固有不入腑者。不入于腑，又不还于表，将如之何？则从乎清解而已，亦详三阴篇。"

依证论治，依法用药。何梦瑶认为，《伤寒论》虽规定了六经病变及传经日数及传变规律，然而不可拘泥，在这个观点上与陶节庵"或有始终只在一经者；或有只传二三经者，总不可泥"暗合。因此提出："但见某经证脉，即治某经，斯为活法。"在伤寒方药的使用上，何梦瑶还强调症状固然可依，但也须明了仲景制方原意，举麻黄、桂枝为例。何梦瑶指出，麻黄、桂枝均有发汗解表之作用，但有发汗强弱的区别，并非桂枝为止汗、麻黄为发汗，以纠正时人之误解。其言："至其有汗、无汗之别，则以伤卫邪浅，腠理虽闭而不固，闭则肌表之气早已郁于中，不固则热蒸之汗时复透于外；伤营邪深，不特闭而且固矣，此有汗、无汗之分也。然有汗、无汗虽殊，而表之受邪均不可不为之解散，特以闭而不固者，无事用麻黄之猛，故去麻黄，加芍药，为桂枝之缓解耳。桂枝何尝为止汗之剂乎？既曰止汗，亦在芍药，不在桂枝，桂枝仍为发散之品也。但服汤后，表邪解散，而自汗遂止（此汗以止汗，正如泻以止泻之义），则谓桂枝为止汗之剂亦可。然此以中风证桂枝汤言耳，今人不问何证何方，但入桂枝一味于内，谓可止汗亦可晒矣。"

二、郭元峰

郭治，字元峰，广东南海人，约生于清代康熙，卒于乾隆年间。

（一）生平简介

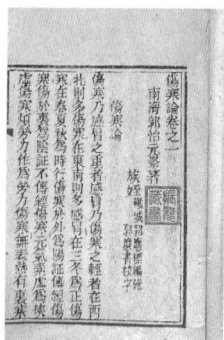

▲郭元峰著作《伤寒论》（与张仲景著作书名相同但内容不同）

郭元峰生于清代康乾盛世，家学渊远。其先人郭冠厓，名标，乡邑名儒，廪贡生员，为官粤西，"历署武宣县及柳州、象州知州，卓有政声，自冠厓伯祖而下六传，皆补邑博士弟子员，世其书香不绝"。可见，郭家是书香世家。郭元峰之学，得之庭训。郭元峰自幼聪颖，"读书过目辄不忘，壮岁为邑名诸生，其为文熔经铸史，气象峥嵘，识学过人远甚"。其父为南海名医，郭元峰在习举子业的同时，也跟着父亲学医，且颇有医名。道光《广东通志》记载，郭元峰精于医术，曾用熏蒸外治法治愈一例清远县的水肿患者，名声大噪。

清乾隆丙子年（1756）冬，山西庄有信（乾隆壬戌年进士、翰林院编修）来到广东。广东气候与北方迥异，多湿热之气，因此，很多北方人来广东后都会出现水土不服，并可能诱发旧疾。庄有信来到广东就患了郁热病，延请岭南名医，医家们都认为庄有信因国事繁忙，积劳成疾，于是投以补剂，结果均未见起色。后延请郭元峰诊治，郭元峰没有开药，只是叫庄有信服西瓜荸荠（粤称马蹄）汤，庄有信表面上答应了，心里却不以为然，他也认为自己是积劳成疾，郭元峰拿西瓜、荸荠这两种清凉的食物来糊弄，所以不愿意服药。第二天，郭元峰来复诊，知道庄有信没有吃药是因为不相信这两种普通的食物能治病，于是就开了一个补虚的方子给庄有信看，但是暗地里嘱其家人给他喝西瓜荸荠汤，病就好了。庄有信的病，固然是他原来公务繁忙导致的素体偏虚，但是旅途劳顿、水土不服、广东湿热的天气导致的郁热才是真正的病因，之前的医生一味地补益也是补火助热，加重了体内的郁热，而郭元峰的西瓜和荸荠正是甘凉清利之物，能清体内之郁热，二者又有利尿作用，能使邪有出路，因此疗效立竿见影。庄有信自此亦与郭元峰结交为友，后为《脉如》一书写序，是谓"良相良医，昔贤并重，以相操救世之权，医擅救人之术也"。

（二）治学发挥

1. 厘清概念，为东南方外感病正名

毫无疑问，《伤寒论》治疗的主要疾病是伤寒病，郭元峰认为，对伤寒病的地域及季节的差异应当加以区分，而冠以相应的名目。其书的开篇就提出："伤寒乃感冒之重者，感冒乃伤寒之轻者，在西北则多伤寒，在东南则多感冒，在三冬为正伤寒，在春夏秋为时行感冒，于外为阳证，传经伤寒；伤寒于里为阴证，不传经伤寒；元气素虚，为夹虚伤寒；烦劳力作，为劳力伤寒；无表热有里寒，为直中伤寒；外作热内受寒，为夹阴伤寒；犯色因而冲寒冒风唉冷，为房劳伤寒……伤寒一十六种，三百九十七法，一百三十三方，方法浩繁，不可胜纪，又有虚烦食积，痰饮脚气，及风温伤暑，湿暍与内伤杂证为类伤寒。是伤寒者，乃包括四方四时阴阳表里而统言之也。"可见，郭元峰认为伤寒包括四方四时阴阳表里之证，而以感冒等时行外感病为主。

郭元峰的正名，为岭南地区外感病的猛烈程度定了概念，即次于正伤寒之烈，这为其论治岭南外感病立下一个用药基调：无麻桂发表之孟浪，多选平和制衡之方，如其书中提道："第太阳一经分风伤卫寒伤营与夫营卫两伤之三证，而立麻黄汤、桂枝汤、大青龙汤以为诸过也。"

2. 分辨六经，首重本证阴阳合病并病

郭元峰认为，要学好《伤寒论》，用好《伤寒论》，几个基本的概念必须要清楚，其中包括六经本证、六经阴阳、伤寒传变、伤寒合并病。他说："凡业伤寒者，必先明六经之本证，更宜细别六经之阴阳。""今将伤寒六经本证，及合病、并病列于前，欲人因病察经，因经用药，何无差错，而误治失治之变次之，欲人知某病为某经误治，某病为某经失治。因流溯源，睹指知归，而挽救不患无术，兼证又次之，以别病源有本，毫无混乱，且一病之中，又分攻补两途，以便业是科之得心应手，而伤寒毫无遗义矣。"

（1）六经本证

六经本证是郭元峰在《伤寒论》六经提纲证的基础上，将各经典型症状汇总书写而成的，体例包括六经本证条文和按语两部分。本证条文罗列了病经病变的特征性症状，按语部分为病经治疗基调、传变趋势及处方用药，举阳明经本证为例。

阳明经本证：阳明经病为身热、目痛、鼻干、不得眠，脉洪大而长。以阳明主，其脉夹鼻络于目，故为此证，此三阳之也。

按：此经非解肌不能愈，初起身热为本病，后目痛、鼻干、不眠为标病，宜柴葛解肌汤，升麻葛根汤主之。若阳明实热，烦躁、斑黄，一六甘露散，或多汗而渴，鼻喜水，烦躁，竹叶石膏汤主之。

（2）六经阴阳

郭元峰说六经阴阳有两个概念；一为六经之阴阳，即三阳经、三阴经；一为六经症状之阴阳，如三阳经阴证、三阴经阳证。此两个概念辨证时须区分："伤寒之阴证阳证，其义有二，一曰证，一曰经。经有阴阳，则三阳为阳证，三阴为阴证，证有阴阳，则实热为阳证，虚寒为阴证。凡经之阴阳则有寒热，故阳经亦有阴证，阴经亦有阳证。阴阳有假有真，故发热亦有阴证，厥逆亦有阳证，此经自经，证自证，乃伤寒最紧要之纲领，不可混也。"

（3）伤寒传变

郭元峰读伤寒叙例，认为春温、夏暑、秋湿、冬寒，此自四时正气之病，而仲景独详于伤寒者，以其为病独烈也。郭元峰曰："夫风寒之伤人也，必先自皮毛，次入经络，又次入筋骨，然后入于脏腑，则百病日甚矣。凡伤寒之初，必先发热憎寒无汗，以邪闭皮毛，病在卫也；渐至于筋脉拘急骨节疼痛，以邪入经络，病在营也；自此至于呕吐不食胀满等症，则由外入内，由经入腑，皆可因证而察其表里矣，但脏腑之中，唯胃虚而善受，故六经之邪，皆得而入之。入则胃实而津液干，津液干竭则死矣，即经所云阳明中土无所复传是也。井荣原合之中，邪气郁勃，既不得从玄府透达，则必向里而走空隙，则自太阳而阳明而少阳而太阴少阴厥阴矣，此传经之次第也。"

（4）伤寒合并病

郭元峰临证诊治伤寒病，发现合并病居多，疾病相关性临床客观存在。他说："虽然余自临证以来，初未见有单经挨次相传者，亦未见有表证悉罢只存里证者，必欲依经如式求证，则未见有如式之病，而方治可相符者，所以令人疑惑，愈难下手，是在不知合病并病之义耳。况又加以失治误治之变证百出哉。今之伤寒，大抵合并病居多，识得此意，头绪井然矣。"从其临床所见出发，实事求是之言，确为宝贵经验之谈。

3. 注重诊断，舌脉证合参诊察伤寒

郭元峰亦是岭南诊断学名家，精于脉学，有《脉如》传世，故在伤寒的诊断上也重视脉诊、舌诊、目诊等技巧。

（1）脉诊

脉诊是诊察伤寒病时常用的方法，仲景书中就多有谈及，如用脉浮缓与脉浮紧区分中风与伤寒。郭元峰将其概括为浮、中、沉、有力、无力五个要素，判断病证的阴阳、表里、虚实、寒热："盖阴阳、表里、虚实、寒热，全在有力、无力中分出，并在浮、中、沉三候处细察，有力为阳为实为热，无力为阴为虚为寒。若浮、中、沉不见，委曲求之，若隐若现，则阴阳伏匿之脉也。"另引《辨疑》一书中关于三阳经脉："伤寒之脉，轻手按之曰浮，是太阳经脉也，紧而有力为寒邪在表，宜汗之，无力为表虚，宜实之，重手寻之曰沉，是三阴经脉也，三阴俱是沉脉，紧而有力主热邪，在里，宜下之；无力主寒邪在里，宜温之，不轻不重，中而取之。若见洪长，阳明经脉也，主邪在表之里，宜解肌；若见弦数，少阳经脉也，主邪在半表半里，宜和解。"最后强调伤寒诊脉的重要性："问证以知其外，察脉以知其内，先病为本，后病为标，能参合脉证，而知缓急、先后乃为上，子另有脉论载在脉如，所当参阅。"

（2）舌诊

伤寒舌诊，重在看苔，通过舌苔的厚薄、润燥、黄白看邪气的传变："凡伤寒三四日以后，舌上有苔，必自泽而燥，自滑而涩，由白而黄，由黄而黑，甚至焦干，或生芒刺，是皆邪热内传，由浅入深之证也，故凡邪气在表，舌则无苔，及其传内则津液干燥而舌苔生矣。""大都舌上黄苔而焦涩者，胃府有邪热也，或清之或微下之，《金匮要略》曰舌黄未下者，下之黄自去，然必大便燥实，脉沉有力而大渴者，方可下之。若微渴而脉不实，便不坚，苔不干燥芒刺者，不可下也。其有舌上黑苔而生芒刺者，则热更深矣，宜凉膈散、承气汤、大柴胡汤之属酌而下之，若苔色虽黑滑而不涩者，便非寒邪亦非火邪证，非唯不可下，且不可清也，此辨舌之概。虽云若此，然犹有不可概论者，仍宜详察如左。"

（3）目诊

伤寒目诊是郭元峰的特色诊法，他说："夫治伤寒，须观两目。"根据两目判断疾病的轻重及预后："或赤或黄，赤者为阳证，若兼六脉洪大有力，或燥而渴者，其势必甚，轻则三黄石膏汤，重则大承气汤之类主之。凡看两目皆黄为必欲愈之病，眼包忽陷目眦直视者为难治，开目见人者为阳，闭目不欲见人者属阴，神水已竭，不能照物者难治。"伤寒戴眼为凶候："一目上视者，谓之戴眼，此属足太阳经之证，盖太阳为目之上纲，而与少阴为表里，少阴之肾气大亏，则太阳之阴虚血少，故其筋脉躁急，牵引而上，若直视不转者，尤为凶候，欲治此者，速宜培阴养血为主，今人不知，皆以为风，若用风药，则阴愈虚，血愈燥矣，其有不颠覆者鲜矣。"

4. 灵活化裁，以清解为岭南伤寒学派治法

郭元峰认为岭南地域不宜过用辛热，婉转批评喻嘉言"风伤卫，寒伤营，风寒两伤营卫"的三纲鼎立之说，他提道："伤寒第太阳一经分风伤卫、寒伤营与夫营卫两伤之三证，而立麻黄汤、桂枝汤、大青龙汤以为诸方之冠，后世尊之而不敢用，缘西北方风烈寒凝，或堪用此猛剂，而东南炎方未免诛伐太过也。"对汗、吐、下三法，郭元峰认为："至于汗、吐、下三法，未始不善，然东南风气异弱，虽有可汗、可吐、可下之证，宜从清解，超绳墨于规矩之外，而获不汗、不吐、不下之妙，且以完其氤氲清纯之元气，不致浪剂潜促天年，而保全人基大矣。所谓师古之法，而不泥古人之方，亦仍不失古人之意，而人多不知也。"

例如，太阳本经后的太阳病论治："此经非发汗不能愈，初起发热恶寒为本病，后头疼痛身痛为标，病不拘日数多寡，即宜解散，更宜审其虚实而酌用之，或九味羌活汤、十神汤、败毒散之类。不解即当用清解药兼阳明以治，如石膏汤加知母或栀子升麻汤、白虎汤之类。"又如四时感冒论治："凡非时感冒，初起头痛恶寒发热，身骨痛，腰强，有似于发冷者，可用败毒散疏之，若渴加干葛八分，痰加半夏六分，内热加黄芩六分，如服药身热退，不呕为不传经，倘至日晡潮热微寒，可用柴胡双解饮，胸胀加枳壳、桔梗各五分，去芍、葛，有寒热加草果、常山各五分，去芍、葛；如夜热加生地一钱，赤芍八分，知母八分，有寒仍加草果，如泄利加四苓各八分。凡伤寒已经汗下，而脉洪数，两目如火，烦热狂叫欲走者，三黄石膏汤主之。"

5. 司法仲景，而不拘泥伤寒成方

郭元峰论治伤寒病及其变证，参悟仲景遣方用药之意，但不拘泥于伤寒方剂，而是灵活用药，经方与时方同用。举伤寒常见症状下利的论治为例，热结旁流、少阴下利两证遵仲景法治疗，但漏底伤寒一证，则变通较大。

热结旁流： 伤寒下利有当攻者，如少阴病，自利清水，色纯青，心下必痛，口干燥急，下之又下利，三部脉皆平，按之心下硬者，急下之，俱宜大承气汤，以其硬痛必有所积也，下利谵语者有燥屎也，小承气汤，以下利非阳明实邪不当谵语，故知有燥屎，当去也，故攻之。

少阴下利： 又少阴病下利六七日，咳而呕渴，心烦不得眠者，猪苓汤主之；是也有当温者，自利不渴属太阴，以脏有寒也，当温之，以四逆辈。又手足厥冷，恶寒腹痛，脉微欲绝，下利清谷之类，如少阴病之桃花汤、吴茱萸汤、白通汤、真武汤、四逆汤，及大汗出，热不去，内拘急，四肢痛，下利厥逆而恶寒者，四逆汤主之，皆是也。

漏底伤寒： 不因攻下而自泄泻，谓之自利，俗名漏底伤寒是也。有寒有热，俱宜详辨，大抵泻利完谷不化，色不变有如惊溏；或吐利腥臭，小便澄澈清冷，口无燥渴或渴而不燥，其脉或沉细或微迟无力；或身虽热，手足逆冷，恶寒蜷卧，身弯不能直睡，谓之蜷卧，此为寒也，脐下必寒，宜理中汤，白通加附子汤主之。若热证则口中燥渴，小便赤黄或涩而不利；或所下如垢腻之状，其脉多数；或浮或滑或弦或大或洪，皆兼数而有力；或有邪热不消谷而物不化者，当以脉证别之，热利者脐下必热，宜黄芩汤、白头翁汤。有内热大结，注泻不止，需以寒药下之，结散而利自止，正所谓通因通用也。

凡胃虚内热，烦渴泄利，脉微弱者，七味人参白术散；若发热者，人参三白汤加炒川连；如腹满小便不利者，五苓散合理中汤；若呕加藿香、砂仁、半夏、生姜、陈皮；如湿多而泻不止者，加苍术、白术；如腹胀加厚朴；腹痛不止加白芍、玉桂、木香温之。凡伤寒作利，脉浮表未解，仲景以小青龙汤去麻黄加芫花二钱，炒令赤色，盖散表邪兼治水也；湿毒气盛者，下利腹痛，大便如脓血，或如烂肉汁，宜地榆散、黄连阿胶汤；有内不大满，独生寒热，未可下而下之，内虚热入而利，脐下必热，大便赤黄色及下肠间津液垢腻，名曰利肠，宜白头翁汤、黄芩汤，又有不大便五六日，以药利之，遂不止，用极热剂而止，上条因失表以致利，此则因误下而得利者，而下后之利，又有寒热之不同，而辨证宜晰也。外热内烦，下利上渴，或痞或痛或呕，常法多服用黄芩汤，不若生姜泻心汤之当也。凡下利不可发汗，盖下利由内虚，若发汗则内外皆虚，变证峰起矣。

　　郭元峰注重岭南地势与人群体质，为岭南外感病正名，以清解、清凉之法及药物诊治伤寒时病；注意伤寒时病之合并病兼夹症，灵活处方，师古之法，而不泥古人之方，不失古人之意，是郭元峰《伤寒论》学术精髓。

三、陈焕堂

　　陈焕堂，广东东莞人，约生于清代嘉庆，卒于道光年间。

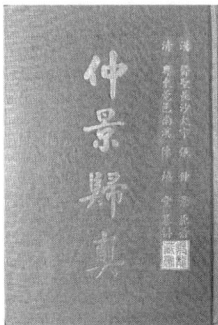

▲陈焕堂著作
《仲景归真》

（一）生平简介

　　陈焕堂生平资料不详，著有《仲景归真》（一名《伤寒论归真》）。该书于清道光二十九年（1849）刊印，蒋慎存在序中说："陈焕堂先生，吾莞名医也，积生平精诣，著伤寒论归真一书，已问世，未付梓而殁。"由此可知，陈焕堂深研伤寒论有年，积生平所学著成此书，书未刊行即辞世。

（二）治学发挥

1. 恪守伤寒原有体系

明清以来，一些医家认为《伤寒论》不尽适用于南方，应用时需要有所变通。代表人物如明代浙江的陶节庵和张景岳，主张伤寒原方只适于冬时"正伤寒"，认为在南方不适合用麻桂类辛温之剂。陈焕堂虽然是岭南医家，却认为岭南固然炎热，但不影响伤寒方的应用，主张学习伤寒应当恪守伤寒原有体系，这就是"归真"之义。

《仲景归真》针对"南方地热则病热，北方地寒则病寒""北有寒则有伤寒，南无寒则无伤寒"等说法，专设"辨南省无伤寒说"篇进行辩驳。他说："南方岂总无寒？常见隆冬有如板之冰，人亦常有伤寒也。但谓北方寒多则病多，南方寒少则病少，犹可言也。若谓北有寒则有伤寒，南无寒则无伤寒，不可言也。"认为从南北气候而言，只可说南方少伤寒，不可说无伤寒。另外从伤寒病的性质而言，伤寒既是热病，则南方岂可无之？他说："又以伤寒之属寒、属热较论：倘属寒，则北人应多；果若属热，则南人应多也。《内经》曰：伤于寒，而为热病。是则伤寒属热，南人应多无疑。何故反谓南方独无哉？"

陈焕堂认为，南方无伤寒，跟俗医辨证不精，畏惧错用麻黄、桂枝的心理有关。他认为辨证论治应该按证候用药，而不是按季节、南北用药，提出"辨风寒温暑不可拘于四季"，又认为用经方当用原方原量。有的医家提倡在麻黄汤中加用凉药，或用其他方药来代替。陈焕堂对此一概加以批评。他极力批评陶节庵、张介宾等人擅自改方，迨误后人。他说："愚初未读张介宾，乍见节庵轻用羌、防，以易麻、桂，以故极力而议之矣。及读张介宾，竟以当归、熟地而代麻、桂者，岂不愈出愈奇？"

2. 赞成太阳三纲鼎立

陈焕堂研究伤寒论，重视太阳证，主体上同意三纲鼎立的说法，但尤其强调"风伤卫、寒伤营"的论点及麻桂的用法。他说："人之身统为营卫，二者所包摄密如罗纲，风寒伤人，不伤于营则必伤于卫，否则营卫两伤而已。未有风寒伤人而不伤于营卫之理。故仲景立桂枝汤以治卫，立麻黄汤以治营，再立大青龙汤营卫兼治。"

详细解释了风寒营卫四者之间的相互关系，阐发了营卫损伤机制："寒伤营，寒属阴，营主血，营亦属阴，寒入营中血分，其血凝涩，令其皮肤闭密，非麻黄汤大松肌表，则汗不得出，故伤寒为表实，此之谓也。风伤卫，风属阳，卫主气，卫亦属阳，风入卫中气分，其气虚弱，令其腠理缓，其汗常出，非桂枝汤实肌肉而汗不得止，故中风为表虚，此之谓也。是则伤寒与中风，虽皆表证，而表虚表实，水炭不同，治法大异。并列举仲景太阳病中风、伤寒条文及桂枝治汗证等条文作为佐证。"

3. 胃府为界区分汗下

陈焕堂认为，《内经》"未满三日，不入于府者可汗而已；既满三日，已入于府者，可下而已"此二十六字为仲景伤寒之总治法。此处的"府"陈焕堂解释为阳明胃腑，理由是《伤寒论》条文中，凡可下之诸条，均出现阳明腑证模样，且三阴可下之证，皆用大承气汤；并以阳明胃腑为中心，区分邪气的部位，结合《内经》中所示时间的长短，确定汗、下方法的选择，建立起一个独特的遣方用药体系。具体内容见如下列表（表1—表11）。

以"府"为中心的用药模式（表1—表3）

表1

病型	治法	部位	用方
未满三日 未入府	汗	在表	麻黄汤、桂枝汤、葛根汤
	不可下， 不可汗	在上	瓜蒂散、栀子豉汤
		在下	五苓散、十枣汤、抵当汤
		在中	小陷胸汤、诸条泻心汤
		半表半里	小柴胡汤、黄连汤

表 2

病型	治法	病性	用方
满三日，未入府	大汗		麻黄汤
	小汗		桂枝二麻黄一汤
	微汗		桂枝汤、麻桂各半汤
	汗	夹热	麻黄加石膏汤、麻杏石甘汤、大青龙汤、阳旦汤、越婢汤、桂枝加葛根汤、葛根汤
		夹寒	麻黄附子细辛汤、小青龙汤、麻黄加附子汤、桂枝加干姜汤

治法	部位	症状	用方
不可下，不可汗	在上	咽痛	桔梗汤、甘桔汤、半夏汤、苦酒汤
	在中	痞硬	大小陷胸汤，诸条泻心汤
		虚烦	黄连阿胶汤、栀子豉汤
	在腹	疼痛	理中汤、四逆汤、小建中汤
	在下	蓄血	桃花汤、桃仁承气汤、抵当汤
		热痢	葛根芩连汤、桂枝人参汤、白头翁汤、猪肤汤、桃花汤
	在外	黄疸	麻黄连翘赤小豆汤、栀子柏皮汤
	在内	湿热	茵陈五苓散、茵陈汤

表 3

病型	治法	病性	用法
满三日，已入府	大下		大承气汤
	小下		小承气汤
	微下		调胃承气汤
	导下		蜜煎导、猪胆汁导、土瓜根导
	润下		脾约丸、麻仁丸
		蓄血	桃仁承气、抵当汤
		停饮	十枣汤
		实热	大陷胸汤、大陷胸丸
		实寒	三物白散
		溺涅	五苓散

4. 演绎六经受病模式

六经受病模式是陈氏将《内经》六经分六日依次受病的论点，结合六足经的循行路线和所受的邪气，为仲景六经证候生成作解释，同时将仲景治法用方归类的一种阐释方法。书中说："经曰伤寒一日太阳受之，二日阳明受之，三日少阳受之，四日太阴受之，五日少阴受之，六日厥阴受之。这三十八字，仲景采之以作伤寒之总证者。"举太阳为例："经曰伤寒一日，太阳受之，仲景于太阳二字，言出太阳一经之步位，自头至足，倘受风寒所伤，故见其应有之症；再将受之二字，详论出受之之形，或受寒或受风或受热或受之在表受之在里，受之在上受之在下受之轻受之重，于是立症立方以治之。"按陈氏书中举例，将六经受病及用药情况归纳如下列表。

六经受病遣方用药表（表4—表11）

表4

	病性	用方
太阳经	受寒	麻黄汤
	受风	桂枝汤
	受热	阳旦汤、麻杏石甘汤

表5

	部位		用方
太阳经	在表		麻黄汤桂枝汤
	在里	膀胱前	五苓散
		膀胱后	抵当汤
	在上		瓜蒂散、栀子汤（吐之）
	在下		五苓散、十枣汤、抵当汤、桃仁承气汤（利之）
	在中		泻心汤（解之）

表6

	类型	用方
阳明经	在经	白虎汤
	在府	诸承气汤
	兼太阳	葛根汤

表7

	类型	症状	用方
阳明经	在外	黄疸	麻黄连翘赤小豆汤、栀子柏皮汤
	在内	干枯	人参白虎汤、麻仁丸
		痞满燥实	大承气汤
		潮热谵语闭结	小承气汤、调胃承气汤
		大渴消水	猪苓汤

表8

	类型	治法	用方
少阳经	少阳正病	和解	小柴胡汤
	少阳兼表	兼汗	桂枝柴胡干姜汤、柴胡桂枝汤
	少阳兼里	兼下	大柴胡汤、柴胡加芒硝汤

表9

	类型	用方
太阴经	太阴正病	理中汤
	阳邪内传	桂枝加芍药汤、桂枝加大黄汤
	阴邪内传	理中丸、四逆汤

表 10

症状		用方
咽喉肿痛	阳证	甘桔汤
	寒证	半夏汤、苦酒汤
完谷不化	寒证	四逆汤、附子汤
	热证	猪肤汤
便脓血		桃花汤
下利清水		承气汤
心烦不眠		黄连阿胶汤
发热欲寐		麻黄附子细辛汤

少阴经

表 11

病性	用方
寒热夹杂	乌梅汤
寒证	吴茱萸汤
热证	白头翁汤
厥逆	四逆汤

厥阴经

　　陈焕堂是岭南伤寒学派医家中较有特点的一位，其针对时弊进行辨证，在阐释过程中肯定太阳三纲鼎立论点，又对王叔和《伤寒论》序例进行驳正，是从另一角度阐述喻嘉言错简重订派的观点。但陈焕堂在伤寒理法研究上，又与错简重订之针对伤寒条文的顺序重编不同，陈焕堂更侧重于将六经症状、方剂进行归纳总结的方证相类的研究方法，在其著作中作有问症知方歌诀及问方知症歌诀，并着重讨论了伤寒学术是否适合南方的问题，对伤寒学术基本思想与三因制宜治则之间的关系进行了深入的探讨。

四、麦乃求

麦乃求（1813—1875），字务耘，号岭南飞驼山人，广东香山人。

（一）生平简介

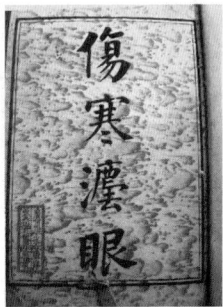

▲麦乃求著作
《伤寒法眼》

麦乃求诸生出身，博学能文，略懂神仙术，后弃去而专精于医。咸丰至同治年间行医羊城，治好广州知府冯端本之伤寒病而著名于时。冯端本后在其书中序曰："余初守羊城，即耳其名，后以疾延诊，遂亲炙焉。其论证也，审而确；其立方也，简而当。深得灵素之理，仲景之法，治病无不奏效，余益佩服之。夫良医但有功于当世耳，麦君著《伤寒法眼》二卷，阐古人之蕴奥，而加以考订精诣苦心，于此可见。"

麦乃求还治好了广东著名学者陈澧。同治十年（1871）之春，陈澧大病几殆，延请麦君务耘，治之而愈，遂定交焉。麦乃求每至陈澧家治病，处方毕，则谈论医学，尤沉潜于《内经》及仲景之文，邃于医术而于各家之异同，又纵谈文章及时事之弊，感慨勃发。光绪元年（1875），麦务耘有疾，陈澧往问之。麦务耘言：著书恒至深夜，精思博考，心力耗尽，盖为养生之术，不如著书以活人，其书以《素问》《灵枢》之理，明仲景之法，今已缮写，将刻于板，因论生死之道，超然无所系恋，有书传世足矣，促余为之序。陈澧谓："君今年六十二，与余大病之年同，望君如余复瘳，而相与纵谈也。"陈澧多么希望麦务耘疾病能够康复，再纵谈文章之事，是年秋，麦务耘易箦（更换床席，指人将逝），留下《伤寒法眼》二卷。广州知府冯端本闻讯谓："今闻遽归道山，颇为当世失一良医恨，然有是书传世，后之览者，如获指南，是其有功于后世尤非浅鲜，则虽殁尤不殁也。"

（二）治学发挥

1. 伤寒总论，提纲挈领

麦乃求《伤寒法眼·伤寒总论》曰："病有发热恶寒者，发于太阳也；无热恶寒者，发于少阴也。"麦乃求门人吴湛群认为，对于《伤寒法眼·伤寒总论》，人多忽略，不致总冒全书，最为握要，先生为之，逐章逐节，注解明确，提纲挈领，先已探骊得珠。

麦乃求对《伤寒法眼·伤寒总论》作出解释："六气先天，止有水火，一阴一阳而已，阴阳旋转运行而已，而其运行之间有次第，而三阴三阳分焉。三阳统领于太阳，三阴统领于少阴。热论曰：伤寒一日，巨阳受之，言太阳感邪也。曰：两感于寒者，兼言少阴感邪也，唯此两经言感病，其余四经只言传病，所以发于阳便是太阳，邪从元府入者也；发于阴便是少阴，邪从溺窍入者也。"

伤寒病有发热有不发热的原因，麦乃求认为：太阳发热，少阴不发热者，人身表里分为六部，三阳在膜外，三阴在膜内，以脉络相贯通，其充满流行于其中者，营卫二气。营行脉中，卫行脉外，邪之所在，主客交争，否隔不通，邪气为寒，正气为热，太阳在表，故身发热；少阴在里，故身不发热，有寒恶寒，表里皆同也。

"太阳为三阳主气，少阴为三阴主气。太阳为一阳位居三阳之首，三阳（胃、三焦、膀胱）合病，三府皆热，气盛于内，症见腹满（腹中气盛，四肢举动不便），身重难以转侧（少阴身重，督脉不通，不能作强，三阳身重，筋脉不利，难以转

侧），口不仁（胃热不知味也）而面垢（火蒸于面，面油黏尘
也），遗尿（膀胱热迫，尿急难忍也），发汗（阴亡于上）则谵
语，下之则（阳气因极持满而发，一泄难留，反脱于下），头上
汗出，手足冷，若（不以药汗下之，而其人）自汗出者，白虎汤
主之。"

括号内文字为麦乃求夹注小字。《伤寒法眼》发挥《素问》
《灵枢》之蕴奥，于仲景原文疑难含隐之处以小字夹注，启益读
者。即所谓"原文有实义隐含处，转折未玲珑处，针对未明白
处，文法参差错落处，悉于小注发明，使人一目了然。每证条
下，注家皆随文敷衍，语多游移，唯先生是注，悉按脏腑经络，
一一还他实着，益人智慧不少"。

又如，《伤寒法眼》白虎汤证条文："伤寒脉浮，发热无汗，
其（太阳）表不解者，不可与白虎汤，渴欲饮水（热已入胃也），
无表证者，白虎加人参汤主之。服桂枝汤，大汗出后（表邪已
去），口燥渴心烦（胃津伤，胃热盛），背微恶寒者（恶寒止在背
而不甚而微，是大汗后阳虚所致，非表邪也），白虎加人参汤主
之（此条全注已见桂枝汤）。伤寒（当汗不汗）若吐若下（津亡
于下），得七八日，（无津不能作汗，表仍）不解，热结在（胃）
里，表里俱热（虽表未解，尚）时时恶风，（而）大渴，舌上干
燥而烦，欲饮水数升者（胃热已极），白虎加人参汤主之（热得
津而化为气，气透出表，表亦可解）。"

麦乃求儒医出身，对《伤寒论》中一字一句，求其所以然
而注明之，绝不躲闪，这是《伤寒法眼》的特点。原文六经分
论，内有热厥利证，列入厥阴篇末，麦乃求以论中诸证，仲景皆
以方名证，唯此与阴阳易等证不然，故编于厥阴篇外，庶得以类
相从。每证之疑似安危，麦乃求每下一二断语，如铁案不可移
易。麦乃求门人吴湛群对老师的学术思想作了较为系统的小结，
其例言曰："仲景之书，本发挥《素》《灵》之蕴奥。而先生注

仲景，即本《素》《灵》之理以发明之，以经注经，真颠扑不破者也。"

2. 辨证如神，天士遗风

会稽陶广荣评价麦乃求曰："处方辨证，其效如神，有叶天士之遗风，尝谓医理莫精于仲景，医法莫细于伤寒，遂索隐钩立，参考折中，撰成《伤寒法眼》二卷，释长沙之微意，补前人之未言，凡五易稿而成，慎其事也。盖毕生之精力，萃于是矣。"伤寒派医家治病，有叶天士之遗风，舍岭南外无多见。陶广荣解释曰："今之医书不贵自作新言，而贵神明古法，果能深通古人之精义而慎用之，则于阴阳五行之变化，南朔刚柔之异宜，靡不洞若观火，庶乎其有合矣。仲景之书，善治伤寒而不独治伤寒也，麦君非精熟《内经》亦何能为此注哉。"

麦乃求《伤寒法眼》下卷"阳明病篇"后按："仲景阳明与热论不同，曰二日阳明，主肉，专以表言之，汗法仲景附入太阳篇，葛根汤是也。仲景曰阳明之为病，胃家实也，则以胃府言之，自为表里，贲门上下分表里，表里皆属阳明。三阴之里，一定下法，阳明之里，汗、吐、下三法皆有。热论曰太阴之脉布胃中而络于咽，故腹满而咽干。脾病胃即病，仲景曰脉浮而大，心下反硬，有热属脏者，攻之不令发汗。所谓脏即脾脏，此脾阴之里，即阴结也。曰属府者，不令溲数、便硬、汗多则热愈。汗少则便难，脉迟尚未可攻，所谓府即胃府，此胃阳之里，即阳结也。阴结者，急攻之，以其脏不通也；阳结者，未可攻，恐反引热入脏也。然亦有属胃阳而不妨微下者，有属脾阴而不得竟攻者，其曰得病二三日，脉弱无太阳少阴证，烦躁心下硬，至四五日，虽能食（无燥屎），以小承气汤少少与，微和之，令少安。五六日不大便，与小承气汤一升，虽不属脾，然胃热不解，久必入脾，微下之，正所以救脾，此阳结而不妨微下者也。其曰阳明病，谵语、发热、脉滑而疾者，更服一升，若不转矢气者，更勿与之，明日不大便、脉微涩者，里虚也，为难治，不可与承气汤，此阴结而不可竟攻者也。要之不可下而下，则引贼破家；可下而不下，则纵寇遗祸；可下而下，而不知标本虚实，则又贪胜反败。攻下之法，不早不迟，无过不及，乃为得之，是在神而明之者。"

麦乃求对下法的研究比较深入，认为"三阴之里，一定下法，阳明之里，汗、吐、下三法皆有。阴结者，急攻之，以其脏不通；阳结者，未可攻，恐反引热入脏也。下法，前阴利水，茵陈蒿汤。茵陈经冬不凋，能除热邪留结；栀子下行，通三焦水道；大黄通胃实下行，令胃中热焮之水，悉从小便出，此茵陈汤为阳明利水之妙剂也。下法，后阴通便，承气汤，汤者荡也，知医以丸药下之，非其治也。若自利者脉当微，今反和者，此为内实，调胃承气汤主之。秽物不去，由气不行，大黄若倍厚朴，气药为臣，性缓故曰小，欲微行胃气也；厚朴倍大黄，气药为君，性猛故曰大，欲大破胃气也。大黄取其下趋，芒硝取其化屎，枳朴取其破滞。"

麦乃求对热病治疗亦较精当。对"伤寒脉浮滑，此表有热，里有邪（邪亦热也），白虎汤主之。此条言脉不言症，以上数条已详其症，此补言其脉，非但据脉而不辨证也。伤寒脉滑而厥者（阳无阴不化，热闭于内而厥，脉不微而滑，是胃）里有热也，白虎汤主之"。麦乃求注解曰："寒厥脉微，热厥脉滑，此常法也；但热厥亦有并脉皆伏者，然必有烦渴引饮，大便结诸症可据，此与上条皆不言症，而伤寒二字在阳明伤寒，不言烦躁便结等症者，省文耳，非但据脉投剂也。"麦乃求门人吴湛群总结《伤寒法眼》云："仲景《伤寒论》，诚万世医门之矩矱，自来注者虽多，明确者少。唯先生此注，了如指掌，洵千古暗室一灯。"仲景之方，世不善用，多不见效，而仲景之书几可废矣。唯先生殚数十年精力，以成此注，依法用方，投无不效，是得此注而仲景之神妙乃见，洵仲景功臣也。

五、黎庇留

黎天祐，字庇留，号乐三，广东顺德人，生于1846年，卒年不详。

（一）生平简介

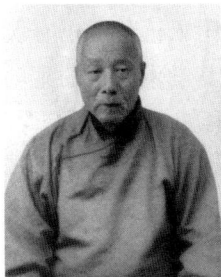

▲黎天祐像

黎庇留攻读儒业之余，旁习医学，专师仲景。未正式悬壶之前，多为亲友诊治，药到效如桴鼓。同辈力劝其悬壶济世。光绪六年（1880），黎庇留正式悬壶设馆，光绪甲午年（1894）又创办太平局十全堂，与易巨荪、谭星缘共同主持医务，常邀陈伯坛谈论仲景医学心得，故四子有"伤寒四大金刚"的美誉。

光绪丙申年（1896），黎庇留创办了衷圣医院。所谓"衷圣"，即景仰"医圣"张仲景之意。正如其友人左公海在《伤寒论崇正编》序言中说："吾友黎庇留茂才，博观四部，最癖医书；抗志希文，尊师仲景。读逾万遍，背诵如流；旁览百家，眼光别具。分勘合勘，诸注得失抉其微；以经证经，群言淆乱衷诸圣。"民国元年（1912），黎庇留在广州流水井（今广州西湖路）设医寓"崇正草堂"，大厅悬挂"振兴医风，换回国命"对联以自勉。受业弟子有开平许振庆、新会苏世屏、台山马云衢等，其子黎少庇亦传其学。

黎庇留精通伤寒，晚年积其一生所学，撰《伤寒论崇正编》八卷。其子黎少庇后来将其遗下的医案编成《黎庇留医案》一卷，于1958年出版。书中收录的医案，大都为重病、急病、疑难病的治验，皆据经方而效，因而颇受赞誉。何绍奇评价说：《黎庇留医案》与曹颖甫先生的《经方实验录》可谓同时代人的比肩之作。虽只 50 余案，但六经病悉在其中。"

（二）治学发挥

黎庇留治学之学术思想主要反映在《伤寒论崇正编》一书中。全书共八卷，由序言、读法、目录、正文组成。卷一、卷二为太阳篇，卷三为阳明篇，卷四为少阳篇，卷五为太阴篇，卷六为少阴篇，卷七为厥阴篇，卷八为删伪篇及"附入读仲圣书有误五大险证治法"。《黎庇留医案》中的案例则是其学术运用的生动体现。两书中体现的主要学术思想与治学发挥有如下几方面。

1. 崇正删伪

《伤寒论崇正编》以张仲景《伤寒论》原文为纲，引历代伤寒诸家之注对《伤寒论》条文进行阐述说明，上及晋唐宋金元诸家，下及明清诸派，每以夹叙夹议之方法，对诸家之注抉微勘正，友人左公海评价黎庇留说："积五十余年之学养，正百数十节之窜讹，洵为仲景功臣、叔和净友矣。"所谓"叔和净友"，指对晋代王叔和《伤寒论》整理本的去取。汉代医圣张仲景原著《伤寒杂病论》散乱后，王叔和整理乱简成《伤寒论》一书，但后世不少医家认为其整理本中不少篇章并非仲景原文。黎庇留也持此论，他认为王叔和"编次《伤寒论》，每多羼入自己手笔"，故其书中观点鲜明地提出"删伪"。其所删幅度相当大，一是将通行本《伤寒论》中的以下各篇率行删减："平脉法""辨脉法""伤寒例""辨痉湿暍脉证并治""辨霍乱病脉证并治""辨阴阳易差后劳复病脉证并治""辨不可发汗病脉证并治""辨可发汗病脉证并治""辨发汗后病脉证并治""辨不可吐""辨可吐""辨不可下病脉证并治""辨可下病脉证并治""辨发汗吐下后病脉证并治"；二是专列"删伪篇"，在六经病篇中共删减条文 65 条，其中太阳篇 40 条，阳明篇 11 条，少阳篇 1 条，太阴篇 3 条，少阴篇 3 条，厥阴篇 7 条，并且对所删的原因作了具体说明。

所删内容中，如六经病"欲解时"诸条，黎庇留认为均为想象之言。有的则经他辨明是王叔和的条文，故删。例如太阳病中的"证象阳旦"条，金代成无己曾注解说："阳旦，桂枝汤别名也。"认为证似桂枝汤证，但用桂枝汤后增剧，属于变证。对此条前人已有所疑，如尤在泾说："语意殊无伦次，此岂后人之文耶？"黎庇留则明确说："此节正王叔和手笔。叔和专以脉夸于人……何为阳旦证？何为阳旦汤？乃专执脉以为据，是叔和一生自欺欺人处。"此外，书中对保留的条文顺序也做不少变动。这些做法使《伤寒论崇正编》别具一格，与众不同。

2. 重视实用

黎庇留认为读《伤寒论》必须从实用出发，他反对将伤寒学术玄理化。《伤寒论崇正篇》批评陈修园等人的观点说："或曰'六经之标本中气不明，不可以读《伤寒论》'，而不知非也。据六经之见证，未有指出，终是闷葫芦。假令仲圣不作《伤寒论》，谁能识六经之精义哉！至于从本从标从中，按之《伤寒论》六经中，有然有不然……至于传经之说，更不必拘。按病治病，勿差一黍则得矣。"反对墨守经文。在注释《伤寒论》原文时，他常常加入自己的临床经验，或者引用临床案例进行说明。如"太阳与阳明合病，必自下利，葛根汤主之"，黎氏提出此条疑是错简，应改为"太阳与阳明合病，自下利，或呕者，葛根黄芩黄连汤主之"。他认为，太阳阳明两经热迫下利，热渴必矣，太阳病必有头痛、发热、恶寒，阳明病必有汗出、热渴，葛根汤方中麻、桂、生姜只能解表，难解热渴，用之更耗伤真津，葛根虽陷者举之，终难敌麻、桂、生姜之辛散。葛根黄芩黄连汤方中，葛根从下以腾于上，从里以达于表，辅以黄芩、黄连清里热，里和则表自和，故方中虽无麻、桂，其表热亦退。如他曾诊治一患者，发热无汗，大渴，面焦，舌焦黄，上吐下利，喘而腹痛，之前的医生用葛根汤治疗，服后病情加重，大下大吐，腹更痛。黎氏诊断认为患者一团热气，表里充实，急予葛根黄芩黄连汤，二时服药，六时吐已止，渴减，当晚下利亦止。

3. 善治瘟疫

在《伤寒论崇正编》中有"论温病"一节，黎庇留表达了伤寒法可治温热病的观点，认为《伤寒论》已有温热治法。而对于"瘟疫"，他认为与"温"无关，"温病"之"温"为六淫正病，"瘟疫"之"瘟"则为恶毒奇病。并指出："瘟疫一证，于阴阳毒证发明。"以《金匮》"阴阳毒"条之升麻鳖甲汤治瘟疫，正是他与陈伯坛等人的杰作。

1894 年初，广州、香港鼠疫流行，死人极多。黎庇留与陈伯坛、谭星缘、易巨荪经过讨论，认为此证与《金匮要略》所说的"阴阳毒"相类，证乃毒极而非热极，若作为热证一味以寒凉治之常误致死，故宜以原书中的升麻鳖甲汤为治疗主方，结果取得良好疗效。黎庇留当时撰写"核疫即阴阳毒论"一文在《衷圣医学报》上发表，主要观点也见于《伤寒论崇正篇》附录，其中指出："自甲午年死人以十余万计，时医皆认作大热证，饱食大寒之品及生草药等，入腹即下利，宜其死也。此与少阳见证相同，必大发热、大渴、胸膈，唯大晕眩、大疲倦与少阳大相反，其头晕似大虚，而大渴热与虚证相反，此是毒气上冲也。疲甚则或神气不支，甚者毒入心则谵语，入肾则下利，谵语可加犀角一二三钱；入肾至下利则无救矣。"

升麻鳖甲汤方以升麻为主药辟疫，需重用，因虑业内有"升麻不过五"的说法，怕药店不肯按方给药，黎庇留等事前先将升麻研末，为粗末包以赠患者，每包为升麻一两三四钱，每证以二包作一剂煎服，每日用升麻二三两。此方广赠世人，在疫情中活人无数。

六、陈伯坛

陈伯坛（1863—1938），原名文炜，号英畦，榜名伯坛，广东新会人。

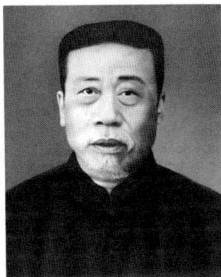
▲陈伯坛像

（一）生平简介

陈伯坛自幼好学，禀赋独厚，聪颖过人，博览经史，精通《周易》，笃好医学。少时曾随同乡前辈贡生陈维泰学习六经、阴阳五行、四诊八纲等。21岁乡试中秀才，22岁悬壶济世。清光绪二十年（1894）时年31岁，省试科中举人，两广提学汪鸣銮特选拔他为第七名亚元。但他不求仕进，不务名利，而以继承长沙之学、济世活人为己志，故举孝廉后即尽弃举子业，绝意仕途，潜心研究张仲景的《伤寒论》，专心致力于医学。

清光绪二十五年（1899），陈伯坛在广州广府学院前（大马站）正式设馆行医，因医术精湛，求医者众，门庭若市，声名远播。清光绪三十一年（1905），陈伯坛受聘于广州陆军军医学堂，任中国医学总教习，主讲《伤寒论》。民国十三年（1924）应广州医家吴味苑等邀请，在广州教育南路书坊街开设中医夜学馆，学员45人，多为广州执业名医，如鞠日华、程祖培等，可见陈伯坛为同道所推重。此间，他白天应诊，晚上授课，并抽暇著述，在1924—1930年，完成了作为中医夜学馆讲义的《读过伤寒论》。民国十九年（1930），因医馆拆迁，陈伯坛举家迁往香港，在中环文咸东街文华里47号设"陈伯坛寓"，继续行医济世。并独资创办了"伯坛中医专科学校"，专授长沙之学，所用教材就是《读过伤寒论》及到港后撰著的《读过金匮要略》。又因其治病所用经方药量特重，如桂枝生姜之属动以两计，大锅煎熬，药味奇辣，而服之疾辄良已，故人多称之"陈大剂"。

陈伯坛一生，扶掖后进，桃李满门，经他一手培养的学生，不少人日后成为临床名家，在粤、港、澳各地均有重大影响。如彭泽民、程祖培、鞠日华、邓曦琴、林清珊、钟耀奎、区励庵、陈甘棠、陈遂初、陈仿周、赵景明等。其子陈万驹、陈万鹏、

陈万骙、陈万鸿、陈万骧及女儿陈坤华亦继承父业。民国二十七
年（1938），陈伯坛在香港病逝，享年75岁。

（二）治学发挥

陈伯坛治学之学术思想的主要反映在《读过伤寒论》《读过
金匮要略》中。此两书既是他一生治学的心血结晶，亦是其学术
创见的集中体现。

民国前，岭南医家有别于北方及江浙医家的一大特点是重临
床而不善著书立说，纵然著书立说，也鲜有大部头专著，唯独陈
伯坛例外。其代表作《读过伤寒论》《读过金匮要略》均是现存
民国时期岭南医籍中篇幅最大的少数几部医籍之一。《读过伤寒
论》18卷、40余万字，《读过金匮要略》不分卷也有40余万字，
其篇卷之大，评述之详，且行文流畅，善用铺陈排比，层层分
析，首属相应，独特精粹。在当时，不仅岭南经方派医家的医著
中无出其右者，在全国伤寒学界，其著作也有一定学术地位。

1. 以经解经，著成两书

《读过伤寒论》《读过金匮要略》最显著的体例特点是"以经
解经"。陈伯坛认为，仲景著作的理论本源来自《内经》《难经》，
而《伤寒论》妙能与《素问》《八十一难》诸旧本异其辞却同其
旨，故主张研读仲景之书，首先应从《内经》《难经》诸经溯本
求源，弄清它们之间的源流关系，才能领悟其真谛。

关于《伤寒论》与《金匮要略》关系，陈伯坛认为：仲景
《伤寒论》《金匮要略》原为一书，仲圣明曰并平脉辨证，为伤寒
卒病论合十六卷。两书的关系是论合卷亦合，分之则书亡……
《伤寒论》分卷不分门，《金匮要略》分门不分卷。所以《读过伤
寒论》终于卷十八，《读过金匮要略》列为卷十九，二书相应如
合璧。

陈伯坛还强调，研读《伤寒论》《金匮要略》应从原著入手，
从精微处着眼，而不要被注家拘定眼目。他认为诸家所注已失仲

景本义，今需将《伤寒论》《金匮要略》从头读过，故命名其书为《读过伤寒论》《读过金匮要略》。其阐析经义，尊古而不泥古，既不取前贤注释只言片语，亦不采一时风靡之西说，一切解说均出自胸臆。注释经文，则往往引《内经》《难经》有关阴阳、气化、开阖、标本中气等理论详为阐发；并列举《伤寒论》《金匮要略》有关条文以互文见义；再参合自己的心得见解和临证经验反复阐述，旨在帮助读者理解原文内容，把握仲景本意。

陈伯坛两书理论性较强，既是研究专著，也用作授课教材。书中主要强调以阴阳为纲，研究《伤寒论》着重于三阴三阳的关系，探讨《金匮要略》着重于五行生克的规律，深透仲景之旨，注释富于创见。这在当时岭南乃至全国很有影响。两书被视为20世纪二三十年代形成的《伤寒论》研究史上第三次高潮的重要代表作之一，具有很高的学术价值。

陈伯坛关于伤寒学术思想最突出的特点，就是强调阴阳理论。他研究《伤寒论》，理论上承继《内经》《难经》及仲景之旨，学术思想私淑于张志聪者为多，亦兼采张令韶、陈修园之说，属于六经气化学说一派。他非常重视《内经》阴阳理论，始终以阴阳学说作为其研究《伤寒论》的理论基础和指导思想，并以《素问》运气七篇大论中六经标本中气理论来分析阐述《伤寒论》六经病的发生、发展及证治规律，于仲景会心处多有发挥，其观点对后学颇有启发。陈伯坛在《读过伤寒论》中专设"门径"篇，用以贯串《伤寒论》的重要理论和证治概念，立意深远。"读法"篇有许多心得创见：《伤寒论》不是"寒伤论"；反对"三纲鼎立"学说，强调风寒一体，统一于"寒"；理解太阳病提纲，要从整个传变过程中理解太阳病等。陈伯坛还通过纠喻嘉言、黄元御、陈修园读法之偏，在《伤寒论》原文编次、温病、柴胡证、合病并病、过经不解、传经、阴阳标本气化等理论问题上提出了许多独到的见解。他对三阴三阳实质的认识、对六经气化规律的阐发颇具特色，对经方的解释和运用独具匠心。可以说，《读过伤寒论》是无一句取材于历代注家，其围绕阴阳理论，阐释标本中气学说，具有全局整体观和辩证思想的"以经解经"的《伤寒论》注本。

2. 维护世传，认同叔和

世传本《伤寒论》乃汉代张仲景著、晋代王叔和撰次、金代成无己注。明清伤寒学大兴，考据学盛行。以方有执、喻嘉言为代表的"错简重订派"，认为《伤寒论》编始由于叔和，不无蠹残人弊，须加移整，削去"伤寒例"内容，合"辨脉""平脉"改置篇末。清代岭南医家何梦瑶著《伤寒论近言》，对王叔和编次《伤寒论》和成无己首注《伤寒论》持肯定态度，故开篇即阐述"伤寒例"以指导南方时行之热病。

陈伯坛乃前清举人，治学皓首穷经，在《读过金匮要略》里用了很多功夫对经文考证："仲景《伤寒论》有原序，不必苦求是书之原序。"陈伯坛认为："其实卷四、卷五、卷六是《伤寒论》原文，上、中、下三卷是《杂病论》得而复失之原文。""既有王叔和为先例，应毋庸避武断之嫌，则十九卷亦作如是观。"

陈伯坛认同王叔和为先例，如其断章而不离其义，就令添注序中一二字，无人议及其附会之讹。也就是说，王叔和编次《伤寒论》使之流传后世有功于仲景，成无己注解《伤寒论》引经析义为后世医家所不及。因此，必须维护世传本《伤寒论》内容的完整性与权威性。陈伯坛云："《伤寒》分卷不分门，《金匮》分门不分卷，论合卷亦合，分之则书亡。"这是陈伯坛对仲景《伤寒论》内容完整性高度概括。又云："分卷自叔和始，显与原书有出入，幸在原文无纷更，圣学故赖以保存。"他认为当今世传本《伤寒论》"幸在原文无纷更，圣学故赖以保存"，在学术研究方面仍然具有权威性。

3. 伤寒在寒，卒病在风

陈伯坛认为："治伤寒注重个'寒'字，治卒病则注重个'风'字。求合于阴阳之变化，是治伤寒之手眼；求合于五行之变化，是治卒病之手眼。"陈伯坛作太阳篇豁解、阳明篇豁解、少阳篇豁解、太阴篇豁解、少阴篇豁解、厥阴篇豁解，认为长沙实则以阴阳二字为心法，知阴知阳为眼法，治阴治阳为手法，即所谓"求合于阴阳之变化"。

他说："金匮之名由来久矣，尤远在仲圣之前《内经》有金匮真言论，仲圣之金匮当如卒病论读，焉能训'卒'为'杂'字。"陈伯坛坚持"卒病论"而不是"杂病论"，《金匮要略》之卒病，有卒中即中风含义。《内经》云风为百病之长，风、痨、臌、膈内科四大证，中风排行于首，历代医家对此十分重视。陈伯坛的《读过金匮要略》认为，《金匮要略》首篇"若五脏元真通畅，人即安和，客气邪风，中人多死"一语，揭示了人体生理及卒中病理。人禀五常，因风气而生长，内外两气相感通，这是风气生长万物的常态，失其常则为病态。陈伯坛注释说："一者经络受邪，以入脏腑为捷径，必内风引之入，患不在外而在内，此乃人不自爱惜其五常，为内所因也。岐伯立中风四证，偏枯、风懿、风痹、风痱，半身不遂奄忽不知人为风懿，病发甚大都卒死最速，故中风病所为大证之首也。近世医家认定中风期内，血管爆裂为病因，偏左则爆右，偏右则爆左，吾亦信其有所见而云然。"陈伯坛虽然信同西医中风为脑血管爆裂之说，但认为不必拘泥于此。他接着说："中风缘风气循风府而上，出于脑空，激刺头部，至血散脉中，停流于分肉之间者，其所病则在五脏六腑之俞，连于头脉者也。"陈伯坛运用《金匮要略》风邪中经络、中脏腑的理论，并用之解释中风复杂的病理现象，指出中风受邪，或由经络入脏腑，或从脏腑出经络，表示病变由浅入深或由重转轻的不同阶段。中风病治疗要按脏腑辨证，因为脏腑俞穴连于头脉，只要辨明中经络、中脏腑，则脑脉可治。在今天看来，陈伯坛对中风病注解十分精辟，他不但以经注经，更复以临证经验注经，正如著名中医学家邓铁涛所说："广东伤寒四大家表面看来泥古，但确能挽救危重病者。"可谓一语中的。

4. 伤寒传经，金匮传脏

仲景《金匮要略》确立中医脏腑辨证论治原则，陈伯坛《读过金匮要略》对仲景脏腑辨证学说，尤其是对肝脾两脏关系作了精辟论述，提出"《金匮》则脏传脏"学术论点，即脏腑病证之间的相关性是客观存在的，并有一定的传变规律。

风为病之始，肝得风气先，上工治未病举肝为例："夫治未病者，见肝之病，知肝传脾，当先实脾，四季脾旺不受邪，即勿补之。中工不晓相传，见肝之病，不解实脾，唯治肝也。夫肝之病，补用酸，助用焦苦，益用甘味之药调之。酸入肝，焦苦入心，甘入脾。脾能伤肾，肾气微弱，则水不行；水不行，则心火气盛，则伤肺；肺被伤，则金气不行；金气不行则肝气盛。故实脾，则肝自愈。"故他认为五脏病之传变需会心五行之理。

例如他说："仲景上文曰病从肝开始，肝病传脾，脾能伤肾，肾气微弱水不行则心火气盛伤肺，肺伤金气不行则肝气盛。陈伯坛注：脾能伤肾，数句泄尽五行之秘矣。脾土运化可以制止肾水泛滥，反之则伤肾气微弱水不行；肾水滋润可以防止心火亢烈，反之心火气盛伤肺；心火阳热可以制约肺金清肃太过，反之金气不清肃下行则肝气盛。故仲景曰：'实脾，则肝自愈。'解释仲景治肝用药原则是'夫肝之病，补用酸。乃风生木，木生酸，酸生肝，非徒补木，且酸以收风'。仲景又曰助用焦苦。乃火生苦，苦生心，焦火尤苦，正留火气之有余。仲景再曰益用甘味之药调之。乃土生甘，甘生脾，以实土调其木火，故实脾当先于治肝，此治肝脾之要妙也。"这均是他独到的见解。

陈伯坛总结："《金匮》劈头一句曰'上工治未病'，'未'字针对个'卒'字，防卒病于未病之时。上工所以兼有导引吐纳，针灸膏摩之长。《伤寒》但有经传经，《金匮》则脏传脏，《金匮》篇首'上工治未病'一段，仲景三提肝之病，两曰实脾，两曰治肝，其本意是以此为例，提醒人们注意五脏之间疾病的传变关系，所谓余脏准此，是其义也。"

陈伯坛同时又指出："知肝传脾一语，太耐人思。肝有肝之部分，脾有脾之部分，何所谓传？如曰肝属木，脾属土，肝胜脾，故木克土，此语更贻人以口实。"陈伯坛认为，肝木克脾土的解释过于简单，同时也给废止中医论者以借口。

陈伯坛注释仲景原文亦是针对时弊的。他指出："近世有谓解剖化验肝脏无木质，脾脏无土质，五脏非有五行之实质，左肝右脾之说不能昭示于后人。"对此认为："此论者未能领会五行气化之真谛。五行化之始，五脏精之存，故当以五脏论五行，心、肝、肾之气远出而流于左，肺、脾、命之气远出而流于右，如环无端之左右。肝直接受脾之王土，脾间接受肝之生风，脏脏果有风气为主持，则两脏间一脏，自有周而复始之相生；脏脏果有土气为培养，则一脏间两脏，自有周而复始之相克。"

陈伯坛言之有文，不失儒医经学大师风范，其以五脏论五行，后世有"五行五脏相关说"。即"肝木藏血以济心，心火之热以温脾，脾土化生水谷精微以充肺，肺气清肃下行以助肾水，肾水之精以养肝木"，这就是它们互相滋生的关系。而"肝木的条达，可以疏泄脾土的壅滞；脾土的运化，可以防止肾水的泛滥；肾水的滋润，可以防止心火的亢烈；心火的阳热，可以制约肺金的清肃太过；肺气清肃下行，可以抑制肝阳的上亢"，这就是它们互相制约的关系。当上述关系某一环节出现偏差，都可能发生疾病，而脏腑辨证论治过程，实质上是使人体遭到破坏的内稳状态恢复正常的过程。

5. 注解经方，大胆实践

陈伯坛《读过金匮要略》精彩之处，莫过于其对仲景经方注解及运用。如升麻鳖甲汤，《金匮要略》原方用以治疗阳毒，治阴毒则不用蜀椒、雄黄，诸注家多以阳毒即阳热、阴毒即阴寒作注释；或以为是传写之误，否则何以治阴毒仲景不用蜀椒、雄黄。而陈伯坛则认为，阳毒非阳胜则热之谓，阴毒非阴胜则寒之谓。阳毒乃蚀尽其阳，作无阳论，故用椒、黄；阴毒乃蚀尽其阴，作无阴论，故避椒、黄。是时，粤省鼠疫流行名之为"疫核"，陈伯坛与易巨荪、黎庇留、谭星缘等医家研究，认为其临床表现有类似阴阳毒之处，升麻鳖甲汤的立方本旨乃除恶务尽，故以此方制成散剂移治鼠疫，活人无算。陈伯坛注解曰："凡败创遇存亡绝续之交，本方大可借用，我粤移治鼠疫，十者亦疗其过半，夫非长沙方泛应不穷乎。"

又如治疗虚劳病的小建中汤、黄芪建中汤，陈伯坛分别详加注释，他说："虚劳大病也，病大而汤小（建中汤），小可敌大耶？本方健脾，对于中央取效小，对于四旁则取效大，假建中之力以建外，四旁仰给于中央也。虚劳无所谓有余，但不足之中仍有微甚之分，加入黄芪者，假建外之力以建中，中央取给于四旁，用以实四肢又如此也。"脾主四肢肌肉，补脾益损，重用黄芪治疗四肢肌肉疾病，已为现代临床实践所证实。

陈伯坛注解经方，多是前后原文互相联系并且结合实际。如治疗水气病越婢汤，他指出"《伤寒》《金匮》越婢汤凡四见，肺胀越婢加半夏汤又其一，中风附千金加术汤又其一"；可见陈伯坛运用越婢汤，前后文互相联系比照。治疗肠痈的薏苡附子败酱散，他指出"败酱粤俗名瓜子菜，与马矢苋相类，叶如瓜子，背红者佳，多生土墙及屋瓦上……肠痈多数偏于右者"，可见陈伯坛治疗肠痈（阑尾炎）是经过临床仔细观察的。陈伯坛临证处方，除以善用经方见长外，另一显著特点就是重用大剂。仲景经方用药味数少，陈伯坛往往以用量重取效。他认为："中国医药重气不重味，医者辨证宜确，用药宜足，所谓用药如用兵，兵少致败，药轻失机，应重不重，反受其害。"故此他敢于突破传统中医的用药定律，大胆对症下药。方剂的分量，应重则重，应轻则轻。陈伯坛弟子多为粤港名医，大都受其重用大剂的影响。如陈伯坛高足彭泽民，其居港治病，以擅用重药享盛誉；门生程祖培，早年悬壶于中山石岐，以用药大剂著称，自诩"医林阔斧"，程祖培之学术观点，大多承继陈伯坛之说。

陈伯坛对近代岭南伤寒学的发展贡献很大。他集伤寒理论家、临床实践家、中医教育家于一身，是岭南伤寒学说的集大成者。陈伯坛以儒通医，专师仲景，旁览百家，眼光别具。其代表作《读过伤寒论》《读过金匮要略》的问世，对于弘扬仲景学说，推动岭南伤寒学术发展起到了重要的作用。他自成一家，不仅在近代岭南称为泰斗，在近百年的全国伤寒学派中亦占有一定地位。

七、易巨荪

易庆棠，号巨荪，亦作巨川，广东鹤山人，生年不详，卒于民国二年（1913）。

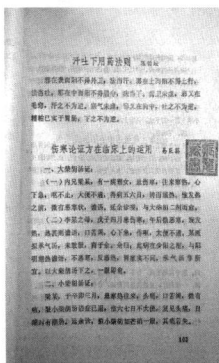

▲易巨荪医案选录

（一）生平简介

粤省各地方志未见有易巨荪传，唯从其著述《集思医案》序言中得知，他出身于医学世家："自弱冠受先大父（即祖父）庭训，即嗜读神农、黄帝、扁鹊、仲景诸圣之书。"于中医经典著述精通谙熟。及长，执业于广州西关龙津桥脚，后迁往小半甫，榜其门曰"集易草庐"，兼客串省城十全堂赠医局医席。

易巨荪诊务繁忙，然于治验案例多有记述。光绪二十年（1894）冬至，将生平治验辑录成书，名曰"集思医案"。集思者，集众思，广忠益也。古人云：集思广益，而功不必自己立。《集思医案》即集中众人运用仲景经方智慧，推而广之以期取得更大更好的效果。《集思医案》存世者为手抄本，乃民国初年苏任之橘香书楼藏版，线装书，1册不分卷。在此之前，易巨荪还著有《集思医篇》，谓分类治病，时方在前，经方在后，惜未见存。

存世本《集思医案》全书分为苏任之序、易巨荪序例、医案、苏任之读后手记、程裕初识等共五部分。书首苏任之序言曰：易巨荪"运用经方比英庇两公（即陈英畦、黎庇留）更为灵活，书未付梓。前见友人存手稿一册，因借抄一本，以资玩索，本省医籍中以医案为最少见，得此一册为本省医林著述中生色不少"。

次为易巨荪序例。易巨荪云："《伤寒》《金匮》有体有用，尤极心摹力迫，每于无字无方处着眼。爰将平日所治各症，自癸未（1883）至甲午（1894），择其与经旨相发明者，辑为一卷，名曰《集思医案》。"又说："宋元以后，刘、李、朱、张四大家，虽各有所偏，然择其所长，亦可治病。予因经方骇人耳目，每借时方以取效。然切脉辨证，法必衷诸仲圣，所谓以古文手笔，为时文体裁，故集中亦录时方一二。"从以上两段序例中我们可以看出，易巨荪读仲景书着重领会其精神，临证治病于无字无方处阐述发挥，又对金元四大家时方有所长者融会吸收，可见他的治学态度严谨且又客观。

医案即正文部分，约5万字，占全书篇幅95%以上，乃全书精华所在，内容十分丰富。医案虽无编章目录，但分作49个段落，记录病案62例，其中内儿科46例，妇产科9例，鼠疫7例。所处方药，除有时方补中益气汤外，其余均为仲景经方。医案之书写，字句朴实简练，主症重点突出，有记有议，夹杂粤语方言。既继承了历代中医病案体例的优良传统，又具有鲜明的岭南地方特色。

书末有苏任之读后手记及程裕初识两段文字，属后跋性质。苏任之后记云："本书书内夹圈系原著人自行圈定。又甲午大疫，人皆谓黎庇留用升麻鳖甲汤存活甚众，阅读此书则知此方是易巨川所手订。"程裕初云："易公善用经方，议论亦超脱，盖学有渊源也。"

细细披读易巨荪《集思医案》全书，体会易巨荪对仲景经方的运用非常灵活，有胆有识，其所治病证，主要有两大类，一是危重病证，二是急性流行性传染疾病（主要是鼠疫）。在岭南地区敢于运用仲景经方治疗以上两类疾病，尤其是温疫热性病，没有坚实的临证基础及过人胆识，是难以做到的。

（二）治学发挥

1. 活用经方抢救危急重证

易巨荪活用经方抢救危急重证的经验很丰富。比如对血证，《集思医案》里共有吐血6例，便血4例，妇科出血4例，衄血1例，均属急性或反复多次出血，证情危急，寒热虚实夹杂。

患者吕叔骏其长女，丙戌（1886）五月忽患吐血，每吐则盈盆盈斗，气上冲不得息，眩晕，无胃，举室仓皇。请易巨荪诊治，易巨荪曰：冲任脉起于血海，夹脐而上，冲气上逆，故血随而上也。拟旋覆代赭汤，以炮姜易生姜，五味子易大枣，嘱其连服两剂，复以柏叶汤一剂，睡时先服，是晚气顺血止。细观易巨荪治疗吐血证（包括咯血），多以旋覆代赭汤与柏叶汤合用，《金匮要略》有云"吐血不止者，柏叶汤主之"。而瘀热之吐血（包括咯血）证，多用大黄黄连泻心汤，《金匮要略》亦有云"吐血衄血，泻心汤主之"。可见易巨荪运用经方既遵循先哲要旨，又灵活多变。

妇产科出血在一百多年前也颇为棘手，其来势凶险，稍有不慎即有一尸两命之虞。医案中有李孝廉其妻张氏，光绪十六年（1890）五月，未足月生产，血下陷，咳呕痰多，眩晕心悸，无胃。易巨荪与黎庇留合诊，以大剂真武汤加吴茱萸、蕲艾、半夏，日两服，病少减，再服前药，卒收全效。易巨荪认为，妇女月事下陷，崩漏不止，多属阳（气）虚阴（血）走之证。他说："阳虚必阴走，故漏下，此症气不统血也。"因而他十分重视对附子（自行炮制后食至一两以上）、蕲艾、炮姜、鹿茸等温阳益火药的应用，认为："唯温其阳气，塞其漏卮，俾阳气充足，得以磨化水谷，中焦取汁奉心化赤而成血，此即补火致水之义，道理最精。"易巨荪这些理论及方药经验，即使在今天，对妇产科临床某些出血性疾病还是很有指导意义的。

再如对晕厥、昏迷等危重病证的救治，《集思医案》里有5例"昏不知人"病案，患者都有意识模糊不清，甚至意识丧失的凶险证候。

例一，李某，上吐下利，恶寒，盛暑亦复被，面目青，昏不知人。延予诊视，断为阴证。甫订方，拟桂枝汤服而痊愈。例二，李氏患外感，医者用清散药过多，干呕，吐涎沫，头痛而眩，心悸胸满，眩悸之甚，昏不知人。延予诊视，予曰：此厥阴风木，夹寒饮而上逆，以大剂吴茱萸汤治之，眩呕止，以附子理中汤收功。例三，欧姜，患心痛，每痛则周身动摇，昏不知人，牙关紧闭，手足冷，且平日身体甚弱，胃口不佳，食物常呕，医家多用补药，间有用附、桂等，具未获效。后荐予往诊，予曰：此非心痛，乃心包络痛矣。心包主血亦主脉，血脉不流通，故痛不知人，不流行于四肢，故振动逆冷。心包乃火穴，虽其人弱，附、桂仍非所宜，拟当四逆加吴萸生姜汤，再加苏梗小枝，原条不切，二服痊愈。例四，吕氏，月事后，少腹痛，午后寒热往来，且约有两时之久。医者或清或温，俱未获效。痛发则苦楚呻吟，几于昏不知人。延予相商，予曰：月事后腹痛，且有寒热，其为热入血室无疑，投以大柴胡汤，两剂痊愈。例五，李香泉妻，患小便不利，每小便后，若有物阻塞，刺痛异常，腰痛目眩。同村老医主用猪苓、木通、滑石等利水之药，痛愈甚，且增出小便血一症，又变利水为凉血，如生地、桃仁、红花、牛膝等，连服数日，向之目眩者转而昏不知人，便血者转而吐血矣。来省城延予往诊。予曰：膀胱为水腑，肾为水脏，均主小便；但腰属肾部，腰痛小便不利宜责之肾，不宜责膀胱。前医用利过多，伤其肾气，故增出诸种险症，以大剂附子理中汤，加蕲艾、炮姜、赤石脂、五味子，日三服，吐血便血皆止，再以真武汤加龙骨、牡蛎，小便如常，不复痛楚，眩晕亦止，计附子已斤余矣。

以上五例"昏不知人"危重案例，易巨荪对其症状体征之描述十分直观，行文朴实，不尚浮华，以治病求，不当以文字求。分别处以仲景经方：桂枝汤、吴茱萸汤、当归四逆加吴茱生姜汤、大柴胡汤、附子理中汤加减治疗而愈，足见易巨荪辨"昏不知人"证能谨守病机，把握辨证要点，灵活用药，治而取效。难怪后人读之，不得不发出易公"善能发前人所未发，钦佩之至"的感叹。

2. 善用经方防治瘟疫传染病

《集思医案》之下半部，真实地记述了光绪二十年（1894）粤省鼠疫流行之情况，易巨荪等岭南伤寒名家运用仲景经方原则，创升麻鳖甲散，在防治急性流行性瘟疫传染病中起到重要作用。

仲景《伤寒论》原先就是一部防治外感热病专著，白虎、承气辈治疗热性病疗效确切，久用不衰。然鼠疫一症，孰当何治？仲景经方未载，有赖于后世医家之阐发。易巨荪写道："吾粤疫症流行，始于老城，以次传染，渐至西关，复至海边而止。起于二月，终于六月，凡疫疾初到，先死鼠，后及人。有一家而死数人者，有全家复绝者，死人十万有奇，父不能顾子，兄不能顾弟，夫不能顾妻，哭泣之声，遍于闾里。疫症初起，即发热恶寒，呕逆，眩晕，甚似伤寒少阳病，唯发热如蒸笼，眩晕不能起……有先发核后发热者，有发热即发核者，有发热甚或病将终而后发核者，有始终不发核者。核之部位，有在头顶者，有在肋腋者，有在少腹者，有在手足者，又有手指足趾，起红气一条，上冲而发核者，见症不一。"

从上述文字中我们可以看出，易巨荪对鼠疫，尤其是腺型鼠疫证候的记载，经过非常仔细的临床观察。当时尚不知有鼠疫杆菌，但中医已经观察到其病因是"疫疾初到，先死鼠，后及人"；临床上有腹股沟、腋窝、颈项等全身部位淋巴结肿大迅速的特点，故中医命其病名为"疫核"，是一种烈性传染病。鼠疫大流行，中医当救星。当时岭南地区对鼠疫的防治，有仿王清任《医林改错》活血化瘀治之，如儋州罗汝兰《鼠疫汇编》（1897年刊）；又有仿吴鞠通清营汤、化斑汤治之，如羊城林庆铨《时疫辨》（1900年刊）。而易巨荪对鼠疫之论说均比上两书早，并认为鼠疫症有轻重之分，"大约以先发热为轻，热核并发次之，热甚发核又次之，病将终发核，始终不发核为重。核之部位，以在顶、在肋腋、在少腹为重，在手足为轻。经曰：入脏者死，出腑者愈。脏，心肾也。在心则谵语神昏，直视。在肾则牙关紧闭，失音难治。腑，胃也，在胃虽谵语，乍有清时，口渴便闭，此病甚轻，白虎承气可治，即生草药亦能愈之"。而入心肾之重者，则非白虎承气辈所宜，它类似于《金匮要略》阴阳毒一症，"见症虽未尽相同，而病源无异。方中以升麻为主，鳖甲、当归、甘草、川椒、雄黄次之。阴毒去雄黄、川椒。复读《千金方》，有岭南恶核，朝发暮死，病症与近患疫症无殊，其方有五香散，亦以仲师升麻鳖甲为主，而以香药佐之……因升麻一味，骇人闻见，改汤为散，活人无算"。

易巨荪运用升麻鳖甲汤治疫核不是原方照搬，而是根据病情采用多种剂型或给药途径。一般来说，将自行研制之散剂（升麻必重用）常规口服，汤剂随证加入各药，主要有红条紫草、金银花、桃仁、红花、竹茹、柴胡、枳实、桔梗等。外用酒糟、蓖麻、苏叶敷核上。易巨荪以上述之散剂、汤剂、外敷三法合用防治鼠疫，救治患者无数，声名大噪。今天，鼠疫虽然已经基本被消灭，但易巨荪等岭南伤寒名家防治鼠疫的宝贵经验，在当时起到了拯救危厄的作用，极大地发展了近代中医学在急性烈性传染病和危重感染性疾病的理论和临床治疗，丰富了中医学宝库的内容。

八、陈庆保

陈庆保，广东番禺人，生卒年不详。

（一）生平简介

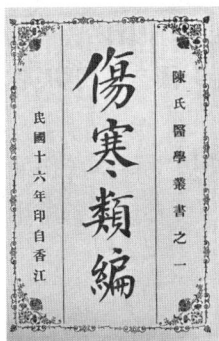

▲陈庆保著作
《伤寒类编》

民国八年（1919）秋，陈庆保在香港办中医夜学馆，著《伤寒类编》作讲义授徒。陈庆保云："往岁授徒，尝编此以为讲义，兹又忽忽数年矣。爰再检定以示及门，因并述鄙意如此，固甚愿精研斯道者，起而商订之也。"由是编订《伤寒类编》一册刊印，藏于陈氏家塾附设图书馆。

陈庆保《伤寒类编》自序首曰："汉张仲景撰著伤寒，实为后世医家之祖。唯经历魏晋，书多散佚。今所传者，幸赖有王叔和之采录耳，成氏无己首为论注，厥功甚伟。独惜其杂入'伤寒例'一篇，盖误以为出自叔和而混同注释。致使后之攻击该例者并攻叔和甚，且以攻击叔和而并攻及伤寒之旧论，是何诞妄之甚也。"

对于《伤寒论》一书得以传世，陈庆保认为王叔和、成无己二人厥功甚伟，他们采录《伤寒论》，首注《伤寒论》，功大于过。但他认为，'伤寒例'一文非王叔和所撰，而是后世医家据《备急千金要方》《外台秘要》内容补入，成无己不辨，加以注解，从而引发明清关于错简重订的论争。陈庆保书中《考定王叔和伤寒序论》一文指出："成无己伤寒论注次卷，载伤寒例一篇，俗以为出自叔和而实则不知何人所为记。今考例中诸条，多见于《千金方》第九卷及《外台秘要》第一卷，唯前后割截，文义乖远而又杂以斗历占算之法。盖皆随意钞撮而成者耳（或以为千金外台，同采序例，实即该例钞自千金外台而已）。成氏不察，混加注释，致起方氏中行、喻氏嘉言、程氏郊倩之驳斥。而王氏朴庄、陆氏九芝又以为研究伤寒者断不可不读此序例，是皆误以为该序例为叔和所作。"

故陈庆保《伤寒类编》的主要部分不包括伤寒例、平脉法、辨脉法等部分，仅是六经证治部分。正如他说；"今唯以本论之六经为纲，再以五种之伤寒为目，类而次之。庶知仲景之所谓撰用《素》《难》，与叔和之谓录取真方以防世急者，固自分明切实，而并无须于后人之注解也。"

由此可见，陈庆保与陈伯坛一样，主张维护世传本《伤寒论》内容的完整性与权威性，至于原文之真伪，可参读《备急千金要方》《外台秘要》一比勘之。

（二）治学发挥

1. 本论六经为纲，五种伤寒为目

仲景《伤寒论》研究外感热病学说，陈庆保考伤寒之病，逐日浅深，以施方治，今世人得伤寒，或始不早治，或治不对病，或日数久淹困，乃告医。医又不知次第而治之，则不中病，是以伤寒不可不分类也。《素问·热论》云："热病者，皆伤寒之类。"又云："人之伤于寒也，则为病热。"又云："凡病伤寒而成温病者，先夏至日为病温，后夏至日为病暑。"《难经》又云："伤寒有五，有中风，有伤寒，有湿温，有温病，有热病。是仲景本合论五者以成书，而固非独言寒冷之为病也。"陈庆保批评："今俗医不察，反谓《伤寒论》只合于北方之风寒，而不适于南方之温热，其于全书固未深考也。"

陈庆保纵观《伤寒论》之注释总计百数十家，终觉其变乱支离，愈多愈晦者，果何故欤？他认为，俗医以其不知《伤寒论》命名之义，实本于伤寒有五，而热病者，固皆伤寒之类也。所以陈庆保编撰《伤寒类编》方法目的是："盖今唯以本论之六经为纲，再以五种之伤寒为目，类而次之。庶知仲景之所谓撰用

《素》《难》与叔和之所谓录取真方，以防世急者，固自分明切实而并无须于后人之注解也。"

陈庆保认为，凡两感病俱作，治有先后，发表攻里，本自不同。夫病发热而恶寒者，发于阳；无热而恶寒者，发于阴。发于阳者，可攻其外；发于阴者，宜温其内。发表以桂枝，温里宜四逆。并同时吸取外来医学新知，谈及肠伤寒病，云："至如近译诸书，有以论肠窒扶斯病为新伤寒论者，究之所论，只为肠坏热证之一，殊未足以括伤寒之有五也，况论气化与论形质，固自有不能悉合者，则与其以肠窒扶斯而强附以伤寒之名，毋庸照旧目以肠坏热证之为愈也。"

2. 提出善治太阳，可不导致传经

陈庆保在《伤寒类编·太阳病通论》云："凡病之由外入内者，类皆先犯太阳而后传及于阳明、少阳、太阴、少阴、厥阴者也。仲景论述伤寒虽有五种之不同，而其借径于太阳者一也。故开始即曰太阳之为病。盖谓善治太阳，则凡中风、伤寒、湿温、热病、温病均可不传入于他经。否则一日太阳，二日阳明，三日少阳，四日太阴，五日少阴，六日厥阴。病既按日而递深，证亦循经而递进矣。太阳篇中首述五种伤寒之病脉证治，而复历言合病并病。与夫汗吐下后火逆水疗诸法，盖以此也。学者其可不尽心乎？"

因此，陈庆保很重视对太阳病的研究，例如太阳与阳明、少阳合并诸病。陈庆保认为："五种伤寒之病，既类列于前矣，然其病固有不限于一经者。若一经病而连及别经，则所谓合病并病也。柯韵伯曰：合则一时并见，并则以次相乘。大抵病在一经者易治。病及二三经者难治。至于阴阳俱病，如《素问·热论》云：两感于寒者，一日巨阳与少阴俱病，则头痛、口干而烦满；二日阳明与太阴俱病，则腹满、身热、不欲食、谵言；三日少阳与厥阴俱病，则耳聋，囊缩而厥，水浆不入，不知人；至六日而必不免于死矣。今《伤寒论》只言阳与阳合并病，未言阴与阴合并病及阳与阴合并病。书缺有间欤？抑阳病合并之犹有可治欤，此固学者所宜究心也。"

3. 细考太阳病篇，详论五种伤寒

对太阳中风病，陈庆保论云："中风者，五种伤寒之一也。中风多由太阳入，故太阳篇以中风为首也。前人每以桂枝治中风，麻黄治伤寒，大青龙治风寒两伤，营卫俱病。窃谓其说尚有未妥。今类列各条，当知桂枝固为治中风无热之主剂，大青龙则为治中风夹热之剂，十枣汤、五苓散及瓜蒂散则又为治中风夹有痰湿、水饮之剂也。至于类似桂枝证及服桂枝汤后或有变证者，又当随证施治，而不能以一例拘之。今特取附桂枝汤后庶几条理分明，而脉络贯通矣。"

对太阳伤寒病，陈庆保论云："《难经·五十八难》言伤寒有五。而二曰伤寒即《素问》所言冬伤于寒之病也。仲景撰用《素》《难》，故首言中风而次言伤寒。后人每谓《伤寒论》专论寒邪所伤，而不知此特为五种伤寒之一。故其注每难贯通也。今类列太阳伤寒病脉证治，其专主太阳伤寒者，唯麻黄汤一方耳。若脉微弱而不可发汗者，改用桂枝二越婢一汤或桂枝麻黄各半汤。盖因其脉证而变通之也。若小青龙汤、茯苓甘草汤等治外伤寒而内夹水饮，承气、黄连汤等治外伤寒而内有邪热，建中、复脉、四逆汤等又治外伤寒而里不足，固不能以一例拘也。至于证象阳旦一则，病情错杂，每多误治，而后如师言，病卒可愈者。盖又学者所宜详究也。"

对太阳湿温病，陈庆保论云："脾主湿，胃主温，湿温为病，系在太阴阳明。其有系在太阳者，特其借径耳。故太阳篇第言湿痹及风湿之为病。而已湿痹，宜利其小便，风湿宜散其外风，此为一定之治法也。若痹久而成温湿，久而化热，则湿温之治又当于阳明内求之，而不可以太阳内括之矣。

对太阳热病，陈庆保论云："太阳中热，太阳中暍，皆中暑也。暑病者，热极重于温也。内经云，凡病伤寒而成温者，先夏至日为病温，后夏至日为病暑。盖谓凡病外感而成温者，先夏至而受温邪则为温病，后夏至而受暑邪则为暑病。义最明了。自有妄为序列者，纠缠'冬伤于寒，春必病温'之说，乃曰寒毒藏于肌肤，至春变为温病，至夏变为暑病。一若暑由寒变，其义遂迁晦而难明。今按仲景伤寒本论，中暑即中暍，中暍即中热，中热为五种伤寒之一。固可以伤寒称之，而不必谓其定由伤寒所变也。中热、中暍重在阳明，而开始仍在太阳，故仲景于太阳内三言之，独惜其方治未详耳。《金匮·痉湿暍》主以白虎加人参汤及一物瓜蒂汤，此固为暑热伤津，暑热夹湿之证治法也。然观此而《伤寒论》之有阙文盖可知矣。"

对太阳温病，陈庆保论云："成氏无己《伤寒论注》曰温病者阳明也。斯言可谓独得其要矣。然温病之内发者系在阳明，而温邪之外受者则仍系在太阳。盖太阳实为感受六气之门户也。自喻嘉言移其病于少阴肾，周禹载移其病于少阳胆，舒驰远移其病于太阴脾，顾景文移其病于太阴肺并移其病于厥阴心包，吴鞠通移其病于上焦，陈素中、杨栗山又移其病为杂气，张介宾、戴天章又移其病为瘟疫，张石顽更移其病为夹阴。议论日益多而条理日益紊，殊不知阳明为成温之薮，太阳为受温之原。一按诸伤寒本论而群言淆乱，可衷诸圣矣。至于方治多在阳明太阳篇中，第举其症状及其治逆者耳。《温病条辨》以桂枝汤为开始之第一方。此盖承喻嘉言之误也。桑菊、银翘仅可治俗称最小之伤风病耳。唯本篇葛根黄芩黄连汤既为太阳阳明合病之主方，其即为温病风温初起之正方也乎。"

由此可见，陈庆保在其著述《伤寒类编》中融合伤寒温病学说精华，串通两者义理，体现了他学贯寒温，治学立法宗前参后，是岭南伤寒学派寒温并用的代表医家之一。

九、黎云卿

黎云卿（1877—1957），广州市著名中医师。

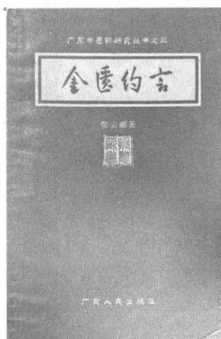
▲黎云卿著作
《金匮约言》

（一）生平简介

黎云卿曾任广东省中医药研究委员会委员，据《金匮约言·序言》说："他一生从事中医学术的研究，很多种著作，专心探索研究，因此深懂其中的道理，获得很大的成就。他平日把所学的心得付诸临床实践，经他医好的患者很多。中年以后，黎先生在广东中医专门学校、汉兴中医学校、光汉中医学校等担任教职，日寇投降后，并创办复兴中医学校，因此，门下桃李几遍全省。"

（二）治学发挥

黎云卿晚年时期，就教学心得，结合实践经验，写成《金匮约言》和《伤寒六经表解》二书，以帮助后学能够快速入门学习。例如，《金匮约言》的特点是执简驭繁，简单明了，为后学者铺就一条学习中医的可靠之路。正如他在《金匮约言》书中所说：《金匮》一书，乃张仲景治杂病之方书也，全书分二十二章，章分为节。顾欲使初学者开卷有益，掌握要点，历久弗忘，必须提纲挈领，由博返约，余在汉兴中医学校，教授《金匮》一科，本此宗旨，编为约言，以便诸生记忆。但本书须与《金匮》原文参读，方能确实领悟。"因此，"这本书对初学或有志研究中医经典著作的中西医师们，当有纲举目张之感"。

《金匮约言》例言指出：本约言删繁就简，唯注重病状、脉象、方刻，文字只求明白，不尚艰深，每章约言之后，并列汤剂，以便检查，每方并撰方歌，阐明该方作用。比如《约言》篇首概言"脏腑经络先后病脉证"，略谓："脏腑经络，隐而难窥，赖前哲之启发，俾后学之解推：一，肝实先令脾实，举一脏而其余可例；二，养正气以防客气，察三轩则大概无遗；三，望明堂之气色，可定死生；四，闻患者之语声，能知疾苦；五，辨气色而阻逆判；六，听呼吸而虚实分；七，若夫言脉兼言色，应时非时宜别；八，言证而舍脉，太过不及当知；九，涩脉前后分表里；十，厥阳上越定失阴；十一，沉大而滑，卒厥者入脏死而入腑生；十二，脉绝似脱，邪盛者向肢轻而入口重；十三，至于阴阳脏腑，病候固当审详；十四，救里救表，方法尤宜深求；十五，痼病加卒病，急治其标；十六，所得与所恶，静观厥变；十七，概言诸病，在脏宜攻，精义入神，随文体会。"黎云卿应用《伤寒》《金匮》经方于临床，辄获卓效，济世利民，而热心教育，致力于中医学的传播发扬，甘为人梯以为百年之计，乃为后学之幸。

十、邓鹤芝

邓鹤芝（1879—1964），广东番禺人，广东省名老中医。

（一）生平简介

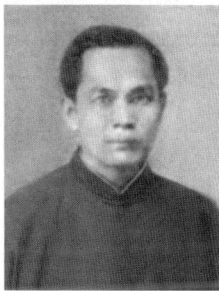
▲邓鹤芝像

邓鹤芝1913年学课于广州医学卫生社，为该社第二期毕业同仁，后在广州大市街设医馆名曰"致和堂"，一名曰"养元草庐"。历任广州普仁善堂医务主任，广东光汉中医专门学校，广州汉兴国医学校教师、医师，广州中医学院教师，编著教材《方剂学讲义》。

（二）治学发挥

邓鹤芝在学术上重视《伤寒论》经方的应用研究，吴茱萸汤、桂枝汤、大建中汤、小建中汤等都是他常用以治疗内科杂病的方剂，其用药味数少而精，严格按照仲景原方分量，不擅作主张加减。临床上曾妙用吴茱萸汤治疗干呕吐涎沫头痛，大建中汤治胸中寒痛、呕不能饮食，大承气汤治产后大便难，肾着汤治腰痛，甘草生姜汤治脾虚吐血，芍药甘草汤治下肢挛急，收效甚佳。

比如对吴茱萸汤的论述，邓鹤芝说："张仲景吴茱萸汤，治干呕吐涎沫头痛者，一见于《伤寒论》厥阴篇，一见于《金匮要略》呕吐哕篇。干呕者，有声而无物也；物虽无而吐涎沫者，厥阴阴寒极盛，津液为寒气所夹而上逆，故所呕吐者皆为涎沫而无饮食。头痛者，阳气不足，阴寒得以上乘，若非重用吴茱萸之辛热，何能降之，且得生姜之温通，足以破除阴气而有余矣。又恐吴茱萸、生姜温燥太过，耗气伤阴，故用人参大枣之甘缓以济之，又能补中土以扶阳，使浊阴不能上干清阳，必无头痛，而干呕治矣。吴茱萸汤治干呕、吐涎沫、头痛，若有兼症，加入佐药，如恶寒加炮附子，手足麻痹或四肢倦怠加桂枝尖，心悸不寐或血虚加当归、云苓，呕多加法半夏，腹胀满加砂仁、厚朴，腹痛口苦加白芍。吴茱萸汤治疗头痛，然头痛证病源颇多，症状相类似亦不少，宜详细诊断鉴别，如头痛眩晕因肝肾亏虚尺脉弱，拟八味肾气丸、左归饮之类；或因肝火上行，脉弦而数，予以龙胆泻肝汤、羚羊角汤、逍遥散加黄芩之类；如阳明火盛头痛，痛在额前，脉洪数，可予竹叶石膏汤；如因血虚，肝风内动，脉虚弱，宜用养血柔润息风法。《内经》谓：诸风掉眩，皆属于肝。"

又如对大建中汤的论述，邓鹤芝说："张仲景大建中汤见于《金匮要略》腹满寒疝宿食病篇，主治心胸中大寒痛，呕不能饮食，腹中寒气上冲皮起，出见有头足者，上下痛而不可触近也。由于中土虚寒，致心腹上下均痛，痛之甚也。心为阳中之太阳，本阳气用事，阳一虚则大寒与正气相拒格，故痛而呕。《医宗金鉴》释心胸中大寒痛，谓腹中，连心胸大痛也。而名大寒痛者，以有厥逆脉伏等大寒症状也。呕不能饮食，胃阳虚，虚则阳气不布，阴寒之气从下而上逆，犯于胃而呕，犯于脾则不能食。腹中满，腹中寒气上冲皮起，头足出见，由于阴寒内盛，寒气上冲于皮肤而突起，故其外形见此状。方中重用干姜之辛热以温脾散寒，佐蜀椒纯阳下达镇压阴寒之逆，又以人参合饴糖之甘温补中土以建立中气为主。此辛热甘温之剂，大祛阴寒而复建其上焦之阳也，故名曰大建中汤。《千金衍义》云：虚寒积聚之治此方最力。服后一炊顷饮粥者，亦温养中焦之气以行药力云尔。"

由此可见，邓鹤芝尊师法古、不尚浮华并积年有验。

十一、谭次仲

谭次仲（1887—1955），字星缘，广东南海人。

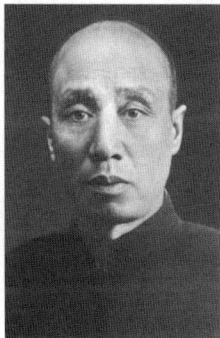

（一）生平简介

1919 年，谭次仲在两广方言学堂毕业后留校执教，教书之余刻苦自学传统中医理论。1933 年考取中医执照，开始悬壶济世，曾在广州、香港、佛山、梧州等地开设医馆，历任广西梧州中医学会会长、广东仁爱医院中医部主任、（香港）广东保元中医学校校长等职。抗战前夕，他在广西行医期间，因治愈一富家子弟杨某多年的风痰鹤膝而声名渐起，享誉一方。

▲谭次仲像

谭次仲喜读医书和写作，擅长辩论。19 世纪 30 年代，国运日衰，西学东渐，东西方文明强烈碰撞，中西医学孰优孰劣之争异常激烈。在这样的背景下，他与当时主张废除中医的上海名医余云岫在报刊上展开论战，颇具影响，余云岫是当时中医界的知名人物，与上海名中医陆渊雷齐名。谭次仲生平著述颇丰，主要有《医学革命论战》《中医与科学》《中药性类概说》《伤寒评志》《金匮削繁》等，受到当时医界同行及广大读者的欢迎。他提倡"中医科学化"，主张中西医汇通，认为中西医学应打破学科藩篱，消除隔阂，实现中西医交流，各取所长，走中西医结合的道路，是中西医汇通学派的代表人物之一。他主动吸收西医学理念来阐释中医理论，对中医药去芜存精，不断革新中医理论。为此，他自学西医，并于1951年考取了西医行医执照，在临床中兼取中西医学之长，收到良好效果。

谭次仲还热衷于医学教育事业，曾在广东中医药专科学校、广州汉兴中医学校任教，通过函授和面授等方式教授学生，大力培养中医人才，桃李满门，为弘扬民族传统医学作出了有益的贡献。1952年，谭次仲被聘为全国卫生科学研究委员会会员，1953年当选为广东省南海县人民代表大会代表。1955年，谭次仲辞世，享年68岁。

谭次仲的医学思想带有鲜明的时代烙印。他生活的年代，处于鸦片战争后，西方列强打开了中国的大门，西方文明和科学技术大量涌入中国，不少中医界志士仁人为了防止具有数千年历史的中国传统医学湮没在西医学的汹涌潮流中，主动学习、吸收西医学的理念，并结合中医理论，走上了中西医汇通的道路。谭次仲认为："科学是事实的，必有事实资证明。"在其所著的《伤寒评志》一书中，他开创性地以当时的西医知识深入细致地诠解《伤寒论》，对一些注家繁琐唯心的观点加以剪辟，令人耳目一新，为学者们开一新径，确有可参。

（二）治学发挥

1. 以西医理论阐释伤寒含义及六经实质

中医术语是古代医家根据自然界和人体的生理、病理特点并结合中医基础理论提出的概念，体现了朴素浓郁的东方哲学思想，与近现代西医学的解剖生理知识有很大区别。为实现中西医汇通，谭次仲运用当时的西医学知识，对《伤寒论》中的术语进行了新的阐释。虽然这些解释只是初步的、探索性的、不完全的，某些观点现在看来还有失偏颇，但却是极富创新精神和开拓性的，为后世的中西医结合研究提供了思路。

谭次仲认为："吾人欲解释太阳病脉证篇及篇中各节，当先明了何者为伤寒、何者为六经而后可。"他首先提出伤寒即为急性传染病，"急性传染病之原因为细菌，而诱导该病发作者类由于感冒，然则春温、夏暑、秋凉、冬寒等气候之变化每为感冒之原因，即不啻为急性传染病之副因耳。古人未有显微镜，仅能察知诱因，未能判觉其正因，亦固其所。仲景对于猝然发热等急性传染病所以有伤寒之命名欤"。故谭次仲又名《伤寒评志》为《急性传染病通论》。

《伤寒论》以伤寒命名，书中论述了中风、伤寒、温病等多种病因致病及其衍生的各种疾病类型，描述了阳明病热证、实证、发黄、蓄血等热病，因此可以说《伤寒论》全书讲述的是广义的伤寒。而书中"辨太阳病脉证并治上第五"中叙述的"太阳病，或已发热，或未发热，必恶寒、体痛、呕逆、脉阴阳俱紧者，名为伤寒"，用麻黄汤一类方药治疗，则属于狭义的伤寒。在伤寒病中，急性传染病占据很大比重，谭次仲对伤寒含义的西医阐释不失为理解掌握伤寒理论的一种捷径，拉近了这部中医经典与西医理论的距离，并建立了紧密的联系。这种关联具有相当的契合度，通俗易懂，很有创意。他的解释虽与《伤寒论》本义尚存在差异，但不难看出，他还是抓住了广义伤寒的特质。

谭次仲还认为，"六经乃急性传染病中诸症候群之代名"。古代医家所言"六经"等名词，是为讨论研究疾病之便利而设立的术语，借此省却文字上之累赘而已；《伤寒论》之六经病为急性传染病之大概分节讨论而设。其中，太阳病相当于西医热性病的初期阶段，阳明病是热病极期或中期等。他从解剖学和病理学角度否定了六经的存在，认为既无所谓太阳与阳明之一经，又无所谓太阳与阳明病之一症，太阳、阳明等不过一名词，此一名词乃用以代表一症状群而已，其他少阳、太阴、少阴、厥阴各经，均是如此。

六经是《伤寒论》中最基本的概念，六经辨证是《伤寒论》辨证论治的纲领，不仅应用于外感热病，也可用于内伤杂病。自宋代朱肱在其《类证活人书》中首次将《伤寒论》三阴三阳称为"六经"以来，有关"六经"的含义及其实质就一直是众说纷纭，莫衷一是。《伤寒论》中的三阴三阳，既是病证的概念，也是病理的概念，它包含了病位、病性以及病势等含义。而六经的传变在临床上并非是绝对的，而是有诸多变化的，较难掌握。谭次仲对六经实质的诠释使六经理论大大简化，可以解释许多临床症状，使诊疗原则相对易于掌握。但抛弃六经具有的解剖定位含义，也使六经的内涵过于笼统。

此外，谭次仲还对许多中医症状进行西医诠释，与西医症状对照关联。如"痞"相当于西医所谓胃扩张，"太阳发热"相当于稽留热，"阳明发热"对应弛张热，"少阳发热"对应间歇热，等等。尽管中医术语多具有更为广泛的内涵与外延，但基于谭氏对中西医理论及临床的深刻把握，这些关联比照相对恰当，使诸多中医术语更加形象、具体，更易于理解。

2. 以西医生理病理释义伤寒生理病理

谭次仲的中西医理论均较扎实，他曾用西医知识对伤寒的生理、病理进行剖析与解读。如："何谓脏结……本节言肠闭塞症状之大略。"他用西医病理学的肠痉挛和肠嵌顿来解释中医脏结的形成原因和病理基础："肠闭之原因甚多，仲景之言脏结，大约指肠痉挛（即肠抽筋，又名肠捻转，旧称肠打结）与肠嵌顿二者而言之。""肠闭塞之原因，大约为肠痉挛（名疝痛，属神经性，较易治），即肠突然抽搐不止而成打结之形状也；或为肠嵌顿，即俗称小肠气，乃肠随腹膜之弛缓处而多滑落于鼠蹊穴中，更进入于阴囊内，互相压迫，食物通过困难，压迫太甚，则食物完全不能通过，而成嵌顿症。苟成嵌顿，则生命颇呈危险，死亡率为百分之二十四。此外如胆石，如肠寄生虫，如肠内肿疡肠外压迫，如肠重叠（即小肠进入大肠之内），如肠与肠愈着，如肠之瘢痕收缩等，皆能致闭塞之病。"

又如，谭次仲运用西医生理、病理详析伤寒所论"三脏四变"，与西医的四大基本生命征体密切相关。他指出："仲景对疾病生死轻重之诊察，就一定之脏器而诊察之。所谓一定之脏器者何也？即心、肺、脑三经是也。盖三者在生理学言之，为人身最重要之脏器；在病理言之，三者均有'死门'之称。然三脏器不可得见，医者所借以资诊察者，则在呼吸、脉搏、体温、脑状四者之变态而已。脉搏以候心，呼吸以候肺，脑状以候脑，体温则心、肺、脑三者均有关系。"盖心、肺、脑三者，是代表循环系统、呼吸系统、神经系统的重要脏器。凡疾病未影响心、肺、脑三脏者，不足称重病；若影响此三脏，则可从呼吸、脉搏及脑状方面表现出来。体温的维持基于全身细胞的代谢作用，而主宰于大脑之调温中枢及肺之呼吸与血液之循环。故此"三脏四变"之诊察，乃决定万病生死轻重之唯一要着，中西医所莫能外！

临床上遇"三脏四变"之际，应不失时机，立方用药，则可减少危亡。谭次仲提出的诊察疾病生死轻重应重视心、肺、脑症状的观点，可谓深得仲景治病之精髓。至于"三脏四变"，在今天来看，尚应加入水液代谢，如汗、吐、下即可直接导致水液代谢紊乱。

3. 用西医理论诠解《伤寒论》处方用药

《伤寒论》乃中医方书之祖，它确立了近两千年中医处方用药的准则。谭次仲认为，"仲景定法虽不可易，而仲景之药，则容有推广必要，使人得变通申择之余地"。他借用西医药理来解释仲景之处方用药，通俗易懂，易学易用。如将桂枝汤、麻黄汤、小柴胡汤、大柴胡汤、柴胡桂枝干姜汤、白虎汤等归为解热剂，桂枝甘草龙骨牡蛎汤、柴胡加龙骨牡蛎汤、桂枝去芍药加蜀漆龙骨牡蛎汤等归为镇静剂，三承气汤纳入通便剂等。

对于中药药性，谭次仲也按西医药理划分，如厚朴属健胃药，附子是强心脑药，枣仁为安神药等，且有详细剖析。如《伤寒评志》第十一回："太阳病，发汗，遂漏不止，其人恶风，小便难，四肢微急，难以屈伸者，桂枝加附子汤主之。即用上文之桂枝原方加附子三钱。"他对该条中附子的药性进行了较细致的阐述："在《药性概说》，附子强心壮脑，征之四逆、白通诸方用以出脉回厥，即附子强心之明证；真武汤用以止眩晕，即附子壮脑之明证。余经验用之，此两种效力颇确，俱详《药性概说》强壮剂与兴奋剂中。除此二者，附子尚有平脑之作用，兹证明于下：恶寒是大脑的一种感觉不安，倘因身热而恶寒者，宜用解热剂，如麻黄汤、桂枝汤、大青龙、白虎汤等各节是其例也；但心脑已见虚弱征候而恶寒者，则附子最合用。故太阳篇之桂枝去芍药方中加附子汤、附子泻心汤及少阴篇之甘草附子汤，又附子汤，霍乱篇之四逆加人参汤及越婢汤等各节，因恶风加附子之例也，与本节之恶风加附子为同例。附子能止恶风寒，即因附子有平脑之作用，其证一也。"此外，还从附子对神经之知觉过敏具有止痛作用、对脑痉挛具有解痉止抽作用，论述了附子的平脑功能。

又如，第十五回中对白虎汤之君药石膏的分析，认为石膏乃解热对症剂，是传统的甘寒剂，用之得当，确有神速降热救急之伟效。但石膏具有压心之不良反应，加之用量大，配伍知母作用更烈，对于心脏衰弱者则有引起虚脱之危险。

再如，第五回中对解热剂的分析，他指出："凡类于麻黄、桂枝者，如羌活、独活、防风、荆芥、川芎、白芷、香薷、紫苏之属，皆能安定调温中枢；而类于柴胡、栀子、石膏者，如银花、连翘、钩藤、银胡、地骨、青蒿、石斛之属，皆能减退物质代谢，故在解热为目的皆可随意用之也。"

谭次仲还在第六十四回中言明："兹仅以用药言之，欲用药之处置得宜，则当根据近世生物学、化学、理学种种原则，以推知药物性用与分类及其副作用之大略，不可囿于古人色味、生克、五行、四性、三品、七方等囫囵之见。故最低限度，当知四时感冒所称春温、夏暑、秋燥、冬寒等症，即今之急性传染病，其治寒、温、燥、暑之药物，即大抵为消除急性传染病之主要症状之发热之药物，所谓解热剂是也……各药之性类既明，更进而明其兼治及配合、用量、乖效（即副作用）之大略，则庶几能用药矣。"

当然，谭次仲也注意到用药应保持中医学术特点。他在《中医与科学》一书中曾指出："药出于方，方出于法，故方法者，中药应用之准绳，中医经验之结晶也。"他认为，中医理论对临床处方用药具有根本的指导意义，反对弃医存药的观点。

4. 创立伤寒五定法，以西医释仲景之法

谭次仲吸取西医对症治疗和对因治疗的思维方法，结合他对伤寒理论的深入把握，开创性地将仲景之法归纳为伤寒诊疗五定法，尝谓："《伤寒论》如满盆散沙，注家又复连篇累牍，故治斯学者几于蒙头盖面，有穷老尽气而不能卒业之叹。本著寻得其原理原则，立为五个定法。读者能紧按定法，则尽三百九十七节、一百一十三方，皆可包蕴靡遗、了如指掌，有执简驭繁、吾道一贯之妙。"五定法中，对症疗法为仲景第一定法，寒热疗法为第二定法，三脏（心、肺、脑）四变（呼吸、脉搏、体温、脑状）之诊察为第三定法，无范围应用解热剂为第四定法，禁吐、汗、下剂之滥用为第五定法。谭次仲创立运用此五定法，以此阐明《伤寒论》中各条文所蕴机理和治法，从新的视角解读并大大简化了《伤寒论》的诊疗方法，对当时之学者理解掌握仲景之法大有裨益。至于五定法是否能将《伤寒论》包蕴靡遗，这一观点虽尚值得商榷，但这种全新的阐释也足以泽惠后学。

5. 引西医知识对《伤寒论》提出质疑

谭次仲在《伤寒评志》一书中，以西医学知识对《伤寒论》原文进行了全面解读，屡有对《伤寒论》原文的质疑。如在第十回中，对"凡服桂枝汤吐者，其后必吐脓血也"条，他认为吐血乃胃之局部病，吐而兼有脓，是胃生疮之重症，吐出脓血者非桂枝汤所致，是胃疮自然导致的，方用桂枝汤是因为有发热的症状。但古人不察胃的局部病变，错认为属感冒等症，并以为吐脓血是桂枝极热的缘故，实属误会。因此应将该症纳入消化器局部病，不应混入泛发病范围。他还指出，吐血为胃损伤，名曰胃溃疡；而吐脓血则为胃脓疡、所称胃痈，由化脓菌之侵胃所致，且该症极少，几于必死，绝少可生，"中医不察病理，凡症之转剧者，每发过于药。故非实行科学化，用实验解等法以明疾病之真相，则医学永无由进于光明之域"。他认为此等错误概由"桂枝入咽，阳盛则毙"一语得来。何者为阳？阳盛于何见之乎？亦笼统之说就此，他指出全身症状与局部症状并发时，医者欲辨别其孰为原发病、孰为续发病，有时稍为困难，因为这时的病理往往较为复杂。然辨别虽颇难，亦不能不加以审别。又如，第三十三回中对"太阳病，脉浮紧，发热身无汗，自衄者愈"条，谭氏也提出了不同的看法。他认为全身病与局部病相互影响，如局部炎症鲜有不影响全身发热者，但未必定为不良之转归。此条中衄血之原因很多，如感冒或其他种种急性传染病，大概必全身发热，血压增高，结果每致衄血。而发热实为衄血之原因，岂能因衄血而得退热？故认为"衄乃解"之句，虽学理可通，但多与事实不符，因为偶衄之血多非大量。

对于《伤寒论》中常见的失治、误治之论，谭氏亦有不同看法。如《伤寒评志》第三十五回："二阳并病，太阳初得病时发其汗，汗先出不彻，因转属阳明，自微汗出，不恶寒。若太阳病证不罢者，不可下，下之为逆，如此可小发汗。设面色缘缘正赤者，阳气怫郁在表，当解之熏之。若发汗不彻，不足言，阳气怫郁不得越，当汗不汗，其人烦躁，不知痛处，乍在腹中，乍在四肢，按之不可得，其人短气但坐，以汗出不彻故也，更发汗则愈。何以知汗出不彻，以脉涩，故知也。"他指出古人以为热病而不得汗，则热愈郁遏而增剧，并非由太阳入阳明也，此等症状之增恶，常为急性传染病之自然结果，非与汗有关，虽得汗并不能阻止病势的发展。而古人每每错认病势增剧为失治、误治的结果，此并非事实。

谭次仲生活在东西方文化和科技激烈交争之时，他能够扎根本土医学，并不墨守成规，勇于探索，积极学习、吸收西方医学知识，促进其与中国传统医学的沟通、融合，形成富有开创性的中西医汇通思想，并以当时的西医知识逐章逐节、全方位地诠释《伤寒论》这部中医经典，他创立的伤寒五定法，具有十分重要的时代意义和学术价值，其创新精神和学术思想值得今人学习、借鉴。

十二、程祖培

程祖培（1889—1976），字康章，号颂南，广东中山人，广东省名老中医。

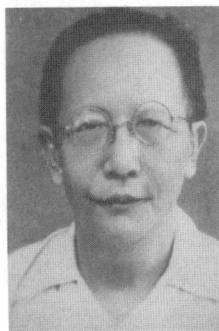

（一）生平简介

清光绪三十年（1904），两广总督岑春暄在北校场营房创办两广陆军军医学堂，每期招生约 100 人，速成科 2 年毕业，专科 4 年毕业。该学堂内设中医、西医两部分，名医陈伯坛任中医总教习、中医主任。1909 年，程祖培考入该学堂，学习中医。据程祖培儿子程观树回忆，其祖母是孙中山六妹孙秋绮的丈夫林喜智的妹妹，孙、

▲程祖培像

程两家素有交往。孙中山曾对程家谈到应该学习西医以跟上世界之潮流，受此影响，程祖培从陆军军医学堂退学，转考入"广州惠华医学专门学校"攻读西医，于民国四年（1915）毕业。

程祖培还曾在香江医科大学选科学习解剖。但他并未中断中医学习，白天学习西医，晚上则参加陈伯坛于1909年开办的"广州中医夜学馆"学习，并担任助教。1917年，程祖培毕业后开业行医，孙中山曾为这位远亲题"博爱"书匾一块，经林喜智转交程祖培，鼓励其济世救人。

程祖培回到香山县城石岐执业行医，声名大噪。1920年左右，他创设"中山崇正医院讲习所"，培养中医后继者，共有8届毕业生。陈伯坛的"广州中医夜学馆"因故中辍后，1924年，他与鞠日华等发起，促成陈伯坛再次办学。后因日寇侵华，中山沦陷，程祖培避难香港，继续开设医馆并招收学生。不久香港亦沦陷，程祖培返回中山执业。新中国成立后，程祖培历任广州中医学院筹备委员会委员、广州中医学院妇儿科教研组教师。晚年由其学生毛海云整理的《程祖培医案》、萧熙整理的《程祖培医学要语》，均发表于《广东中医》杂志。1976年，程祖培辞世，后由彭若铿搜集其医论及医案，整理成《程祖培先生医学遗著》，由中山市中医学会编印。

（二）治学发挥

程祖培治学，继承了陈伯坛运用《伤寒论》《金匮要略》经方治疗急性热性病、内科杂病的经验，并加以发挥。程祖培既遵循先哲治则，也不轻视后人有效时方，遣方用药从不偏执。喜用苓桂术甘汤、真武汤、小柴胡汤、大青龙汤、小青龙汤等方剂，擅长治疗痰饮、水肿、风寒湿痹、怔忡等病症。

1. 善宗伯坛，恪遵师说

程祖培学从陈伯坛，数十年来恪遵师说。与友人讲论医事，语必称引师说。他的医论中多引陈伯坛之言而加以发挥。如论真武汤说："真武汤之用云苓，乃降天之气，天气者，肺气也，故降天气以定喘。白芍入太阴，取其养脾之阴，此遵伯坛师之教范，而自为运用者。犹记师言云：'芍药殿春末之花，能收炫烂残阳。'真武汤方义之精蕴，此语已轻轻点出，传神之笔也。"程祖培对真武汤能灵活运用，为人戒烟创用半边真武汤，用白术、生姜二味。若烟瘾五分至一钱者，生姜、白术用二两左右；烟瘾在一两者，生姜、白术用一两半到三两；烟瘾深者，在戒烟后期常见水泄，因而多有不能坚持者，服半边真武汤，十之七八告痊。常谓真武全方真义，在于生姜、白术。陈伯坛曾称赞他说："此殆亦见吾子之聪明也。"

在临床学术上，程祖培继承陈伯坛擅用经方之特色，尝谓："经方之所以可贵，在组织严密，君臣佐使，律例森然。用经方不宜加减，但不时亦略有加减。如男子缩阳，用真武汤加龙骨、牡蛎；脑膜炎，用百合地黄汤加竹叶、薄荷；下腹部肿胀，用四逆散加花椒、防己、苍术；感冒夹暑，用小柴胡汤加鲜荷叶；治刚痉，用葛根汤加鼠妇；治白浊，用五苓散加井底泥等。然又有守原方不加减而治新病者，如用吴茱萸汤治寒浊攻眼，白通汤治病后膝冷，效果均相当显著，他说："此伯坛老师之用药法也。"至于产后发热，以小柴胡汤合当归补血汤，其效更捷，这是程祖培本人的体会。其他又如治疗痛经，血热用桂枝茯苓丸合佛手散，因寒用当归建中汤，气滞用四逆散合佛手散。月水过多用温经汤，产后遍身疼痛用当归散，在临床上都有疗效。有治李蓬湘一案用小青龙汤，案中分析方义说："盖小青龙汤，最能行水，水中一掉则水去，水去则邪自解也。本方主用细辛为龙首，打通其尾闾，为注水地步，而后尾以诸药，所为浪息波平也；五味能收敛其天气，为输水地步；更佐以姜夏，则涤饮散寒；使以甘芍，则培土制水；而后收其效于麻桂，有邪则解邪，无邪亦化精布汗；在《伤寒论》为逐水之神剂，在《金匮要略》为涤饮之通剂。"此条方解，得自陈伯坛之教导，而程祖培则能在临床上对症而用，可见师学渊源之深。

2. 妙悟经方，活用重剂

程祖培对《伤寒论》与《金匮要略》中的方剂深有体会，临床能灵活运用。他研究白虎汤，归类总结《伤寒论》中七处条方进行分析，指出：仲师阐释太阳五白虎之大凡，其重要处，当以渴不渴为加减人参之标准；更以恶风与恶寒，研究白虎一动一静之现象。而对于厥阴篇"伤寒脉滑而厥者，里有热，白虎汤主之"，唐宋后注家，每疑本条中里有寒之寒字为热字之误。程祖培认为："殊不知本条精义，寒热二字，俱宜活看；表里二字，又须揭明。夫中风外证，有汗者也；伤寒表证，无汗者属外证，因宜白虎；无汗属表证，当禁白虎。故无表证可以行白虎，表不解者不可与白虎。可悟全篇七白虎证，无一条是表不解无汗之伤寒。凡用白虎之目光，皆以得汗为前提，而以无表证为后劲也。白虎汤对于表有热为正治，是逆取法，热者寒之之义也；对于里有寒为反治，是从取法，假者反之之义也。"

陈伯坛人称"陈大剂"，程祖培也有"医林阔斧"之称，同样善于在关键时刻用重剂治病。曾治一案，患者患脚气，四肢瘫痪。医辈齐集，纷无定见。程祖培诊之见患者面色青白，气逆上喘，小水不利，腿脚麻木不仁，脉象细小而浮，重按无力。程祖培认为此为白虎历节重症，用《金匮》乌头汤，重加麻黄五钱，群医哗然。程祖培说："麻黄发汗，夫谁不知，未加杏仁，汗源不启，小青龙治喘，所以去麻加杏者，恐麻杏合用和，发汗动喘耳。今本方君乌头以降麻黄，不用先煎，何至发汗，倘有不虞，余当负责。"患者见程祖培成竹在胸，于是不复疑惧。一剂后果然小水通调，略能舒动，麻木之状减轻。唯脚筋微疼，关节紧张，改用芍药甘草汤以荣阴血。方中白芍、炙甘草，均用二两，连服八剂，应手取效。

又曾治"虚寒下利"一案，石岐长塘街广胜木店店东陈秀，于1934年秋间卒然下利清谷，手足厥逆而面色如妆。程祖培认为是谷气予夺，其面色赤之理由是清谷不止而清其火，且亦未尝清其水，致令火在外而水在里，故为热为寒耳。应拟通脉四逆汤，而以干姜二两半，炮附子一两半，炙甘草二两，加葱九茎，水四碗半，煎至一碗服。再诊，服药后脉微细，吐利已止，唯腹痛未已。此为余邪寻隙于太阴阳明，刺激太阴脾脏，致腹中痛。用理中汤收拾余邪，三剂而病全瘥矣。

但程祖培绝非一味用重剂，他对于用药之分量曾作《汉医方剂古今药量考》进行辨析，指出仲景方"其制方之出神入化，分量之严格准绳……非近代医学所能梦见"。如见时人惊骇于其方剂之猛峻，不服遵服其方，加减去取，程祖培即云："殊不知汉方之真相已变，必定治疗收效无多。"他认为，一般说古之一两相当于今之三钱的说法值得商榷，不过最关键在于方剂之比例。他指出："仲景处方，显非教人泥守其方一定不易之分量，其中进退与化裁，放大与缩小，自有灵活变化之成法。若大病当服大药，则宜准全方之药量一律放大之，不斤斤于何味宜重，何味宜轻也；若小病当服小药，则准全方之药量，一律缩小之，不区区于何味宜加，何味宜减也。"

3. 中西并通，结合为用

程祖培兼通中西医，对两种医学之长处各有认识。他认为，在临床上中西医学有相通之处，只是治法不同而已。例如他著"风邪与微菌之研究"一文，分析中西医对外界病因的不同认识说："中医究病原之所在，曰虚邪贼风；西医究病灶之因，主在微生体。二说不同，观察各异。唯《内经》所谓'虚邪贼风'，其侵袭人身，则有内因外因之殊；而在微生体，寄生于脏腑，当然无贵无贱之别……夫微菌之生也，无非由口鼻之官而来，偷渡肺胃两经以图脏，且亦从皮肤之表入，潜伏于五官器而孳生，与《内经》风邪袭入毛窍而生病，适相吻合。倘欲排除之而消灭之，必须借卫气之鼓舞，而杀菌之私愿乃能偿……仲景一百一十三方，而用人参者居十八条，可悟培养元气，调和营卫，是抗邪之手眼，与西医日光疗法、空气疗法，同一揆也。"他认为，中医不但注重外邪，在重视正气的抗邪作用方面比西医更有特色。

程祖培亦擅长中西医对照诊病。他认为糖尿病即古之"三消"，古人以治肾为主。但他结合西医病理，得出新的结论："西医所谓脑化机及脺化机、燃料缺亡者，即中医所谓肾火不足，无以济水，脾土不能为胃行津液也；其食入即饿者，乃由肾中之少火不生，壮火食气也；其大渴鲸饮者，乃脾气不输，水精未布也。愚因悟治三消症，温肾而外，尤须理脾，较为切当。"其治疗特色是以大剂六味地黄汤加减，同时要求患者禁食五谷，因为"五谷均含糖"，故须先绝其来源，每日以鸡蛋、牛肉、鱼肉、猪肉等代餐，治疗多例均获成功。

十三、苏世屏

苏世屏（1894—1961），号离尘，广东新会人。

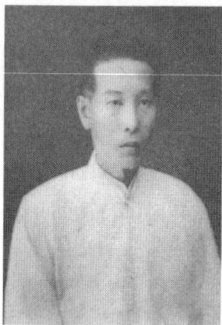

（一）生平简介

苏世屏1924年学师于岭南伤寒名家黎庇留门下，后曾悬壶于广东江门、新会、开平、新昌等地。新中国成立后，1956年、1958年曾连任第二届和第三届新会县人民政治协商会议委员。1958年在新会县人民医院中医科工作，并积极筹组新会县中医研究院。1959年3月，新会中医研究院成立，苏世屏担任副院长，主持中医教习工作直至辞世。

▲苏世屏像

（二）治学发挥

苏世屏撰有《伤寒论原文真义》《金匮要略原文真义》，继承了民国岭南伤寒四大金刚的学术思想，对仲景学说有全面深刻的研究。

1. 重视气化论伤寒

苏世屏的《伤寒论原文真义》以气化学说统论六经三阴三阳、标本中见等，提出以阴阳为两扇，一线到底。他运用以经注经、以论释论的方法，力求言出有据，避免对经文无法解释的便删改移易或改经就我的做法，并以串注的体裁，夹注夹叙，逐字逐句阐发奥蕴。在学术思想方面，苏世屏指出："须知《伤寒》所说者，由于经气自病，乃正邪伤气；《金匮》所说者，非由经气自病，乃虚邪直接伤形。"这是他对《伤寒论》与《金匮要略》的基本观点。

苏世屏《伤寒论原文真义》中卷首有《气化真诠》，专门论气化。他所说的伤寒为"正邪伤气"，其中"正邪"，即外邪；"伤气"，指人体正气不足，两者是并列关系。他认为，《伤寒论》中的病症并不是正邪六淫导致的人体发病，本因首先是正气不足，即经气自病而外邪得以入侵。这一观点与陈伯坛相似。所以《伤寒论》所言之疾病是本经经气自病，非言邪之伤人，苏世屏说："一切物体自有消长成坏，铁石皆然，乃天然之理，不必先有细菌之侵入……六经本气自病，则标本之阴阳失其健全，不能因应外敌，而邪风得以袭之，如舟自坏，坏则入水，即《伤寒论》序云'卒然遭邪风之气，婴非常之疾'是也。此言邪风伤气，不是虚邪伤形，气机被伤，则其机愈逆，逆则卒然病发而已。"以太阳病为例，苏世屏认为太阳气层为六经最外层，当人身正气减弱，气化功能发生变化，正邪实风（即外感六淫）中的寒邪便乘机侵袭，因此，太阳伤寒是《伤寒论》中所有病的基础。他说："太阳气层，是在外表第一层，为一身之藩篱，其经气变动，或生化不前，或生化太过，则开阖失宜，升降失序，而标阳本阴之为病生焉……自病由于太阳失其自卫，卒然遭邪风之气，夹寒而至。"关于寒邪与其他邪气的关系，苏世屏指出："风乃寒之标气，寒乃风之本体，寒之流动化为风，风之定静化为寒。"又说："燥湿热火四气，亦由伤寒所致。"因此，他认为伤寒可钤百病，指出："后世作者，对'伤寒所致'四字，视若无睹，以为伤寒是治冬令之病，不能统治春夏之温热，乃另著温热专书，病源不明，各逞臆说，自谓能补千古之弗备，欲与《伤寒论》对立，遂使学者目迷五色，头绪不清，离经愈远，技能愈下，有志之士，其亦知所返乎？"因此他对温病派持批评态度，称："今则皆以外感风寒为风温，及增出暑温等不通名目，可以随意杜撰病名与症状，便算发明，所谓跳出伤寒圈子者，实则全未悟解伤寒之原理也。后人因其所拟之甘凉轻剂，浅而易从，皆趋快捷方式，以为真另有一种温邪，必用温病之方，乃能治愈，而不彼所谓温病者，皆为伤寒之病乎！中医之每况愈下，皆此等书籍有以造成之。"

2. 虚邪伤形论金匮

苏世屏著《伤寒论原文真义》之后，一度计划从此休息，"绝智弃学，游心于玄默，随岩壑以老去"，但继而又觉得有必要完成对《金匮要略》的诠解，他在《金匮要略文真义》自序中说："继思《伤寒》与《金匮》，原为一表一里，如车之有两轮，鸟之有两翼，相辅为用，缺一不可。"于是又写成《金匮要略原文真义》。此时是中华人民共和国成立之初。在当时提倡"中医科学化"的背景下，他在自序中借答问来表明坚持注解经典的态度。他引友人之问说："子之所注，何以不采今之新说，以为沟通中西桥梁？如此用功，对于近世医学无补，其能不为学者所轻视，诋为食古不化乎？"自己则答："唯唯，否否，不然。中医以汉代为绝学，后世无有超越之者，吾人为学，取法从上，但恐食古未能，遑言不化。予注此书，即为沟通桥梁，必先建立其基础，岂可基础不立，舍本逐末，而即欲架设桥梁乎？"由此可见，苏世屏视仲景之学为绝学的思想。他批评近代诸家说："注家对于仲景原文，尚无法贯通了彻。自清代唐容川首倡西说为解，而诸家继之，大都拘执形质，似是而非，或抹煞仲景，主张西说，欲求与师说融通无碍，实未有可能。"

苏世屏以"虚邪伤形"作为理解《金匮要略》的纲领。他说："《伤寒》所说者，是以三阴三阳无形之经气为基础，其经气自病，卒遭者是正邪实风，以正邪能伤人经气也，其病源一致，故统称三阴三阳之为病，更从症状上别之，则名曰伤寒，名为中风。《金匮》所说者，是以脏腑骨肉，经络血脉，营卫腠理等有形之体质为基础，若逢身形之虚，所病人是虚邪贼风，以虚邪能伤人身形也，其病源复杂，各证有各证之不同。"

如在《金匮要略》开篇，并于条文"夫治未病，见肝之病，知肝传脾，当先实脾"的理解，苏世屏指出，这里的"肝之病"不能与"厥阴之为病"相提并论，他说："以五脏之始生，禀赋在天之六气，而为无形之经气；禀赋在地之五行，而为有形之五脏。形气互相依倚，今病不在经气，而在五脏。"即"肝之病"在形体，"厥阴之为病"在经气，两者有别。他更指出《金匮要略》中关于"千般疢难，不越三条"的说法，其中"曰脏腑，曰经络，曰四肢，曰九窍，曰血脉，曰皮肤，曰形体，曰腠理，曰三焦，皆从有形上言之，以虚邪伤形故也。言外绝不提三阴三阳之名，是显示与无形之经气无涉，其义可思矣"。他还说："《金匮》开始，即以脏腑经络为第一篇，而不以三阴三阳之名为第一篇，显示与伤寒经气之自病不同。篇内脏腑经络、皮肤、腠理等名词，皆为有形之体质，是以虚邪伤形为基础。其余各篇杂病，虽有非由虚邪所致者，亦皆隶入，兼收并蓄，故统名其书为杂病论者以此。"

苏世屏另撰有《痉病真义》一书，是论治脑膜炎的专著，对该病的病因、病机、主证、变证、论治等提纲挈领地一一加以详述。而其治疗方法又不拘一格，有用一方始终守服而愈者；有用复方和合而收效者；有转变数法数方而始挽回者；有先用补阳，后用滋阴者；有先用苦寒，后用温补。为后学者对痉病的证治提供了宝贵的经验。

苏世屏主持新会县中医研究院之时，设立中医学习班招收学员，以伤寒学术为主培养了一批后继者。

十四、陶葆荪

陶葆荪（1894—1974），字葆生，广东南海人，广东省名老中医。

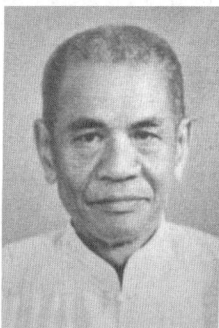

（一）生平简介

陶葆荪自小有志于医学，15岁已在家自习岐黄达7年。22岁入广东医学实习馆（又名广州医药实学馆，前身是广州医学求益社）学医。24岁起在广州、香港两地悬壶济世。学术上重视中医阴阳五行理论，临证治病治疗的方法手段较多，如对肺痨（肺结核）病，运用五行学说确立护金、济火、滋水、补土、平木的治疗原则，研制有"疗肺膏"，并提倡空气、精神、营养等综合性疗法。

▲陶葆荪像

治肾炎除口服汤剂外，又创制"韭菜膏"。善用岭南草药，如治疗慢性支气管炎咳嗽的"芒核汤"，主药芒果核、千层纸都是地方药材。曾在广州中医学院教授《内科学》与《金匮要略》两门课程，尤对中医经典著作《金匮要略》的教学方法有研究，曾用"原则启发，举例说明，重点鉴别"12个字加以概括，这一方法一直被广州中医学院金匮教研组（室）沿用。历任中央国医馆广东省分馆副馆长（新中国成立前），广州中医学院金匮教研室主任、内科教研室主任。著作有《金匮要略易解》《怎样学习〈金匮要略〉这本书》《对肺痨病的认识和临证经验体会》等。

（二）治学发挥

1.《金匮要略》研究心得

陶葆荪对中医经典著作《金匮要略》研究很深，并以其指导临床实践。撰写《金匮要略》学习心得体会，出版《金匮要略易解》一书。最早于 1963 年由广东人民出版社出版，1983 年，其子陶志达补订校正，由广东科技出版社再版。陶葆荪繁忙教学之余，勤笔著书，认真考证，结合多年的教学和临床心得，把《金匮要略》原著的精神作深入浅出的阐发。陶葆荪认为，《金匮要略》有其独特的完整体系，其所论以内伤杂病为主，与论述外感的《伤寒论》的体系不同。他指出："杂病病邪，主要在风；杂病病因，主要属内伤；杂病病邪侵入途径由皮肤、四肢、九窍而血脉，又由经络入脏腑。伤寒病邪，主要在寒；伤寒病因，主要属外感；伤寒病邪传变，由毫毛以次，传于三阳经，更以次传于三阴经。"并主张学习《金匮要略》，掌握其特点，即陶葆荪所概括的《金匮要略》独特的体系及精神：原则启发，举例说明，重点鉴别。同时认为，学习《金匮要略》不能满足于一证一方，而应当学会运用其"大经大法"，则可受用无穷。陶葆荪注重条文间的先后次序安排和内在联系，互相呼应和比较异同，并把各章节的内容作为整体去理解。该书在释文后附有按语，反映了陶葆荪的学术思想和临床体会。如对治疗干血痨的大黄䗪虫丸，他在按语中指出："此是治疗五劳七伤九成干血的一大法，而一切劳伤虽未成干血，也应由此举一反三，求得彻底治法。后人对劳证或血证久而未愈，每每着重补虚，不敢祛瘀，病根不除，病何能愈？瘀不去则新血不生，徒补无益。前人谓纯虚十不得一，真阅历有得的名言。朱丹溪、王清任最能了解。"该书是对《金匮要略》原文单纯的诠释，字里行间凝聚着陶葆荪数十年临床经验和学术思想的结晶。

2. 治疗慢性支气管炎经验

中医过去无此病名，但该症状在《辨证录·咳嗽门》等书中有详细记载。此症多由冬季外感风邪解不了了，每每流连几个月，甚至几年不能治愈。但脏气未衰，邪难深犯，停留于肺络之间。长期以来，邪正相持，既不能深入，又不能撤出，因此症状有严重之时，亦有消失之日。起居饮食虽不及健康时，亦可减少显著的衰弱。至于气血、形体、病态、脉象也长期保持相对稳定，不同于肺痨的形销骨立，痰饮的咳逆倚息、胸胁胀满，哮喘的痰鸣曳锯、上气抬肩。所以自成其特有的脉、因、证、治，应细心辨别。本病多由伤风夹滞，解不如法，久郁酿成。据临床体会，在风郁化火，滞煅成痰之后，如用通常祛风、清热、消滞、除痰等法疗效不够理想，若不分标本，遂以滋阴降火、养气息风等法，顾此失彼，更难取效。通过临床不断观察，逐步认识到本病的特点：火由风郁所化，痰因滞积而成，脱离不了风和滞的本质。《内经》云"上焦如雾"，故治法宜以轻清上浮之品，泄风热而启津液，平肝肺之火，利支络之痰，消饮食之滞，用药恰到好处，方能丝丝入扣，药到病除。过于温燥疏散，过于苦寒消伐，过于重浊滋腻，均非所宜。经长期临床摸索，得出慢性支气管炎的以下验方：

（1）芒核汤

芒果核四钱，苏梗三钱，桔梗三钱，枇杷叶三钱。水煎服，日 1 剂。

主治：伤风夹滞，久咳不愈，早晚多咳，痰多，或黄或浊或白，气促喉痒，胸脚不舒，舌苔浊或微黄。

方解：芒果核芳香燥化，消滞化痰，痰湿壅盛的支气管炎用之每效（对食滞而成的咳嗽，效果更好）。苏梗入支络，化滞浊，和气利喉，却有特长。加上桔梗开提肺气，直达喉部，是治疗支气管的专药。枇杷叶肃降肺气，与桔梗同用，更收升清降浊之功。四药互相配合，收效颇著。

（2）三叶汤

人参叶、龙脷叶、枇杷叶各三钱。水煎服，日1剂或隔日1剂。

主治：伤风食滞，久咳不愈，时时干咳，口燥痰少，间有清涕，喉涸，舌尖边红。

方解：此方以三叶的轻清上浮，直达气管，以清气消炎。人参叶微苦微辛，能疏能降，宣风热的外泄，启津液的上输，全靠它的力量。龙脷叶善平肝肺火，更利支络痰，俾渐复肺降肝升之用，则浊降清升，热撤痰消，加上杷叶芳香去浊，善于清肃，从气管祛风热痰气下降，使无所隐匿，以完成全面清肃之功，收得疗效。

（3）白鹿汤

白术三钱，鹿含草三钱。

主治：久咳不已，用上述方药，虽效不显，且反复发作较多，这是久咳脾虚所致的。可再用此两味配入上方之中，当收显效。

（4）黛蛤散

青黛、蛤壳粉两味各研为末，每次用青黛粉一钱，蛤壳粉三钱，水两碗煎成七分服。

主治：此是古方对久咳不愈，夜咳多，睡眠不好，痰多，倚息，清晨面目浮肿，舌尖红，舌苔薄白者，用之颇验。

（5）海底椰汤

海底椰三钱煲瘦猪肉（或蜜枣）。

主治：久咳，自觉燥，间有黄痰，舌尖红或舌苔黄，此方清而不寒，生津而不滋腻，用治久咳伤津，颇为见效。

3.治疗慢性肝炎经验

本病开始多属脾胃见症，可认为起病于脾，寄病于肝。脾湿胃热交蒸而致气郁血瘀，血既郁热，则主藏血的肝脏受累而生病，乃是必然之理。肝属木，主条达疏泄。脾土湿热壅塞太过，反而妨碍肝木的疏泄条达而失其作用，致病邪逆传，肝脏受病。因此，肝脾同病是本病的主要病理病机。肝脏体阴而用阳，从临床体会，阴虚是慢性肝炎的本质，绝少属阳虚，故用药宜清润，忌温燥，宜平淡不宜峻猛，即本病用药总的指导原则。治疗基本原则是导浊化湿以健脾，解郁泄热以疏肝，而加通络消瘀之品，以交通血气循环，促使功能恢复，应以肝脾兼顾为主。用药上虽助疏泄，但不能太散，虽助健运，但不能太壅，祛湿不可太燥，清热不可太寒，祛瘀不可太破，辛温滋腻皆足以顾此失彼。所以主以和剂，取调和肝脾之法。常用方：白芍五钱，合欢皮3钱，桑寄生一钱半，黑栀子一钱半，香附二钱，莲草三钱，鸡骨草四钱，糯稻根四钱，鸡内金二钱，素馨花二钱（后下），露蜂房十五钱，钩藤三钱。

（1）主治法

①导浊化湿健脾

常用：佩兰叶、茯苓、草薢、绵茵陈、糯稻根、鸡内金、鸡骨草。

选用：泽泻、淡豆豉、谷芽、麦芽、建曲、豆蔻花、春砂花、瓦楞子、白术（需配甘草）、薤白。

②解郁泄热疏肝

常用：素馨花、合欢花、莲梗、白芍（配甘草）、旱莲草、黑栀子、香附、鸡骨草、露蜂房。

选用：竹茹、丝瓜络、川楝子、龙胆草、柴胡（偶用）、郁金。

（2）佐法

①通络：常用宽筋藤、蛇川贝、橘络。选用威灵仙、竹茹、莲梗。

②消瘀：常用五灵脂、黑栀子、牡丹皮、泽兰。选用丹参、桃仁。

③气虚：党参、黄芪、白术。

④血虚：何首乌、桑寄生、乌豆衣。

⑤胁痛：偏实用青皮、香附、川楝子、五灵脂、龟甲，偏虚用酸枣仁、白芍、甘草、素馨花、糖香橼片。

⑥头晕、痛：常用钩藤、草决明、女贞子。选用僵蚕、石决明、当归头（不常用）。

⑦腰酸：常用女贞子、独活、桑寄生。选用菟丝子、狗脊、豆黄卷。

⑧失眠：龙齿、百合、莲子心、栀子、淡豆豉、郁李仁（适用于双目醒醒然不入睡的）。

⑨心悸：小半夏加茯苓汤（法半夏、生姜、茯苓）、龙齿、远志、代赭石、酸枣仁。

⑩多汗：糯稻根、浮小麦、玉屏风散（白术、防风、黄芪）。

⑪阴热：白薇、地骨皮、鳖甲、青蒿（轻用）。

⑫遗精：茯苓、菟丝子、莲须、牡蛎。

⑬外感：甘草、桔梗、紫苏、柴胡、白前、甘菊、牛蒡子。

⑭痰咳：蛇胆、川贝母、茯苓、泽泻、紫菀、款冬花、法半夏、龙脷叶、人参叶、枇杷叶、甘桔汤。

十五、卢觉愚

卢觉愚（1898—1981），广东东莞人。

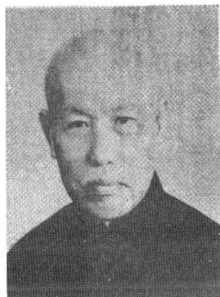

（一）生平简介

卢觉愚出身医药世家。先君尝修药济人，但不取值。卢觉愚17岁时，目睹萱堂（借指母亲）患热病吐血，庸医误投辛温之剂，病情转剧，呻吟床榻。当时名医满座，竟一筹莫展，终任其惨然辞世。卢觉愚经此惨变，深感为人子者不可以不知医，乃虔遵父命，从师习医，与其兄卢觉非共投

▲卢觉愚像

伤寒温病名家丹峰禅师门下，待读四年卒业，于外感热病诸症，洞悉靡遗，历年救治寒温险症极多。

1926年，卢觉愚任职香港东华医院中医长席，历时14年。其间更就中华国医学会理事兼学术部主任，创立第一届医师研究所，开展医学演讲会，主办伤寒针灸讲座，开香港集体讲习医学之先声。民国三十年（1941）夏，设医学讲座于香炉峰下，以伤寒针灸二科揭橥（即标志）于门，从学者济济有众。讲授问难，教学相长，惬洽无量。继而战事猝起，香港沦陷，学者星散，卢觉愚亦挈眷返原籍，后迁广州，游览五层楼留下诗句："朱明南服挺英雄，镇海楼高夕照中。抚剑凭阑人已去，年年空见木棉红。"重过沙河时作："云树苍茫夕照微，行人杨柳倍依依。旗亭冷落苔衣绿，尚记当年买醉归。"民国三十五年（1946）登六榕寺塔作诗："宝塔摩空立，玲珑砌九重。凭栏观远水，列案从层峰。碧瓦雕甍丽，金蟾瑞霭浓。联翩裙屐影，到处驻游踪。"游西关荔枝湾诗："窄岸呼相应，行舟拂浅泥。如何称胜地，更复异桃谿。风月依然在，沧桑几度迷。昌华何处是，遥隔竹桥西。"上述广州名胜古迹，卢觉愚都留下了墨宝。

卢觉愚又有游黄花岗谒七十二烈士墓二首："鸿毛泰岳本殊伦，烈士碑前景物新，自古英雄轻一命，由来生死重千钧，剑余热血驱胡虏，手挽天河洗劫尘，俎豆瓣香长荐飨，精神宛在穗江春。""凛冽英名万古存，衣冠犹染血斑痕，成仁不愧炎黄裔，一死终为大汉魂，百尺丰碑光日月，千秋浩气贯乾坤，酬庸此日无量价，带砺山河拱墓门。"

卢觉愚多才多艺，治学精勤，著述甚丰，不但中文造诣极佳，而且精通英文，为其进行中医科学化工作打下良好基础。他在著作中引用的西医学知识均直接摘译外文经典，因而起点较高，具有先进性。例如20世纪30年代，他就将针灸经穴与神经系统作出比较精细的对比，当时在我国中医界以卢觉愚为第一人。1950年，卢觉愚重返香港，任香港针灸学研究社名誉社长等职，著有《针灸问答》《觉愚医案新解》《实用伤寒论讲义》《实用脉学讲义》《实用处方学讲义》《古今医案选评》《觉庐医学论文丛存》《临床针灸要诀》《日用本草便览》《日用验方汇编》等。其中，《觉庐医案新解》及《实用伤寒论讲义》在台湾一再被翻印，《实用伤寒论讲义》还被规定为中医师考试必读之书。由此可见他学识渊博，注重真才实干，于伤寒一道造诣尤其融通精深，是被同道后学公认的。1982 年 3 月 28 日，卢觉愚辞世，享年 83 岁。

（二）治学发挥

卢觉愚《实用伤寒论讲义》成书于 1941 年 8 月，对其评价最为贴切的是书首张公让序曰："东官卢君觉愚，邃于医。好学深思，精进不懈，致力医学垂四十年，于《伤寒论》尤寝馈有素。曾任东华医院中医长席多年，以其余力倡办医师研究所，及创立医学讲座，其言论业绩，为时推重，亦为余平生心折之一人。所著之《实用伤寒论讲义》，即为讲习伤寒专科时之课本。其书以林亿本为主，一依原文诠次，注释则旁征博引，以新学理印证古义，比类条分，深入浅出。更本其经验心得，于证治方药，尤发挥尽致，切合实用，洵佳作也。"对其治学伤寒与发挥略归结以下三点，以窥其要。

1.伤寒是传染病，当属急性传染病范围

《实用伤寒论讲义》导言，首先从《伤寒论》之历史与价值、伤寒之定义进行论述，结论认为：伤寒为传染病，所谓伤寒天行温疫时气，是皆今之所谓传染病。传染病有急性、慢性之别，而急性传染病大都有热候，伤寒既为发热之病，当属诸急性传染病范围，如肠窒扶斯（肠伤寒又名肠热病）、猩红热、赤痢、流行性感冒等。以本论六经证候观之，更为诸种急性传染病之共通证候，至小青龙汤证之为肺炎，白头翁汤证之为赤痢，尤为显而易见。是故《伤寒论》在原则上，实适用于一切急性传染病，而非

限定于某一种传染病也。

卢觉愚继而阐述传染病之病原、传染之途径、人体之免疫、传染病发生之原因，在当时属于一种科学普及，值得肯定。卢觉愚在传播学术新知的同时，没有忘记发扬仲景伤寒六经的理论，他说：伤寒论六经，即诸传染病全经过中之六种证候群。所谓六经，即太阳、阳明、少阳、太阴、少阴、厥阴。所谓证候群，即从症状上之性质部位，区分为六种证候集团。依新理学之解释，细胞功能亢盛者为阳证，功能衰弱者为阴证。病毒须排除驱逐者为实证，体力须强壮兴奋者为虚证。病势在体表组织者为表证，病势在脏器组织者为里证。本论六经，即阴阳、虚实、表里之代表符号，亦即诊断治疗之标准。中医之长处，即在根据证候以用药处方，为原则性之治疗。如同一发热，或属太阳病，或属阳明病，或属少阳病，或属三阴病。即同属太阳病，或为发热、汗出、恶风、脉缓之桂枝汤证；或为头痛发热，身疼腰痛，骨节疼痛，恶寒无汗之麻黄汤证。同属阳明病，或为壮热大汗，不恶寒反恶热，唇舌干燥烦渴饮冷之白虎汤证。或为潮热蒸汗，腹胀痛，大便硬，转矢气，神昏谵语，口噤齘齿之承气汤证。更有为心脏衰弱，循环障碍，肠穿孔，肠出血之大汗厥逆，颜色苍白，脉搏微弱，陷于虚脱之四逆汤证、桃花汤证者。又如同一发热，孰为太阳病，孰为阳明病，孰为少阳病，孰为三阴病。同一腹痛吐利，孰为阴证，孰为阳证。在证候上既有种种差异，在治疗上当然有各种不同之治法，此六经所由立也。

2. 中医不认识细菌而能治传染病的事实

既然伤寒为今之所谓传染病，中医不认识细菌而又何能治之？这是卢觉愚针对当时国民政府行政院长汪精卫"举个例来说，当今居然有人以为中医能治传染病，且能消毒，这真可谓奇怪之至"言论的批驳。

卢觉愚说："中医不识菌是事实，其能治传染病，亦是事实。中医虽不知有菌，不知治菌，而治法则能辅助人体自然疗能，以透彻病根，排除病毒，是生理机转，归于正规状态，故能收根本治愈之功。盖中医治病，根据形、能，有一定之标准。何谓形、能？有生理之形、能，有病理之形、能。各组织之构造，于种种生活机转，即生理之形、能。生活机转，常随环境变化而为因应，其机转得循常轨，则为生理。不循常轨，则为病理。所谓病之形、能者，形指病状言，能指病之势力言，即病之证候是病形，病之传变是病能。传染病之种种证候，非病菌所能直接表现，实为生理机转之反应现象。使此种反应消失，则种种证候，自当平复。细菌原虫，虽为病原之一，而疾病本体却为体细胞之异常变化。故传染病之治愈机转，不在菌毒方面，而在体细胞能否复其正规生活为断。中医治法，正适合此条件，此其所以有特效也。"

"更推广言之，无论为肠窒扶斯（肠伤寒），为流行性感冒，为其他各种之热性病（治疗重证候，不重病名，伤寒温病，一以贯之）。但审其作太阳病者，以太阳病法治之。作阳明病者，以阳明病法治之。作少阳病者，以少阳病法治之。作三阴病者，以三阴病法治之。在太阳病之为桂枝汤证、麻黄汤证，即以桂枝汤、麻黄汤治之。在阳明病之为白虎汤证、承气汤证，即以白虎汤、承气汤治之。余证准此。是故六经者，可视为六种假定之符号与界说，用以说明疾病之本态性质证候传变，而为诊断治疗选药裁方者也。故六经者，病而后有之，无病时不可得而指名。其有虽病非此所能统御者，固不可拘执六经以自划。然大纲既立，举绳在手，圆机活法，不患其不能应付也。古人以伤寒（广义）为热病之总称，六经为诊治之纲领，学理与事实一致。中医学长处在此，《伤寒论》之可贵亦在此。"

卢觉愚又说："伤寒论为热病论，亦可称曰急性传染病论。中医不识菌，不杀菌，而能治传染病，是以自然界之药物，增长自然疗能之力量，为自然免疫之极则。如上所述，亦可得其大概矣。中医学之长处，诊治之外，尤在方药。而伤寒论之证治规律，不特可为临床之楷模。其用药组方，更可作治疗之标准导言。"

3. 以新学理印证《伤寒论》经方古义

卢觉愚充分肯定《伤寒论》经方治疗传染性热病的疗效,《卢氏实用伤寒论讲义》一书对仲景经方的解释,尽管今天看来多少有点牵强附会,但在当时仍然是有学术革新意义的。例如对小青龙汤方,卢觉愚方解曰:"此为急性呼吸器病之要方。麻黄,为发汗利尿药,能治因皮肤排泄功能障碍所起之咳喘,能排泄呼吸器泌尿器所积滞之毒素。对于咳喘水气,浮肿,恶寒发热无汗,头痛身疼等症有效。桂枝,为兴奋强壮药,与麻黄合用,能促进血行,使毛细血管充血,利便体温之放散,兼有健胃利尿降卫气之卓效。半夏,为镇咳祛痰药,降胃气,去水气,兼能使气管内之痰块,容易稀释咳出。干姜,为兴奋祛痰药,对于湿性咳嗽能助其咳痰,对于干性咳嗽能增加分泌,使呼吸调畅,兼有除水气、振食欲之功。细辛,为马兜铃科细辛属之须根,为多年生草本。本经主咳逆上气、头痛脑动、百节拘挛、风湿痹痛、死肌,药征主治宿饮停水、治水气在心下而咳满,或上逆,或胁痛,是为镇咳止痛药,有逐水祛痰麻醉等作用。五味子,属木兰科,为常绿蔓生木本植物所结之果实。为滋养强壮药,亦为收敛药。我国南方所产者色红,北方所产者色黑。皮肉酸中带甘,核则辛苦,都有咸味,而酸味特胜,五味俱备,故名五味子。性温敛涩,能敛降肺气,治急、慢性衰弱者之咳喘有效。本方用干姜之辛热,五味子之酸温,一开一合,得相济之妙。佐细辛之兼有与兴奋麻醉作用者,为镇咳下气之妙药。三物合用,其有效成分,在化学上起如何变化,虽未有报告,而其用于咳嗽,则由来甚久。在治疗方面,亦确具成效。姜、辛、五味之镇咳,与半夏之排痰,皆为针对心下有水气之治法。凡久咳嗽,腹筋多挛急,故用芍药以安抚神经,柔和组织。更合甘草之和缓滋养者,组合成方,以治呼吸器病治咳喘水气。一方排除毒素于皮肤面,一方促进渗出物之吸收,以治溢饮,亦取其排泄吸收之特效耳。"

又例如半夏泻心汤方,卢觉愚方解曰:"半夏、生姜、甘草三泻心汤，皆治胃肠炎、胃扩张等症。方药大同，出入不过一二味，故主治极相近。三方皆用人参，以振起胃功能之衰弱。用黄芩、黄连，以消散局部充血之炎症。用大枣，以治腹肌挛急。用干姜，以治胃肌之迟缓无力。用甘草，以和缓组织。在药之气味言，为甘苦辛之配合剂。黄芩、黄连，为苦味健胃药。干姜为辛味健胃药。人参、甘草、大枣，皆富糖分，质黏厚而性温固，有强壮神经、滋养细胞作用。和合成方，去滓再煎，取其浓缩。使气味溶解化合，纯属利用药味偏胜以治病者也。胃肠炎之原因至多，就中如暴饮暴食，最为普遍。暴饮暴食，消化障碍，方书谓之伤食。中医治例，凡宿食在胃宜吐。在肠宜下。故瓜蒂之取吐，承气之泻下，皆治伤食之法。然瓜蒂承气，重在排除不消化之食物。健胃消化剂，则重在胃肠功能之调整。半夏镇痉止吐，本方以半夏冠其名，与甘草、生姜二泻心汤，各有偏重，宜互参之。"

再如白虎汤方，卢觉愚方解曰："白虎加人参汤方义，已详上篇。不用人参者，即此之白虎原方也。白虎为解热之要方。考解热药，以解热作用之不同，约分三类：一者镇静温热神经中枢，以恢复正常体温。二者增加放温之量，使过量体温充分放散以解热。三者直接作用于筋肉及腺器，限制造温，使氧化作用减低。白虎之解热，当系第三类。生石膏，中含硫酸钙。钙为盐类性，有与酸类物亲和之特性。其作用能限制内脏黏膜面之炎性渗润及中和因氧化亢进而起之酸中毒，为有效之制酸解热药。用于阳明病，壮热大汗，有顿挫之效。知母，具黏滑性，能增加细胞分泌，减少氧化作用，为滋阴解热药。粳米，含淀粉，为含有营养性食物价之药物。甘草，为和缓矫味药。本方以石膏、知母解热，粳米助胃气，甘草和诸药，实为有节制之师。盖石膏最能抑压心力，而高热之持续，亦容易使心脏衰弱，故一面治其阳盛，一面借稼穑作甘之本味，以培养胃气。"

由此可见，卢觉愚与谭次仲等均开中西汇通风气之先，积极引用西医学知识阐释发挥宜古宜今的中医伤寒学。

十六、赵雄驹

赵雄驹，广东台山人，生卒年不详。

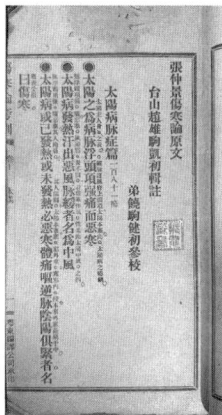

▲赵雄驹著作
《伤寒论旁训》

（一）生平简介

民国十二年（1923）癸亥孟春，赵雄驹于广州寿世草堂撰辑《伤寒论旁训》，并由其弟饶驹健初参校。是书开篇，赵雄驹即引先哲语曰："医书不熟则医理不明，医理不明则医识不精，医识不精则临证游移。"读医书固然必读仲圣书，但仍需要名师指点，乃从学游艺于关澄弼先生。关先生对赵雄驹曰："医读伤寒，尤需读鲁论，宜熟读之，以为根柢，然后折中群书，自容易贯通。闻命走坊间购读本，搜罗殆遍，弗获，乃归胜抄，噫劳矣。循诵既久，出而闻世，诊多奇中。方悟前之熟读生巧，益佩往哲之为不诬也。同志知之，劝授梓。公同好，漫思自习课本，弗敢承。泊敦促再三，适值公余，辑注附旁。仿旁训体例，付诸剞劂。俾读后索究其义亦无不可，岂仅省誊抄读本之劳而已哉。"

（二）治学发挥

赵雄驹治学伤寒的精华汇集在著作《伤寒论旁训》当中，全书分上、下两卷，包括太阳病脉证篇118节、阳明病脉证篇80节、少阳病脉证篇10节、太阴病脉证篇8节、少阴病脉证篇45节、厥阴病脉证篇55节、霍乱脉证篇11节、痉湿暍脉证篇1节及伤寒方113首九大部分。书中采用以《伤寒论》原文为主体，赵雄驹心得发挥以小字形式附注于旁的写作体例，认为《伤寒论》是中医学的根柢，唯有熟读，方能通晓医理。

赵雄驹旁注《伤寒论》的水平，可举其书中对六经病提纲证条文的注释为例，以见一斑。对太阳病提纲证：太阳之为病，脉浮，头项强痛而恶寒。赵雄驹注曰：太阳主人身之表，经脉连风府上头项，太阳本寒，此太阳病之总纲。阳明病提纲证：阳明之为病，胃家实是也。赵雄驹注曰：燥气盛。少阳病提纲证：少阳之为病，口苦，咽干，目眩也。赵雄驹注曰：本相火，苦从火化，火胜则干，少阳居甲本，风虚动眩。太阴病提纲证：太阴之为病，腹满而吐食不下，自利益甚，时腹自痛，若下之必胸下结硬。赵雄驹注曰：主地主腹，地气不升天气不降，上不能下，下不能上，本温土阴寒，湿气不化，经脉入腹络大肠，循胃口上膈。少阴病提纲证：少阴之为病，脉微细，但欲寐也。赵雄驹注曰：本君火而标寒，脉微细为薄窄，病情为欲寐。厥阴病提纲证：厥阴之为病，消渴，气上撞心，心中痛热，饥而不欲食，食则吐蛔，下之利不止。赵雄驹注曰：本风木标阴，中见少阳热化上心包下，肝木风火相掣，火能消物，木克土，蛔闻食臭出，标阴在下有阴无阳。

十七、钟耀奎

钟耀奎（1908—1996），广东新会人，广东省名老中医。

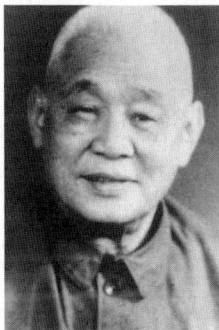

（一）生平简介

钟耀奎是广州中医学院内科教研室教授，中医内科学专家。清光绪三十四年（1908）出生于中医世家，1925年就读于香港陈伯坛中医药学校，1929年于广东中医药专门学校深造。曾悬壶于江门、新会、广州、香港等地。1954年任江门市兴宁联合诊所所长。1956年加入农工民主党。历

▲钟耀奎像

任江门市人民委员会委员，江门市第一、第二届人民代表大会代表。1957年调至广州中医学院（现广州中医药大学），任内科教研室主任。为农工党广东省委员会第五、六届委员，广东省第五、六届人民代表大会代表（曾任第六届第一、二、三、四次全会执行主席）。1978年，广东省革命委员会授予钟耀奎"广东省名老中医"光荣称号。1991年被确定为首批全国老中医药专家学术经验继承工作指导老师。

钟耀奎师承岭南伤寒名家陈伯坛，精通《伤寒论》《金匮要略》。他认为，上述两书确实是指导临床的好书，但不能墨守一家之言，因为医学不断发展，后世书籍亦应深入研究。所以他博览群书，不断充实自己，在诊治过程中，他融会新知，中医理论造诣很深。他一生治学严谨，在60余年的医、教、研工作中，兢兢业业，一丝不苟，讲究实效。主要贡献是将经方、温病方和时方有机结合，自成一家。擅长治疗内科杂病，尤其对呼吸系统、消化系统、心血管系统疾病等有独特经验，对病毒性肝炎、肺源性心脏病、冠状动脉粥样硬化性心脏病，中医痰饮、痹证疗效卓著，并指导研制咳喘顺丸和肝友胶囊。

钟耀奎在广州中医学院任教期间，致力于中医教学工作。1963年，他参加了参加全国中医学院第二次教材会议，组织编写《中医内科学》教材，负责主讲中医内科学课程。主要著述有《伤寒论六经与脏腑关系》《谈谈四逆散》《病毒性肝炎辨证施治规律的初步探讨》《以"治肝补脾"法治疗病毒性肝炎》《治肝第四方治疗慢性迁延性肝炎临床观察》《顽固性黄疸》《痹证的辨证分型和治疗》《痰饮的治法》《肺炎的治疗经验》《麻杏石甘汤治疗肺炎的适应范围》《头痛的辨证施治》《眩晕震颤》等。

钟耀奎在多年的临床实践和教学中，将所积累的宝贵经验毫无保留地传授给学生，直至晚年仍带病坚持出诊，为患者诊治疾病，并言传身教，为中医药事业的发展与继承贡献了毕生的精力。

（二）治学发挥

1. 运筹帷幄活用四逆散

临床上，钟耀奎常运用经方治疗诸病。虽然《伤寒论》仅113方，但钟耀奎认为，只要某方的治疗作用与该证的病机相符，便可借用该方随症加减使用。他在临床上灵活运用四逆散，即可见一斑。钟耀奎经常用四逆散治疗泄泻、痢疾、胃脘痛（消化性溃疡病、胃炎、十二指肠炎）、胁痛（慢性肝炎、慢性胆囊炎）、腹痛（急、慢性阑尾炎）、疝气（小肠气痛）等病症，疗效显著。他谓《伤寒论》少阴篇所载"少阴病，四逆，其人或咳，或悸，或小便不利，或腹中痛，或泄利下重者，四逆散主之"即指出了四逆散的主要适应证。其病机主要是少阴和少阳的枢机不能转。因少阴病不能转，连累了少阳亦不能转。由于少阳已忙于协助转运阴枢，被迫放弃本职，因而阳枢会寂然不动。阴枢、阳枢不能转，则阴枢和阳枢不相顺接，阴阳气不相接则产生四逆证。除外，由于脏腑之间相互联系，所以其人或然诸证的产生，也是余邪的激动以致脏腑不和，即脏腑相连被其影响所反映出来的各种现象。其所以泄利下重，则因邪气不在高而趋聚于下焦之故。所以，本证虽属少阴病，而其机制实与少阳有关。

四逆散没有少阴药，但其组成不离柴胡范围。仲景特立此方是假少阳之力以治少阴病，与治太阳病用桂麻之力已不逮，而立柴胡汤假少阳之力以治太阳病的意义相同。本方的配伍，即柴胡汤加减复加减而组成。柴胡汤去参、夏、芩、姜、枣，只取柴、甘二味通畅肠胃结气，以缓和肝脾、三焦、包络。但柴、甘力缓，不能转移中土的障碍，又仿柴胡汤加减法，腹痛，去芩加芍，取其解太阳之结气。再仿大柴胡汤之因下而去甘用枳，配入枳实，取其通阳明的结气，从而使肝气调和，中土不结，达到调肝脾、通肠胃的目的。因此，四逆散除了经文指出的适应证，其他诸疾（如上所列）的病变若影响肝脾失调，出现胁腹胀满、疼

痛、胃纳呆、口干苦、二便不正常等症时，均可借用本方随症
加减。但只有诸病影响到肝脾失调，出现前述症状时，方可用本
方。另外，有些病证瘥后，如仍存在肝脾未和症状，也可借用本
方做善后处理。因此，四逆散除了主治其适应证，又可作辅助疗
法或善后调治之方，故在临床上使用机会较多。

2. 健脾燥湿降气化痰治喘嗽

慢性气管炎、肺气肿、支气管哮喘、肺源性心脏病等疾病，
属中医咳嗽、痰饮范畴，主要有咳、喘、痰多等表现，如咳逆上
气，甚则倚息不得卧，临床上以老年患者居多，反复发作，病程
较长，治疗较困难。一般治疗以宣肺平喘止咳为主，风寒型治以
温散风寒、宣肺平喘，多用小青龙汤；风热型治以辛凉清热、宣
肺平喘，多用麻杏石甘汤加味。两方均以麻黄宣肺平喘为主，但
两证在咳喘发作时，或服上方药后，常有汗出，甚则大汗淋漓。
因为汗为心液，如汗出过多则耗心阴，往往导致心阳虚衰，故麻
黄宜慎用。钟耀奎曾改用小青龙汤去麻黄加杏仁汤，仍见发汗不
减。因此，钟耀奎认为必须找到一个既能宣肺平喘，又不致汗出
过多的方药，方能达到治疗目的。他首先考虑苓甘五味姜辛汤，
但觉得本方虽有温肺散寒止咳作用，却欠平喘之力。后受明代叶
文龄《医学统旨》中的"降气化痰汤"的启发，钟耀奎认为：咳
喘的形成，主要由于久病脾胃受损，脾失健运，不能运化水湿，
水湿停聚中焦，酿成痰浊，上贮于肺，阻塞气道，肺失肃降，遂
产生咳喘，甚则倚息不得卧。正如前人认为"脾为生痰之源，肺
为贮痰之器"。降气化痰汤以健脾燥湿化痰之二陈汤治其本，配
入苏子、前胡、北杏仁、瓜蒌仁、桑白皮等宣肺化痰平喘止咳之
品以治其标，既能宣肺平喘，又不致汗出过多，是标本兼治的好
方。钟耀奎通过多年临床观察发现，本方疗效极其满意，后在方
中配入清热宣肺之鱼腥草，又可通用于风寒、风热咳嗽，并认为
用本方治疗喘咳汗出，白色黏液痰者尤佳。

钟耀奎治疗咳喘，并非恪守一方不变。往往根据病情，审时

度势辨证用方。病之早期见风寒或风热闭阻，仍以小青龙汤或麻杏甘石汤加味先疏解外邪。药后但见汗出多，咳逆未平，痰多者改用降气化痰汤祛痰平喘。若咳喘甚，畏寒，面目、下肢肿者，为脾肾阳虚之候，则宜降气化痰汤合真武汤，温肾利水，降气化痰。咳喘后期，喘平仍咳者，可改用茯苓甘草干姜五味汤或苓桂术甘汤之类。善后调理则分别脾虚者以陈夏六君汤，阳虚者以真武姜辛五味汤，以提高机体抵抗力，培补正气。

3. 清利湿热柔肝实脾治肝病

钟耀奎认为，湿热是构成病毒性肝炎的主要外因，并可贯穿该病发生发展的始终，故长期可出现湿热困脾的症状。其发病过程，钟耀奎认为是湿热内侵，结于胁下，湿热相搏，耗伤肝气，导致肝气郁结，遂产生一系列病变。由于肝藏血，主疏泄，喜条达，若肝气郁结，不得疏泄，肝血运行障碍，导致气滞血瘀，则可凝成硬块，结于胁下，按之疼痛（肝肿大或肝脾肿大）；若瘀血化热，蕴结于胁下，逼伤胆管，胆液外泄，则发生黄疸，即《伤寒论》所言："瘀热在里，身必发黄。"其次如肝气不得疏泄，则横逆乘脾，以致肝脾失调，脾失健运，因而产生一系列脾失健运的症状。即"见肝之病，知肝传脾"。此外，如余邪久羁，或气郁化火，均能耗伤肝阴，遂转为肝阴亏损之候。

文献对本病的辨证分型较繁杂，钟耀奎认为，病毒性肝炎的分型不宜太繁，其整个发病过程大体分为两个阶段：一是邪盛阶段，以湿蕴热伏为主；二是正虚阶段，表现为肝郁脾虚或肝阴不足。急性阶段常以邪盛为主，属于湿热蕴伏，或湿重于热，或热重于湿，或热毒炽盛；慢性阶段常以正虚为主，兼有余邪留连，或脾虚肝郁，或肝阴亏损兼湿热未清。钟耀奎对本病的治疗采用以下四要点：

（1）清利湿热

湿热蕴伏是本病的主要因素，可持续于该病的全过程，即使是正虚阶段，也还有湿热余邪羁留，因此，清热利湿常须贯穿治疗的始终。①急性期（邪盛阶段），要"损有余"，使邪去则正安，尤其是黄疸患者。《金匮要略》指出："诸病黄家，但利其小便。"可见清利湿热更为主要，但应视湿热之孰重孰轻而权衡清热解毒与利湿退黄之轻重。②慢性期（正虚阶段），应"补不足"，以健脾疏肝或滋养肝为主，同时顾及清热利湿。用药方面，钟耀奎常随症选用虎杖、绵茵陈、车前草、鸡骨草以清热利湿退黄；用黄芩、黄连、黄柏、栀子、水牛角、板蓝根以泻火解毒；夏枯草、菊花、牡丹皮、龙胆草解肝胆郁火，以清热利湿。

（2）实脾

病毒性肝炎常因肝郁乘脾或湿浊郁结脾胃而出现脾失健运的一系列证候临床上也常见各型病毒性肝炎易向肝郁脾虚转化。因此，实脾在本病的治疗中占有重要地位。"实脾"指通过各种方法使脾的运化功能健全。一方面可使脾土受肝邪乘侮，如《金匮要略》"见肝之病，知肝传脾，当先实脾"，即"治未病"；另一方面，使脾的运化功能恢复健全，消除一系列证候，则可达到治疗目的，如《金匮要略》所说："实脾……则肝自愈，此治肝补脾之要妙也。"实脾的方法可归纳为两个方面，如热重于湿和热毒炽盛者，先着重清热利湿，湿热清则脾得以恢复健运，此在邪安正的办法，即《金匮要略》"实者不在用也"。如湿重于热和肝郁脾虚者，以健脾化湿为主，采用扶正祛邪的办法，正是《金匮要略》"补不足"的意义。钟耀奎"实脾"通常用健脾化湿法和运脾消导法。健脾化湿喜用白术、茯苓、猪苓、泽泻，运脾消导善用山楂、布渣叶、麦芽、谷芽、火炭母、鸡内金等。钟耀奎认为，山楂味酸入肝而不敛，有消食运脾、活血祛瘀的作用，是治疗慢性肝炎有价值的药物之一。

（3）调理气血

调理气血包括疏肝解郁与活血祛瘀。气血互相为用，鉴于"肝气喜条达""肝藏血"生理特点，调理气血在肝炎治疗中的作用不言而喻。疏肝解郁法与活血祛瘀法常须互相配伍。钟耀奎常用白背叶根配合山楂、丹参、郁金、三七、岗稔根。

（4）柔肝养阴

钟耀奎认为，本病为余邪久羁或气郁化火，均耗伤肝阴致肝阴不足，但多兼有湿热未清。选用养阴药有女贞子、旱莲草、沙参、麦冬、何首乌、桑椹、鳖甲、龟甲等。为顾护脾胃，常配入山楂、茯苓、鸡内金、谷芽、麦芽、布渣叶等运脾消导而不温燥之品。

临床上常常是上述 2～3 种方法综合运用，根据临床类型和上述治疗方法以及药物供应情况，组成下列 7 个方剂作为基本方。

第一方：白术、茯苓、泽泻、猪苓、绵茵陈、虎杖。适用于湿重于热型。

第二方：绵茵陈、车前草、泽泻、田基黄、虎杖。运用于热重于湿型。

第三方：栀子、黄芩、黄柏、虎杖、绵茵陈、车前草、泽泻、板蓝根、水牛角。适于热毒炽盛型。

第四方：第一方加白背叶根、郁金、丹参、鸡内金。适用于脾虚肝郁、湿热未清者。

第五方：女贞子、旱莲草、沙参、何首乌、川楝子、鸡内金。适用于肝阴亏损型。

第六方：茯苓、法半夏、陈皮、枳壳、竹茹、炙甘草、绵茵陈、郁金、白背叶根、丹参。适用于肝脾不和兼失眠、恶心等（胃不和）者。

第七方：白背叶根、山楂、岗稔根、布渣叶、麦（谷）芽、丹参、茯苓。适用于脾虚肝郁兼有瘀血内阻明显者。

4. 健脾利湿活血行瘀治肝性胸水

钟耀奎对肝病的治疗有数十年临床经验，治以实脾为主，自拟治肝第四方治疗慢性肝炎（脾虚肝郁型）疗效卓著，且有独到见解。近年用本方加味治疗肝硬化腹水及肝性胸水（肝硬化合并单侧或双侧胸腔积液）疗效也显著。钟耀奎认为，肝硬化腹水或（及）肝性胸水的形成是久患慢性肝炎的结果。肝藏血，肝气郁结，则肝血瘀阻，不得疏泄，横逆乘脾，导致脾失健运，不能运化水湿，水饮血瘀不消，停聚中焦，则胁下硬块，腹部胀满及四肢浮肿，遂构成肝硬化腹水（膨胀）；水饮结于胸胁，咳逆引痛，则产生胸腔积液，为肝性胸水（悬饮、痰浊结胸）。腹水或胸水的形成主要在于脾失健运，故治疗本类证候，应遵从《金匮要略》"见肝之病，知肝传脾，当先实脾"的原则。兼有黄疸者，按《金匮要略》"诸病黄家，但利其小便"。治以健脾利湿为主，佐以活血行瘀，使脾旺不受邪，肝功能和临床症状方能得以改善，腹水或胸水得以消除。钟耀奎自拟治肝第四方组成：绵茵陈、白术、茯苓、猪苓、泽泻、白背叶根、丹参、虎杖、鸡骨草、山楂、鸡内金、郁金。方中有健脾利水的四苓散，加入绵茵陈、鸡骨草、虎杖清热利湿，配以活血行瘀的白背叶根、丹参、郁金、山楂，运脾消导的鸡内金，改善肝的生理功能以消腹水，再配入小陷胸汤，加黄芪、党参、炙甘草等益气健脾消食之品以善后调理。

5. 滋阴养血益气行瘀治冠心病

钟耀奎辨治冠心病，处方用药精湛简练，颇具特色。钟耀奎认为，本病关键是心血不足，瘀血内停。症见心悸，短气，胸闷痛，脉结代，甚则面色青紫，汗出肢冷等。其病情虚实夹杂，故以滋养阴血、益气行瘀、虚实兼顾为总治疗原则。本病表现虽有多种类型，但临床以气阴两虚和心阳虚弱两型较常见，钟耀奎喜用四君子汤和真武汤分别合生脉散加减治疗，疗效较为显著。

（1）气阴两虚型

症见心悸，胸闷痛，面色苍白，短气，或兼头晕，舌质淡红、苔少或微薄白，脉多细弱或弦细。治宜益气养阴，活血健脾。方用生脉散合四君子汤加黄芪、丹参、三七末。钟耀奎认为，生脉散益养阴，加入丹参、三七活血行瘀；而脾胃为后天之本、生血之源，用四君子汤加黄芪健脾养胃，充实生血之源。心悸较明显者，酌加酸枣仁、柏子仁养心安神；胸痛较剧者，加莪术、失笑散活血祛瘀，增强止痛之力；睡眠欠佳、口干、纳呆或恶心、苔微黄者，可合温胆汤和胃安神。

（2）心阳虚弱型

症见心悸、胸闷痛，短气，手足不温，面色苍白，口淡，舌淡，苔白润，脉细弱或结代，或虚数。治宜温阳行瘀，益气养阴。方用真武汤合生脉散加丹参、三七末。钟耀奎认为，表现虽然以阳气虚弱为主，但主要由于心血不足，故治疗虽着重于温暖阳气为先，仍须兼顾心阴。生脉散益气养阴，真武汤温补脾肾、暖心阳。脚痛剧者加莪术，兼服冠心苏合丸、失笑散等通痹止痛。若心悸，胸闷痛，面色苍白或紫暗，汗出肢冷，神疲，舌淡或紫暗，脉微细欲绝或虚数无力者，属阳气虚衰，改用四逆汤、白通汤之类回阳固脱。

6. 行气开郁清热通淋治泌尿道结石

钟耀奎认为，凡泌尿系感染，尿培养有金黄色葡萄球菌、绿脓杆菌，属湿热邪毒蕴积，客于膀胱，使其气化失司，水道不利。治疗时，在清热利湿通淋同时，应加重清热解毒之品，最好加猫须草 30～60 克，该药味甘淡，性微寒，对年龄大者尤宜用。钟耀奎创立钟氏排石汤，由金钱草、金沙藤、珍珠草各 30 克，石韦、降香、台乌、鸡内金各 12 克组成。适用于泌尿系结石，结石小于 1cm×1cm 者。视患者情况随证加味，如兼气虚者，加黄芪 30 克；兼肾阴虚者，加生地黄 30 克；合并尿道感染者，加滑石 30 克，黄芩 12 克；合并肾盂积水者，加泽泻、猪苓各 20 克。每日 1 剂，连服 30 日为 1 个疗程。泌尿系结石的治疗，《医宗必读》谓"清其积热，涤去砂石，则水道自利"，以清热排石为主。《金匮翼》则指出"开郁行气，破血滋阴"的治则。钟耀奎合二为一，提出行气开郁、清热排石并施。钟氏排石汤方中降香、台乌行气开郁，金钱草、珍珠草、金沙藤、石韦、鸡内金则清热通淋，化石排石，结合患者具体脉证，随证加减，屡用屡效。

十八、马云衢

马云衢，广东台山人，生卒年不详。

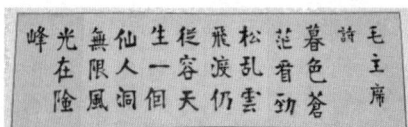

▲马云衢书法作品赠黄建业藏

（一）生平简介

马云衢早年师从岭南伤寒四大金刚之一的黎庇留，曾任广州中医学院伤寒教研组教师。马云衢学生黄建业回忆："要想跟马老实习，必须熟读《伤寒论》，问到第几条要能流利地背诵出来，不然免谈。他曾对我说过他的老师，煲一壶开水的时间，便能将《伤寒论》倒背如流地背诵出来。"由此可见，他继承了黎庇留治学伤寒遗风，对学习《伤寒论》的要求颇高。

黄建业回忆："马云衢老师在广州中医学院任教时，基本不坐来接他的校车，每天早上都是从越秀山电视塔下的住所走路回学院，中间先到越秀公园打完太极后吃早餐，坚持运动锻炼，所以身体精神都很好。我曾跟他打过一百零八式的杨氏太极，打到五个'云手'时，肝区感到一阵阵轻快的感觉，'沙沙'声，十分舒服。"由是可见他养生有道。

马云衢平生志高行远，他解释他的名字，"云衢"就是天上的河，有远大志向之意。他的书法造诣颇深，他曾对黄建业说：有一次他在旧书摊上发现了一本罕见的字帖，可惜不完整，但要价60块银圆，仍痛下决心把它买下，并把以前所学通通抛掉，再从零开始，重新临摹学习，独具风格。他的字体刚劲有力，笔锋内藏，跟他的性格一样，不喜欢自我表现，刚正不阿。

（二）治学发挥

马云衢运用《伤寒论》辨治病证既法度严谨，又灵活施治。比如小柴胡汤，20世纪60年代经常缺药，连大枣、半夏之类时有所缺，他宁肯等到药物齐全再用。他监制的"乌梅丸"，对蛔虫病很有效用，此方攻补兼施，寒热并用，义在"虫得辛则伏，得甘则缓，得苦则下"，对寒热错杂、虚实并存的蛔厥病十分有效。治一位少阴病患者，脉微细，经常头晕，振振欲擗地，舌淡苔白滑，腰酸精滑，下肢浮肿，面色㿠白，运用真武汤坚持用药十余剂而愈。对一位虚寒的"血痹"（血虚风湿骨痛）患者，用"血痹汤"（由通脉四逆汤化裁而成）治疗数十剂，方予桂枝、白芍、大枣、炙甘草、制附片、细辛、当归、党参、黄芪、木通，加米酒二两同煎服，逐渐向愈。诊一男性黑疸患者（西医确诊为艾迪森氏病），前医皆作肾虚论治不愈，他独具慧眼诊其为"瘀热"，处以大承气汤数剂而愈。以此片语，足见马云衢熟谙伤寒经方，守正处则法度严明，创新处则独运匠心。

十九、何汝湛

何汝湛（1911—1996），广东省南海县人，广东省名老中医。

（一）生平简介

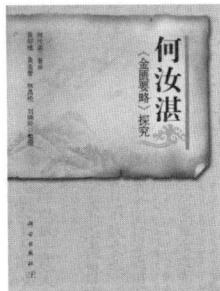

▲何汝湛著录《〈金匮要略〉探究》

何汝湛幼承庭训，学识渊博，1935年毕业于广东中医药专门学校，后任广州四庙善堂赠医所内科主诊医师。1956年起于广州中医学院任教，先后主讲金匮要略、中医诊断学、内科学等课程。历任广州中医学院学术委员会委员、金匮教研室主任等职，教授、硕士研究生导师。

20世纪70年代中后叶，金匮要略课程部分内容归入"大中基"。1979年，广州中医学院取消"大中基"教研室建制，"四大经典"分别组建教研室。何汝湛出任金匮要略教研室主任，蔡会元出任副主任。何汝湛年近古稀，仍然十分勤政、勤教、勤医，凌晨4时多就从西华路步行来学院上班，兢兢业业抓好医、教、研工作。何汝湛备课认真，讲稿用正楷字体书写。他还编写了《金匮要略教学参考资料》供学校使用。其编写的《〈金匮要略〉讲稿》对指导从事金匮要略教学的老师备课，颇为实用。

何汝湛承前启后，积累了丰富的临床经验，培养了大批高质量的人才。在学术上指导陈纪藩、廖世煌等。他是广州中医学院首届硕士研究生导师，创建了广州中医学院金匮要略硕士点，1978年起培养研究生，曾到南京中医学院等院校主持研究生的答辩工作。1978年起培养研究生，其培养的研究生有黄仰模、梁伟雄、罗仁、王钢、谢桂权、李颂华、王雪玲、张穗坚、许国敏、郭凤莲等，其弟子遍布国内外，已成为医疗、教学管理和业务的骨干。

何汝湛从医60余年，一生兢兢业业，直到患了中风，手脚不能活动才不得不离开医疗岗位。因病情严重，医治无效，于1996年逝世。

（二）治学发挥

何汝湛精通《金匮要略》，认为《金匮要略》与《伤寒论》虽同是张仲景所著，但《金匮要略》中有内科、外科、妇科的内容，唯以内科的论述较为详尽，故要深入研究临床各学科之内容，《金匮要略》实属必读之书。主编教材有《金匮要略全书》《修编中医简明内科学》等，在医学杂志上发表"韭菜膏治疗急、慢性肾炎66例初步观察""浅谈肾炎""谈谈金匮要略学习""略论金匮要略的特点"等多篇学术论文和教研论文。何汝湛擅长内科杂病的诊治，对水气病、肾炎、尿毒症有很丰富的临床治疗经验，尤善通过诊察咽喉来指导用药。治疗肾炎善用祛邪扶正治法，强调祛邪即可以安正；利小便而不伤阴，常用猪苓汤等经方。并对肾炎病机证治提出了以下见解。

1. 肾炎病机阐发

（1）邪气内传，肾失开阖

何汝湛认为，肾炎发病，在于邪气内传，肾失开阖。盖肾为少阴，足少阴经脉上贯肝膈，入肺循喉咙络舌本，若邪自上受，由口鼻而入者，可由肺而循经入肾，膀胱属肾，足太阳膀胱经主一身之表，与肾为表里，为卫外之藩篱，若肌表受邪，可由表入里亦循经直达于肾，脾为太阴，主运化，赖肾中阳气之鼓动温煦，若因饮食所伤而脾胃受损者，后天不能养先天，亦必累及肾；肝为肾之子，肝主疏泄，若情志刺激或受病邪影响，致肝气疏泄太过或不及，亦影响肾精之藏泄及肾主水功能。故肾炎以肾为本，凡风寒湿热，皮肤疮毒等邪气内传于肾，或饮食不节，情志失调、劳倦过度、房室无度等因素致肾气内损，由此导致肾失开阖，封藏失职，水液代谢失常，清浊相混而出现水肿、尿少、蛋白尿等肾炎证候。同时由于肾气内损，肾失开阖，正气不支，抗邪无力，则容易反复发作，形成恶性病理循环。

（2）先伤于气，后损于阴

先伤于气，即指肾的气化功能受伤。在急性肾炎初起及慢性肾炎急性发作时，由于邪气内传，气化功能受邪障碍，如气郁、气滞、气逆使水精输布失常。即《灵枢•五癃津液别》所谓："邪气内逆，则气为之闭塞而不行，不行则为水胀。"在慢性肾炎，则多由肾的气化功能减弱，使水精输布失常而见水肿、蛋白尿等。《金匮要略》不名水肿而名水气，亦示肾炎病机以气为主，气行则水行，气滞则水聚，气虚则水停耳。

后损于阴者，乃在肾气受伤之后，肾失封藏，精微下注而使阴精亏损。同时，在治疗过程中，亦常见过用利水或温燥之剂，重劫阴液。

临床所见急性肾炎患者，先见颜面或四肢浮肿，尿少等水气泛滥之证。肿退之后，则常见咽干口燥，腰酸头晕，尿赤便结，舌红少苔，脉细数等阴伤之证。慢性肾炎患者，当有水肿时，常伴见小便不利，神疲乏力、纳差、便溏，舌淡红有齿印，苔白，脉沉缓等气虚之证，而肿退之后，则多见头晕耳鸣，心悸，心烦不寐，腰酸痛，舌边尖红，咽红，脉弦细数等阴血不足之证。所以，先伤于气，后损于阴是肾炎发病过程中的主要传变规律。阴精的亏损，进一步发展，可致阴虚阳亢、血压升高的证候，或阴损及阳，阴阳两虚，湿浊内盛而出现尿毒症的表现。

2. 肾炎证治法则

基于上述对肾炎病机规律的认识，立足于辨证论治，何汝湛订立了理气泄浊、清热解毒、养阴固肾、救逆固脱的四大法则，临床应用此法治疗急、慢性肾炎，获得了较好的疗效。

（1）理气泄浊法

适应证：急性或慢性肾炎水肿，小便不利、苔腻、脉弦者。

水病治气，故以理气为先。凡行气、降气、补气均为理气之属。内停之水，本为精血转化，清反成浊，清浊相混，当泄浊以分消。代表方如五皮饮。常用药物可选用尖槟榔、枳实、大腹皮、茯苓皮、猪苓、陈葫芦。

临床应用：

①行气泄浊：水肿兼见脘腹胀闷，胸胁不舒，苔白，脉弦者，加平胃散。

②降气泄浊：水肿较重，伴见头晕头痛，胸闷气促，恶心呕吐者，加牡蛎、法半夏、橘红、苏梗等。

③通阳泄浊：水肿，小便不利，苔白，脉沉迟，加五苓散。

④益气泄浊：神疲乏力，舌淡，脉沉弱属气虚水停者，加太子参、黄芪、防己等。

⑤固表泄浊：平素易感冒常反复发作而水肿难退者，加玉屏风散，白术改用苍术。

颜面肿甚加防风、蝉蜕，腹水加苍术、葶苈子、车前子，上肢肿甚加桂枝，下肢肿甚加防己、薏苡仁，全身浮肿加防己、木通。

理气泄浊法应随证而施，用药不可过于辛温发散以耗气、辛热以伤阴，亦须防滋腻留邪及渗利太过，以灵动平和之药为要。

（2）清热解毒法

适应证：急性或慢性肾炎伴有咽喉炎，扁桃体炎，皮肤感染等属热毒内侵而使肾炎迁延不愈者。症见咽红、扁桃体肿大、疼痛，皮肤疮疖红肿，表浅淋巴结肿大扪痛，溲赤便结，或小便涩痛，口干，舌红苔黄，脉滑数。热毒内侵既是肾炎发病的一个重要环节，又是反复发作、迁延不愈的重要因素。代表方如五味消毒饮。常用药物可选用紫花地丁、蒲公英、旱莲草、野菊花、白茅根。

临床应用：

①利咽解毒：伴见咽喉炎、扁桃体炎，加用土牛膝、玄参、大青叶。

②凉血解毒祛湿：皮肤疮疖红肿者，加用红条紫草、牡丹皮、薏苡仁、土茯苓、地肤子。

③散结解毒：伴有表浅淋巴结肿大扪痛者，加玄参、连翘、夏枯草、牡蛎。

④通淋解毒：伴有泌尿系感染，小便涩痛者，加栀子、黄柏、车前子、金钱草。

用药不宜过于苦寒，以辛寒、甘寒清热解毒之药为要。

（3）养阴固肾

适应证：急性或慢性肾炎水肿消退后蛋白尿、血尿持续不退者。症见头晕目眩，耳鸣目涩，心烦多梦，腰酸膝软，肢体麻木，舌红干或舌边淡而舌尖红起刺，苔少而干，脉细数。尿中蛋白、红细胞等俱属精血。肾精宜藏不宜泄，宜固不宜升，宜敛不宜散。若肿去阴伤，肾精不藏，精血亏损，则以养阴固肾为要。

代表方如六味地黄汤、左归饮。常用药物可选用女贞子、菟丝子、金樱子、山萸肉、芡实、莲须、牡蛎、杜仲。

临床应用：

①填精固肾：肾精下泄而阴精亏损，见大量蛋白尿，血浆蛋白低下，舌淡而尖红、苔少，脉细弱者，加桑椹、肉苁蓉、首乌、鸡血藤。

②益气固精：伴见气虚者，加党参、黄芪、白术。

③养阴潜阳：伴见阴虚阳亢，血压升高、头晕痛，面色潮红，脉弦数者，加牡蛎、夏枯草、麦冬、白芍、怀牛膝、桑寄生、山楂子、钩藤、泽泻等。

④凉血养阴：血尿持续不退，加旱莲草、白芍、牡丹皮、小蓟、白茅根。

⑤敛精固肾：蛋白尿持续不退而肾功能尚未减退者，重用女贞子、菟丝子、金樱子，加桑螵蛸、益母草。

⑥温肾养阴：阴损及阳，阴阳两虚者，加巴戟天、补骨脂，并加重菟丝子用量。

用药不宜过于滋腻，亦不宜妄用温燥之品。

（4）救逆固脱

适应证：急性或慢性肾炎出现尿毒症，症见大汗淋漓，面色㿠白，振振摇欲擗地，血压下降，脉微细欲绝，神气欲脱者。代表方如龙牡参附汤、生脉散等。常用药物可选用边条参、黄芪（均先煎）、五味子、白芍、牡蛎。

临床应用：

①阳脱为主者，重用边条参15～30克，急急煎汤呷服。汗止脉回再进汤药。

②阴脱为主者，重用五味子、白芍、麦冬、牡蛎、龙骨以敛阴救脱。

③伴恶心呕吐者，加川厚朴、竹茹、法半夏、橘红、生姜。

④酸中毒严重者，加泽泻、猪苓。

⑤尿少尿闭者，加川木通、槟榔、冬葵子、葶苈子、生葱数根（后下）。

⑥伴神志昏蒙者，加石菖蒲、郁金、远志、沉香。

何汝湛认为，肾炎在不同阶段有不同的治法，在不同的患者亦有不同的治法，故四法之中，法中有法，各有变通，应灵活地辨证应用。如理气泄浊与养阴固肾合用以攻补兼施，清热解毒与养阴固肾合用以清补之治，救逆固脱合理气泄浊以标本同治。故在急、慢性肾炎的治疗过程中，有一法取效，有数法合用而获效者，贵在辨证论治耳。

二十、何志雄

何志雄（1915—1983），广东大埔人，广东省名老中医。

（一）生平简介

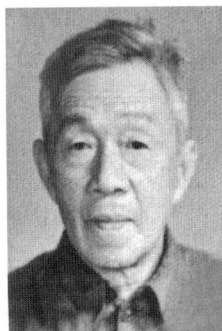
▲何志雄像

何志雄出身药材行商家庭，1932年学课于广东中医药专门学校，在学校期间撰写有"奋斗吧，先进们"的文章，登载于校刊上，表达了他在青年时代向往光明与进步。1934年转读于上海中国国医学院，师从近代名医恽铁樵，颇得其真传。恽氏对《伤寒论》的精深造诣，对何氏日后专攻伤寒影响甚大。1937年毕业后，因不满政府对中医摧残，他远涉重洋，到新加坡、印度尼西亚一带从事中医医疗教学工作，创办新加坡函授中医学校。太平洋战争期间，他积极支持并直接参加了南洋地区的抗日工作。

1955年，何志雄举家从海外返回祖国，隔年即到广州中医学院任教，曾任伤寒教研室主任。1978年晋升为副教授，并被广东省人民政府授予"广东省名老中医"称号。1983年晋升为教授，同年任广东省第五届政协委员。

何志雄从事教学、临床、科研数十年，学验俱丰，对《伤寒论》的研究尤有独到见解，认为《伤寒论》是承先启后、医家必读之书。该书首先将《内经》理论与临床实践相结合，奠定后世辨证论治的临床基础。何志雄治学严谨，研究伤寒学说，一要求明伤寒之理，二是求解伤寒之法。何志雄论述伤寒六经病变强调胃气，是结合岭南地区外感热病易劫伤人体阴液，岭南医家治病重视脾胃的特点而提出来的，在临床上具有很大指导意义，可见他能灵活运用仲景之法。何志雄教学经验丰富，授课条分缕析、义理分明，每换班级，必易讲稿，从不因循守旧，深受师生好评。他临床思维敏捷，思路广阔，善用伤寒经方治疗疑难病症。曾主编海外函授教材《伤寒论概要》，合编《中医学新编》《中医名词术语选释》《中医辨证论治》《伤寒论选读》等全国教材、教学参考书及工具书，在全国各种中医药期刊上发表论文30余篇，指导6名伤寒专业研究生获得硕士学位。晚年的专著《伤寒论选释与题答》，是他一生治学的心血结晶，亦是他学术思想的反映，被行家誉为"立论穷本溯源，说理切实透彻""理论联系实际，学以致用"的好书，获省级科学技术进步奖。何志雄是中国农工民主党党员，晚年又加入了中国共产党。他为祖国的中医事业奋斗了一生，临终前留下遗嘱：死后不开追悼会，钱省下来支援祖国建设，把遗体献给学院解剖，肝脏留给解剖教研室作标本，骨灰撒进珠江，著作交教研室加以重订。充分体现了一个共产党员的崇高品德。

（二）治学发挥

1. 精研伤寒，多有发挥

何志雄毕生致力于《伤寒论》的研究，从该书的沿革、版本、疏注，到六经、方证的临床运用，均有精辟阐发。主张研读《伤寒论》应当懂得它与《灵枢》《素问》《难经》等典籍的源流关系，溯本穷源，才能领会仲景真谛。对《古康平伤寒论》甚为推崇，认为该书的成书年代早于宋治平本，若与宋本对照研读，必有稍新的领悟。要学好《伤寒论》，还必须认真阅读一些后世医家的注本，如金代成无己的《注解伤寒论》，清代柯韵伯的《伤寒来苏集》，清代尤在泾的《伤寒贯珠集》，上述三书被他指定为研究生的主要参考书。关于伤寒六经的实质，何氏认为"是以阴阳五行、脏腑经络气血学说为指导，对人体脏腑功能的概括"，"其中涉及经络学说，但不全在经络上立论。而伤寒六经所概括的脏腑功能，又不完全同于《内经》的藏象学说"。如他指出太阳实质是指膀胱气化功能的概括，同时与肺卫功能有密切关系，而与手太阳小肠功能无涉。又比如，根据《灵枢·本输》"大肠小肠皆属于胃，是足阳明也"，他提出阳明是对人体胃肠（包括大、小肠）功能的概括，大胆摒弃大多数人所奉守的伤寒之阳明指足阳明胃、手阳明大肠的观点。

2. 阐发六经，颇有见地

何志雄对中医的认识方法以原文之脉证为基础，结合中医基本理论及临床实际，对六经实质进行研究。

例如太阳之气，一般解之为手、足太阳经脉，以及膀胱、小肠的生理功能有关，但何志雄认为"太阳——膀胱的气化在肺气配合下，敷布于体表，称之为太阳之气"，并以"膀胱的气化为主"。此说不但阐发太阳之气与膀胱及肺卫功能有密切关系，而且对风寒袭表之发热恶寒、头项强痛、脉浮表证，以及病变中常见咳、小便不利、饮停等兼证或变证，都以肺、卫、膀胱功能失调这一病机串解。

阳明之气，一般认为是手足阳明经脉及其所属胃、大肠功能的体现，但何志雄以原文的脉证为据，结合"大肠小肠皆属于胃"的基本理论，认为"胃、大肠、小肠属阳明之腑，但以胃气为主，胃主受纳消化，小肠、大肠主吸收排泄。在胃气主之下，通过一系列的正常生理活动，不断产生津液和阳气。阳明胃气主要活动于内，阳明胃腑所产生的津气，通过心肺功能的运动，而外透以温濡肌肉"。如此将小肠划入阳明，不但揭示了阳明之胃、大肠、小肠生理功能的内在联系，而且阐释了对各脏腑病理状态下的各自表现与相互影响。

对少阳之气亦别开生面，大胆提出："少阳之气，是胆和三焦腑的气化综合体现。"此说与以胆之功能解释少阳之气，更能顺理成章地解释为什么少阳病变中有兼证较多的小柴胡证及渴而不呕、小便不利、胸胁苦满之柴胡桂枝干姜汤证的病理机转。

3. 六经论治，胃气为本

何志雄在《伤寒论》研究方面最有特色之处还在于治学伤寒以胃气为阐发立论之本，倡导"护胃气，存津液"，临证治病亦处处留心调理胃气。他秉承仲景"四季脾旺不受邪"之旨，指出六经病胃气虚损及津液不足为发病的主要因素，认为胃为卫之本，太阳病表虚与表实之别关键在于胃气强弱，阳明病又以胃气强弱考虑病机转变，三阳病向三阴病传变亦以胃气受损为先决条件，故云"胃为三阴之屏障"。胃气损伤则阳病入阴；太阴病脾胃已损，倘若进一步脾损及肾，则为少阴病；厥阴病厥热胜复之转机也视胃气复生与否，复则生，败则死。对六经病预后的判断，主张三阳重在胃津的存亡，津存可愈，津竭则危；三阴病重在胃气的复生，胃气复振则生，胃气败绝则死。在六经病的治疗上十分欣赏并遵循陈修园"护胃气，存津液"的心法。临床上无论外感或内伤之疾，时刻都不忘顾护胃气，建中、培土、温胃阳、滋胃液是何志雄常用之法，且用之灵验，每获良效。

4. 遣法用方，经验独到

何志雄临证治病强调以胃气为本，疗效往往出人意料。兹举数则，以见一斑。

（1）里虚外感建中气

如胃气虚弱，营卫不充，反复感外邪，何志雄每以桂枝汤加四君子汤，变通桂枝法为建中法。

（2）麻疹下利温脾阳

桂枝人参汤原用于治表证误下，脾阳受伤致里虚寒夹表的"协热利"，何志雄变通其法，原方加车前子用治麻疹脾虚下利，麻毒内陷之证而奏效。

（3）肝阳上亢可培土，土虚则木乘

胃燥脾不散精，轻则为胀为痞，重则为呕为逆。对肝阳上亢，何志雄则注意辨舌，舌淡白而胖大，舌边有齿印为脾虚之证，不可纯用滋腻阴柔之品，以碍脾之运，宜平肝潜阳之品中加黄芪、人参、白术、茯苓、法半夏等健脾助运之品，每每药到病除。

（4）肺热喘咳须滋胃

何志雄论中治痰饮喘咳之证，理法颇多。如小青龙汤之解表化饮平喘，麻杏甘石汤之清热、宣肺平喘，苓桂术甘汤之健脾化饮等。对于寒饮久郁化热，蒸迫肺气之喘，何志雄往往肺胃同治，于清热平喘方中加入石斛、玉竹、麦冬等滋养胃阴之品，亦培土生金之意。

（5）心虚痰阻当健脾

心悸、胸痹等证，临床颇为常见，治疗亦较为棘手。心悸以虚证居多，胸痹则虚实相因。何志雄治这类病证，处处注意脾的健运，善用苓桂术甘汤合生脉散为基本方，随证增损。如属肺心病，选加细辛、干姜、五味子、葶苈子等温化豁痰，如属冠心病，加三七、丹参、川芎、黄芪等温通活血；如属高血压；选用钩藤、石决明、牛膝等平肝降逆；如属心律失常，选加人参、黄芪、丹参、浮小麦等益气宁神，均能收到良效。

（6）肾气不固养后天

肾为先天之本，肾精须后天水谷精微不断补充，才不致匮乏而能发挥其正常生理功能。若脾胃久虚，进而导致肾精不足，故何志雄治肾虚诸证，每每在温补肾阳或滋填真阴之剂中加入益气健脾之品，使后天水谷之气得以充养先天而奏效。

二十一、朱钊鸿

朱钊鸿（1918—1985），广州市名老中医。

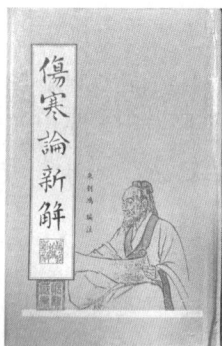
▲朱钊鸿著作
《伤寒论新解》

（一）生平简介

朱钊鸿早年毕业于广东中医药专门学校，1936 年开始行医，从事中医临床工作四十余年，临床经验丰富。曾任广州市越秀区中医学会理事，广州市越秀区卫生系统医疗学术顾问；出色地完成了广州市历届越秀区中医班，广州市西医学习中医班和军区医院西医学习中医班的教学和带教工作；曾多次在广州市、区的中医学术年会上发表中医学术论文，深受同业者的好评。1979 年被授予"广州市名老中医"荣誉称号。

朱钊鸿对于《内经》《伤寒论》《金匮要略》等经典著作条文能随时背诵，理解较深刻，讲课时和带教时引经据典，深入浅出，生动具体，悉心教导，使学者易于领会。对于西医学生，除耐心将本人经验毫无保留地传授，还将中医学病名、病理互相印证，使中西医两者有共同语言，实现中西医学术交流。

《伤寒论新解》中，朱钊鸿除撷取历代注家精华外，对仲景原文认为不尽合理或有疑问者，亦直接提出个人见解，加以存疑或否定。与近代不少学者仍以仲景之言奉为圭臬、不越雷池者大相径庭。其治学严谨，堪为后学楷模。尤为可贵的是，朱钊鸿据其临床实践经验，对伤寒方药灵活运用，在原有治疗范围基础上有所发展，取得良好实效，对后学者当大有启发。

（二）治学发挥

1. 经典著作，研究运用

朱钊鸿认为，温病学说是在《伤寒论》的基础上发展起来的。伤寒和温病著作，同是对传染病和热性病的治疗专书，朱钊鸿运用伤寒和温病两套辨证方法，进行辨证论治。如常用《伤寒论》《金匮要略》中的桂枝汤、麻黄汤、小青龙汤、小柴胡汤、大黄牡丹汤、茵陈蒿汤、桂枝加芍药知母汤等方剂，治疗感冒、支气管炎哮喘、疟疾、阑尾炎、梅核气、风湿等病。又运用温病方剂银翘散、桑菊饮、三仁汤、黄芩滑石汤、桑杏汤等，治疗感冒、湿温等病。也运用时方凉膈散、藿香正气丸、消风散等，治疗扁桃体炎、感冒、胃肠炎、荨麻疹等病。总之根据病情，辨证施治，灵活运用。

2. 中西结合，共同诊治

朱钊鸿学习掌握了一些西医知识，早期已将中西医结合运用于临床实践。在医疗、科研、教学方面都取得一定成绩，对继承和发扬中医学遗产，为我国新时代医学、药学而努力工作。他认为中西医各有所长，各有独特的理论体系，中医辨病较概括，西医较具体，如中医的湿温病，其证候是寒热模糊、午后热甚、头重而重、肌肉疼痛，胸痹不舒、食欲不振、口淡不渴、渴不喜渴、嗜睡神疲、便溏不爽、面目淡黄、小便短赤、舌苔白滑或黄腻、脉濡缓或濡数，中医便可按温病施治。而西医很多病种都能出现上述表现，如肠伤寒、肺炎、泌尿道感染、肝炎、风湿等，如能运用中西医结合进行治疗，效果更好。

3. 辨证精准，重在辨舌

朱钊鸿认为，望诊是中医四诊之首，舌诊是望诊的重要组成部分，舌是口腔的主要器官，正常之舌运动灵活，有感受味觉、调节声音、搅拌食物等功能。中医认为舌为心之苗，脏腑所属的经络有很多上络于舌，手少阴心经之别系于舌本，足太

133

阴脾经连舌本、散舌下，舌为脾之外候，足少阴肾经夹舌本，足厥阴肝经络舌本，这就是说心、脾、肝、肾的经脉、经别或经筋与舌直接联系。而肺、胃，则经气管、食管上贯于舌，关系更为密切。因此，舌质可反映脏腑的虚实和气血的盛衰，而舌苔则反映疾病的深浅、轻重、寒热和胃气的强弱。《临症验舌法》说："核诸经络，考诸手足阴阳，无脉不通于舌，则知经络脏腑之病，不独伤寒发热有苔可验，即凡内外杂证，亦无一不呈其形、著其色于其舌。"据舌以分虚实，而虚实不爽焉；据舌以分阴阳，而阴阳不谬焉；据舌以分脏腑、配处方，而脏不差、主方不误焉；危急疑难之顷，往往闻而无息，问而无声，而唯有舌可验。

外感热病的诊治，舌苔薄白属表，苔黄厚属里，白苔属寒，黄苔属热，夹湿则苔黏腻而润，夹滞则苔白滑而厚，舌质胖嫩属虚寒，苍老坚敛属热属实，舌淡白无苔为气血两虚，舌淡白而苔滑腻为痰湿内停，舌红而苔白黄为邪热传里之征，舌尖红而苔白为心火亢盛之候，苔如积粉可有瘟疫之虞，舌红黄干便有津枯虑，舌质红绛主热入营血，舌质青紫主瘀血内停。更兼注意舌之形态，肿胀瘦薄、硬软歪斜，稍不留意，贻误非轻。朱钊鸿认为，舌质胖润，苔色白，脉虽数，口渴，都非实热证。脉数可能提示肺部疾患，如肺气肿、肺结核、肺源性心脏病等引起的代偿性表现，也可能是神经官能症和内分泌失调影响。口渴本为里热证候，但湿邪中阻、气不布津或素禀阳虚，风邪上犯也会口渴。总之，中医治病，重在辨证，犹重在辨舌，以舌诊能反映脏腑气血虚、病邪浅深和胃气强弱之故。

二十二、陈超桂

陈超桂（1931—1988），广东蕉岭人，广东省名老中医。

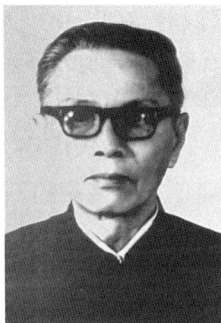
▲陈超桂像

（一）生平简介

陈超桂在青少年时期即学习《内经》《难经》《伤寒杂病论》《神农本草经》《医宗金鉴》等中医著作，28 岁时在乡悬壶行医，凡 40 余年，造福于桑梓。1960 年曾参加广州中医学院师训班学习，较系统地掌握中医，对历代医著有颇多钻研，对《伤寒论》钻研尤深。擅长治疗内、儿、妇科疾病，临证注重辨证论治，善用古方。

陈超桂在临床、教学、科研等方面积累了丰富的经验。教学深入浅出，联系实际。多次应邀在梅县地区中医师进修班、中西医结合学习班、脾胃研究学习班授课，受到同道好评。编写有《〈伤寒论〉讲稿》《古方新用》等。数十年来，孜孜不倦，不仅完成了繁重的临床任务，并致力于中医教学工作，他主讲《伤寒论》深入浅出，深得同道赞扬及学员爱戴，桃李遍及梅县地区各县市。1978 年被授予"广东省名老中医"的光荣称号。曾任蕉岭县第六届人民代表大会代表，蕉岭县第一、二届政协委员，中医学会梅县地区分会理事等职务。

（二）治学发挥

1. 崇尚仲景，注重辨证论治

陈超桂治学严谨，博览群书，上溯《素问》《灵枢》，下宗叶、薛、吴、王，对《伤寒论》钻研尤深。他认为《伤寒论》是一部论述外感各病和内伤杂病辨证论治的专著。其条文既有典型性又有全面性，通读《伤寒论》几乎可尽览所有常见病各种证候之证治及转归。其方剂，药少力专，方义精卓，历经古今验证，疗效卓著，堪称典范。他常常教诲学生必须熟读《伤寒论》的条文及掌握其辨证论治的规律。

辨证论治是中医学术的特点和精华所在。陈超桂在临床中重视"四诊"，认为病之性质各有不同，病亦各有所异，因此不必拘泥于病名，要因人、因时、因地制宜。在治法上则应灵活运用正治、反治、同病异治、异病同治等原则。如桂枝的临床应用，陈超桂根据异病同治的原则，用治出汗证、身痛证等，虽病症不同，但病机病位相同，则可同方治之。

2. 汇通今古，尤擅古方新用

理论联系实际是陈超桂的一贯治学思想。他认为，治病必通医理，习经典，必须领会其精髓。他对经方，运用自如，恰到好处。他用桂枝茯苓丸治疗腹部手术后粘连性腹痛疗效颇佳。桂枝茯苓丸是仲景治疗妇人病证之方，有破血逐瘀、行血止痛之功。粘连性腹痛因术后组织粘连，互相牵引，局部血运受阻，瘀血内停所致，与桂枝茯苓丸证病机相同。若兼见阳虚出现心悸等症时，可加炙甘草，合桂枝甘草汤之意。临床应用陈超桂这一经验治疗腹部术后粘连性腹痛的患者，尤其是妇女输卵管结扎术后腹痛的患者，皆能获得满意的疗效。

陈超桂中医临床辨证立法，遣方用药以中医理论为指导，对古方、经方灵活运用，随证加减，以证为主，不拘病名，有是证则用是方。中西互参，辨证与辨病相结合也是陈超桂的特点之一。他用大柴胡汤加减治疗泌尿系结石，临床表现为大柴胡汤证的患者每获良效。

陈超桂对吴茱萸汤的运用也有所发展，他以此方治疗痛有定时的头痛，疗效甚佳。对无呕吐者去生姜，口苦或左脉弦者则加白芍，方中党参、红枣的用量均在于吴茱萸，二者作矫味药用，以减少吴茱萸性味之辛苦。陈超桂认为，吴茱萸汤为厥阴头痛而设，而痛有定时的头痛，其部位每在两额即太阳穴处，应属少阳经证。今用厥阴经之吴茱萸汤治疗少阳经证，是厥阴与少阳互为表里之缘故。此外，前贤认为本方下降浊饮，以干呕涎沫为主证，而陈超桂则认为应以头痛为主证，不必计较干呕、吐涎沫。故临证时，凡不呕者，皆去生姜，同样可获良效。

岭南伤寒名家
医案医论精粹

下篇

一、黎庇留

医案二十则

案一　处方寒热，前后不同

予医学既成，仍未出而问世。先慈偶患腰痛，不能自转侧，因不能起食，即代为之亦不愿，焦甚！试自治之。据《伤寒论》：风湿相搏，骨节疼烦，用甘草附子汤①，其桂枝用至四钱。为药肆老医袁锦所笑，谓：桂枝最散，止可用二三分，乌可数钱也②？予曰：此未知长沙书为何物，宜不赞同。袁云：医人已数十年，卖药亦数十年，从未见有用桂枝如是之重者。予曰：汝尚未悉此为何方，治何病，汝唯有执之而已。于是朝晚服之。其药肆之桂枝，以此而尽。翌日，能起能食，遂愈。此症据《金匮》，当用肾着汤。予见高年病重，故不得不能此方也③。

过数月，家慈忽患牙痛，不能食。以体质素健，拟白虎汤。市药时，袁医曰：方中生石膏七八钱，而乃用炙草之补曷不易以生甘草？为一律凉药乎？予曰：白虎之用炙草，汝实未梦见用意之所在，则不可强不知以为知也。渠又劝用熟石膏。予曰：白虎之石膏，必用生；若煅则为无用之死灰矣④。此物嫌其下坠，故伍以炙草、粳米，使其逗留胃中，以消胃热，不使下坠者，有深旨焉。汝不过见某药治某病，无怪谓炙草为参术苓草之草而以为补也⑤。袁又曰：前数月，服桂枝四钱，日两服，合八钱，即此人乎？予曰：然！袁曰：何寒热相悬也？予曰：前患风湿相搏，今患阳明实热。症不同，药安同哉⑥？

服白虎，牙即不痛。

萧熙评注：

①《伤寒论》第 175 条："风湿相搏，骨节疼烦，掣痛不得屈伸；近之则痛剧，汗出，短气，小便不利，恶风不欲去衣；或身微肿者，甘草附子汤主之。"本方甘草、附子、白术各二钱，桂枝倍之。则本病例必有汗出恶风、不欲去衣之征象。承淡安《伤寒论新注》谓"脉当浮濡，舌当白腻"。其实本方之舌不白腻，临床上多见白滑被苔，若兼腻则必须更加辛温香燥之品。

②"自有清中叶，叶派学说盛行以后，桂枝之价值，遂无人能解……所以不敢用桂枝，其理由之可得而言者，不外'南方无真伤寒'，仲景之麻桂，仅可施于北方人，非江南体质柔弱者所能胜。"观近贤之论，则世医之畏忌桂枝者，有由来矣。蒋树杞《论伏瘟证治》有曰："初起时期，内伏虽未发动，然必要预防，当使潜消，不令暗长，乃为上策，麻黄杏仁气分药，犹可用之。若桂枝其色紫赤，其性入心入血，能引助君火之气，以游行于周身营卫之间。今内伏虽未发动，倘骤入桂枝为导火线，则伏邪未有不随引而暴发者。"（《伏瘟证治实验谈》）然则忌用桂枝者，为伏瘟之证耳。淳祐改元，施发论疫疠盛行尝曰："病者不幸招医，多见以阳病服桂附者，悉殒于非命；岂唯不知脉，并于证而不知，吁，何惨哉！"是以施氏乃有察病指南之作，而序其缘起于上。然瘟证之忌桂，亦第指阳病而言。不当因噎废食，竟视桂枝为虎狼药也，特以温病之过程中，阳病最多见，故桂枝列为禁品之时亦最多。寖假而世之医者，于他病之欲用桂枝者，"遂亦多所顾忌焉，昔日叶派之较高明者，知桂枝治寒饮，然量仅二三分，宁不可笑"。其实桂枝辛温，"辛以散结，甘可补虚，故能调和腠理，下气散逆，止痛除烦，此其用也"（邹澍《本草疏证》）。所谓"桂枝最散"，殊不合仲景"桂枝本为解肌"之意。

③肾着汤即甘草干姜苓术汤（甘草、白术各二两，干姜、茯

苓各四两）。以茯苓说者谓"淡渗利水"之功为胜，而本经干姜功能"出汗、逐风湿痹"，与甘草附子汤有桂枝之"和营、通阳""行瘀、补中""利关节、温经通脉"，以及附子之治"寒根于里而阳本虚"（《本草思辨录》）之"腰脊风寒"（《名医别录》），其主治范围各异；故"高年病重"风湿相搏，脉浮濡而阳气本虚之腰痛，宜舍肾着汤而用本方。

④东洞翁药征论石膏说："近世火煅用之……余则不取。"张锡纯谓石膏煅者，绝不可用，并列举服煅石膏之流弊。

⑤张石顽："甘草生用则气平，调脾胃虚热，大泻心火……炙之则气温，补三焦元气，治脏腑寒热。"（《本草逢原》）此固袁医所说，甘草炙用则补之义。周岩谓"凡仲圣方补虚缓急，必以炙用，泻火则生用"（《本草思辨录》），白虎汤用炙甘草，其意亦如张石顽所云："仲景附子理中用甘草，恐僭上也；调胃承气用甘草，恐速下也；皆缓之之意。"庞留先生谓"恐石膏之性下坠，故伍以炙草使其逗留胃中，以消胃热"，当即此意。

⑥前后二症不同，寒热亦异；虽同为一人，而病情迥殊，故用药亦未可偏执。光绪初，僧心禅治赵老太太患阳气浮越，真元将离之大热而喘，用大剂生脉散加龙、牡、石斛而愈。次年患血虚痰多，外感微寒，壮热神昏，而用黄芪、当归、杏仁、苏子、葱白、连翘、竹茹、栀子、贝母等药物，取微汗而解。心禅并于第二次治案之后，附言云："书之以为虚人不可发汗之戒。"（《一得集》）心禅此案所记：亦同属一人，而前后所患既异，斯治亦有别，一则潜阳育阴，一则固表轻散。王达士所谓"无有定形，方为医道尽善者"，庶几得之。

案二　时地同，年龄同，而虚实异

右滩禄元坊，黄植泉乃翁，年六十余，患外感症，屡医未愈，小便短少，目眩耳鸣，形神枯困，全身无力，难食难睡，脉微而沉①，浸浸乎危在旦夕。医者见其小便不利，专以利湿清热，削其肾气②；山楂麦芽，伤其胃阳③；是速之死也。

吴君以予荐。诊毕，断曰：此阴阳大虚，高年人误药，至于此极！补救殊非易事。若非笃信专任，不难功败于垂成。彼谓："已计无复之，听先生所为而已。"于是，先以理中汤数剂，随加附子；又数剂，胃气渐增④。前之举动需人者，稍能自动。而其身仍振振欲擗地，改用真武汤⑤；又数剂，其心动悸，转用炙甘草汤⑥；数剂，心悸既止，并手足之痿者，亦渐有力⑦。

后则或真武汤，或附子汤⑧，十余剂。总计治之月余，其神元气，不觉转虚寒为强实。饮食起居，健好逾恒。病家驯至有生死人而肉白骨之目。

当时黄植泉之母，与其相继而病，亦延月余未愈。遂异其居，恐同时两死不便也。见乃翁奏效之后，又请予试诊其母；其见证与乃翁大异，亦形神疲倦，但此属实证而非虚证，易见功、易收功也。诊其脉则浮滑，症则心下苦满，按之极痛，不能饮食⑨。举家怆惶！予拟与小陷胸汤，家人曰：老人久病。沉重若此，可任此凉药乎？予曰："此乃小结胸病，是太阳证而入结于心下者⑩。此方导心下脉络之结热，使之从下而降则愈⑪。果一服：结解不痛，不用再服。调养数日，渐起居如常矣。可知实证易医也⑫。

两案同一时，同一室，又同为高年之人，而一温补，一清凉；一以多药，一以少药；终之皆治愈⑬。然则方机治则，可热一也乎⑭？

萧熙评注：

①本病服清利湿热，消导化积之药而不愈，在于脉证未能辨识。高年病久，寝食为难，则以小便短少，目眩耳鸣之证，为湿热上扰。似此徒见假象，忘其本真，宜其迭治而无功也。程应旄曰："阳之动始于温，温气得而谷精运，谷气升而中气瞻……盖谓阳虚，即中气失守，膻中无发宣之用，六腑无洒陈之功。"（《伤寒论后条辨·辨霍乱病脉证并治》）故清阳不升，则耳目鸣眩，

脾不输津，则小便短少；观于形神枯困，全身无力，其为中气失守，四旁不运，从可知矣。成无己曰："……脉沉微，知阳气大虚，阴寒气胜。"盖所患实为阴气独治之病。

②小便不利，少阴病亦见之。《伤寒论》第318条："少阴病，四逆……或小便不利。"盖"阳为阴郁，不得宣达"之故。

③凡消导之品，性多克削。体虚久困之人，"凡欲察病者，必须先察胃气；凡欲治病者，必须常顾胃气"（《景岳全书》）。赵养葵曰："饮食入胃，犹水谷在釜中，非火不熟。"故赵氏立论，"唯当以辛甘温剂，补其中而升其阳"，所谓"引胃中清气，升于阳道"（《医贯》）。盖胃中之体用有二，曰胃阴胃阳。胃阴喜甘润，而恶辛燥，胃阳喜升补，而恶制伐。

④医史戴良撰《吕沧州翁传》："伤寒：乃阴隔阳，面赤足踡，而下利躁扰不得眠；论者，有主寒，主温之不一；翁以紫雪散、理中丸进，徐以水渍甘草干姜汤饮之愈。"本案高年阳虚中寒，仅见眩鸣难睡之证，未及戴阳，故不需紫雪以"热因寒用"。夫用理中之意，乃如程郊倩所云："参术炙甘，所以守中州，干姜辛以温中，必假之以燃釜薪，而腾阳气：是以谷入于阴，长气于阳，上输华盖，下摄州都。五脏六腑，皆受气矣。此理中之旨也。"然以花甲之齿，困顿若是，且脉微而沉，谓非遵仲圣遗规，随加附子不可也。附子温经复阳，故服之渐能举动。

⑤《伤寒论》第82条："心下悸，头眩，身瞤动，振振欲擗地者，真武汤主之。"《医宗金鉴》云："心下悸筑筑然动，阳虚不能内守也；头眩者，头晕眼黑，阳微气不能升也；身瞤动者，蠕蠕然瞤动，阳虚液涸，失养于经也；振，耸动也，振振欲擗地者，耸动不已，不能兴起，欲堕于地，阳虚气力不能支也。"

⑥心动悸而转用炙甘草汤，心系因连服温经扶阳剂，阳气渐充，而阴液潜枯之势。盖方中之生地、阿胶养血滋阴，麦冬、麻仁增液润燥，亦足证此时虚寒已撤，阴邪早敛，而颓阳既复，甚且有阴虚泉竭之虑矣。其用炙甘草汤之依据，必尚有大便略涩，

小水未长，且"舌证或红，或正常而无苔，或有裂痕"（承淡安《伤寒论新注》）也。

⑦服炙甘草汤后，并手足之痿者，亦渐有力。"夫陈无择谓痿因内脏不足所致，诚得之矣。然痿之所不足，乃阴血虚也"。炙甘草汤"麦冬、生地，溥滋膀胱之化源；麻仁、阿胶，专主大肠之枯约"，以此治血枯阴竭，其功独擅；故于痿病亦复有验。

⑧真武汤与附子汤，方药略同：真武汤有生姜，附子汤有人参，所异者仅此。何以才转炙甘草汤数剂，又复易温阳扶中之法？盖必有仲景所谓"脉沉者，附子汤主之"之证再现。两方之脉证皆沉而大，舌证皆淡白。

⑨《伤寒论》第138条："小结胸病，正在心下，按之则痛，脉浮滑者，小陷胸汤主之。"黄连苦寒开结，以解热清火；半夏辛温滑利，温化滞痰；瓜蒌甘寒实兼润，利膈下降。三药相伍，不仅清膈间之热痰，且于不能饮食，亦合符契。

⑩周伯庆曰："诸泻心汤，大黄或用或否，黄连则无不用，心痞固非黄连不治。"苦寒之药，"老人久病，沉重若此"，固在所慎用。清程观泉治洪荔原翁之母，体质素弱，而用黄连，病家曰："苦寒之剂，恐难胜耳。"予曰："有病当之不害。若恐药峻，方内不用黄连亦可。"然迭饮罔验。程氏曰："无他，病重药轻耳！再加黄连，多服自效。"如言服至匝旬，诸恙尽释。程氏有按语云："若非心细审察，能不为所误耶？"

⑪黄连为治心火之剂，此云：导心下脉络之结热，殆以其味苦入心，而心主脉之意欤？

⑫徐灵胎曰："唯视病所在而攻之，中病即止，不复有所顾虑，故天下无棘手之病。"（《医学源流论》）盖若虚中夹实，或实中有虚，则医者踌躇束手，不敢下药。故谓"实证易医也"。

⑬"夫七情六淫之感不殊，而受感之人各殊，或体气有强弱，性质有阴阳……更加天时有寒暖之不同，受病有深浅之各异……故医者必细审其人之种种不同，而后轻重缓急大小先后之

法，因之而定。"（徐灵胎）

⑭"若不问其本病之何因？及兼病之何因？而徒曰：某病以某方治之……则幸中者甚少，而误治者甚多。"（徐灵胎《病同因别论》）

案三 久疟致虚误下

里海东头街就记之侄，患疟数月未愈，多服凉药①；仍有微热，脚肿，耳聋，心悸，郑声，不寐，精神恍惚，胃气弱极②，手足无力，是早尚服甘遂等攻药。予拟真武汤加桂枝龙牡③，见其已服大攻剂，知有变。嘱其明日乃可服此方。迨行后二小时，忽自起，夹其卧席狂奔至后门，后门即海；乃父大惊，急拥之归床。夫诊脉时，手足不能动，忽然狂奔，此孤阳浮越也，虚极自有此景状④。其叔曰："先生嘱勿服此方者，或恐以此归咎耳？今若此，宜速煎服之。"服后，酣睡数小时，为十日来所未有者。醒即寒战，盖被再睡。明晨清爽，能自起矣。具证此药驱出寒气之力也⑤。是午，检前方再服。前后连服五六剂，肿全消⑥，诸病霍然；且胃气大增。调养数日，而精神复原矣。

萧熙评注：

①高学山论疟云："阴气削弱，其脉则弦；又少阳之主脉亦弦。病疟之人，受邪而不能推出，阳气既已削弱；况少阳系三阳之枢，为卫气起伏升降之路，是卫与邪相角于少阳之部，而寒热渴呕之诸症见焉；故疟脉自弦也。热势躁急，故弦数之脉多热；寒气委顿，故弦迟之脉多寒……弦为脉体不充，迟为动机不至，俱阳虚之应；阳虚，则气机内并而寒，外并而热，或但寒而无热……温之而阳气自满，使有升降之冲和，而无起伏之偏弊，故可愈。此足少阴及三焦之疟，温之而大气一转，其病乃散也。"（《高注金匮要略》）疟疾一般多忌凉药，尤以久疟为甚。赣人称为脾寒，张从正即有"后世之医者，皆以脾寒治之"之说，则疟忌凉药，不仅昉自元时矣。然张氏曾作"疟非脾寒"辨，以其原

因不一，症亦各异。顾黎庇留所述之病例，洵属虚寒之一型。

②李东垣云"胃中元气盛，则能食而不伤"（《脾胃论·脾胃盛衰论》），则所云胃气极弱，实指食欲不振及消化力弱也。

③张璐《伤寒缵论·真武汤》："本治少阴病水饮内结，所以首推术附，兼茯苓生姜之运脾渗水为务。"王氏《易简方》，易真武汤名固阳汤，以为固阳补脾之剂。《方函》口诀云："此方以内有水气为目的，与他附子剂异。水饮之变，为心下悸，身瞤动，振振欲倒地，或觉麻痹不仁，手足引痛；或水肿，小便不利；其肿虚濡无力，或腹以下肿，臂肓胸背羸瘦。其脉微细，或浮虚而大，心下痞闷，饮食不美者。"此外再加"桂枝甘草之辛甘，以发散经中之火邪；龙骨牡蛎之涩，以收敛浮越之正气"（成无己）。盖据其服甘遂等攻药，恐有亡阳之变也。

④《伤寒论》第112条桂枝去芍药加蜀漆牡蛎龙骨救逆汤证云："亡阳必惊狂，卧起不安。"钱璜云："强逼其汗，阳气随汗而泄，致卫阳丧亡，而真阳飞越矣。"（《伤寒溯源集》）此则以攻剂逐水，所谓真阴重伤，孤阳浮越：盖此等景状，唯虚极时有之。昔滑伯仁诊暑月身冷自汗，口干烦躁，欲卧泥水之候，其脉浮之而数，沈之豁然虚散；滑氏曰："《素问》云：脉至而从，按之不鼓，诸阳皆然。此为阴盛隔阳，得之饮食生冷，坐卧风露。煎真武汤，一进汗止，再进躁除，三服而安。"（《滑伯仁医案》）

⑤滑寿治余子元之病：恶寒战栗，持捉不定，两手皆冷汗浸淫，虽厚衣炽火不能解，伯仁即与真武汤，凡用附子六枚。一日，病者忽出，人怪之，病者曰：吾不恶寒，即无事矣（医史朱右撰《撄宁生传》）。本案之病例，服药后寒栗入睡而解，此阳气欲复，阴气将敛，邪正交争之甚，故有此象。

⑥吉益南涯氏治一妇人，腹痛硬满挛急，时时发热，小便不利，手足微肿，微咳，目眩，患之百余日，一医投大柴胡汤，诸证日甚，热亦日炽；先生诊之，与以真武汤，一二日，热退利止；经五六日，小便快利，肿随去，食亦进，腹不痛，目不眩

（《成绩录》）。浅田宗伯氏治一姬，年垂七十，自春至夏，头眩不止，甚则呕逆欲绝，脉沉微，两足微肿，医二三疗之而不愈；与真武汤（《橘窗书影》）。本病例之疟后脚肿，亦以真武汤而治愈，则知此方之消除脚肿，乃复其阳而行其水之故。

案四　连用姜附，忽转芩连

吴涌冯某，父子俱以搜取肥料为业。其父年已古稀，忽患下利清谷①。请高姓医，诊治数日，高固负盛名，而熟读《伤寒论》者也，俱大补大温之剂：附子理中，更重加归芪之类。其平日处方，必以十二味，始谓之"单"②。乃服药以来，下利不少减，且四肢厥逆，无脉，胃败③！予诊毕，断曰：症诚重笃，但必利止后，脉渐出，始有生理。即用四逆汤，日夜连服，次日下利止；而脉仍未出④。即于原方加参续进。是日颇能纳食。次早诊之，脉渐可循，生气还出也⑤。复诊，据言昨夜不能成寐。盖由下后，心阴已虚，心肾未能相交⑥，于是改用黄连阿胶汤；一剂即能熟睡⑦。此症连用姜附，忽改芩连⑧；所谓帆随风转也。由是，调养数日，即告复原。夫以七十老翁，病危乃尔，而收效之速，竟复若是。益知仲景之方，固不可易，而六经之法，胥在运用之妙耳⑨。

萧熙评注：

①刘熙释名云："圊，至秽之处，宜常修治使清洁也。"成氏辨脉篇注："清者，圊也。"借作动词，犹言"疴"。清谷，谓泻出未消化之物。濑穆曰：清者，反语，不净之处，即厕也。谷，食不化之谓。

②单方，本义为简单之方药，《隋书经籍志》"王世荣单方一卷"，姑溪题跋：李之仪云"古人多用单方，盖识病知药乃如是"，后假为药方之省称。盖亦以记事物之纸张曰单，如郑望膳夫录云："韦仆射巨源有烧尾宴食单。"故记药之纸，亦曰药单，省称为单。此与医方之省称为"方"并同，《史记·扁鹊仓公传》：

"使意尽去其故方。"所谓方者，《周礼》言"以方书十日之号"。注"方、版也"，孙诒让正义："谓木版也。"演繁露云："方册云者，书之于版，亦或书之竹简也；通版为方，联简为册。"《中庸》言"布在方策"，朱注："方，版也；策，简也。"是则记药之版，谓之药方，省称为方矣。

③李杲《脾胃论》曰："胃之所出气血者，经隧也，经隧者，五脏六腑之大络也。"又云："五谷入于胃也，其糟粕、津液、宗气，分为三隧。故宗气积于胸中，出于喉咙，以贯心肺而行呼吸焉；荣气者，泌其津液，注之于脉化而为血，以荣四末，内注五脏六腑，以应刻数焉；卫者，出其悍气之慓疾，而行于四末分肉皮肤之间而不休者也。"（《脾胃论·脾胃虚实传变论》）故胃败云云，乃指脉气已绝，与《内经》所谓春必弦，冬必石者，为有胃气之旨互异。

④《伤寒论》第225条曰："脉浮而迟，表热里寒，下利清谷者，四逆汤（甘草、干姜、附子）主之。"第323条："少阴病，脉沉者，急温之，宜四逆汤。"四逆汤为治四肢厥逆，下利清谷之主剂。本案之病例虽亦以大补大温为治，然其用附子理中（附子、人参、干姜、白术、炙甘草）加北芪、当归，则未能切中肯綮。盖《伤寒论》第159条云："伤寒服汤药，下利不止，心下痞硬。服泻心汤已，复以他药下之，利不止；医以理中与之，利益甚，理中者，理中焦。此利在下焦。"理中方之人参、白术，皆扶中之品，北芪之药效亦为补中益气，而当归之油润，于虚寒泄泻，尤有滑利之弊。所以前医之疗法，非唯下利不少减，驯至肢冷脉绝。而四逆汤之所以有效，则以其药简而味纯，不为参、芪、归、术之补益，分其专达下焦之力。夫方中之干姜，邹澍曰："本经干姜主治，当分作两截读……出汗，逐风湿痹，肠澼下利，生者尤良为一截。"（《本经疏证》）周岩曰："干姜治腹鸣下利也。"（《本草思辨录》）又附子之治效，《证治摘要》云："然则附子之证状如何？答曰：仲景云无热恶寒者。又真武汤证

曰：腹痛下利。附子汤证曰：口中和。由是考之：无热恶寒，大便滑，或溏，口中和者，当用附子。"钱潢《伤寒溯源集》："附子辛热直走下焦，大补命门之真阳，故能治下焦逆上之寒邪，助清阳之升发，而腾达于四肢，则阳回气暖，而四肢无厥逆之患矣。"

⑤处四逆之姜附，以治利在下焦，故下利得止。而脉仍未出者，则以荣气不足之故。原方加人参后，即颇能纳食，且翌晨脉亦可循。据《名医别录》人参有通血脉之功，盖以其能"开胃，调中，治气"（《日华子本草》）也。胃气既复，则荣气泌其津液注之于脉，以应刻数，是为脉动，故曰"生气还出"。

⑥李梴《身经通考》曰："位离生阴，故能生血。"陈士铎云："心中之火，君火也，心包之火，相火也；二火之中，各有水焉。二火无水，则心燔灼而包络自焚矣……治法当补其心中之水，以生君火，更当补其肾中之水，以滋相火，水足而二火皆安。"（《石室秘录》）心营不足，则水火不能相济。"但使津血渐复，心气得下交于肾，肾气得上交于心，乃得高枕而卧焉。"（曹颖甫《伤寒发微》）

⑦《伤寒论》第 303 条："得之二三日以上，心中烦，不得卧，黄连阿胶汤主之。"柯韵伯曰："用芩连，以直折心火，用阿胶，以补肾阴，鸡子黄佐芩连，于泻心中补心血，芍药佐阿胶，于补阴中敛阴气，斯则心肾交合，水火升降，是以扶阴泻阳之方，而变为滋阴和阳之剂也。"

⑧程观泉治汪姓阴暑感症转为瘅疟，方用理阴煎，继以壮中温托。姜附服至四剂；终则调以甘药，仿指南医案之旨，治以梨蔗（《杏轩医案辑录》）。与本案"连用姜附，忽改芩连"之意正同，盖诊处之际，全在临机应变耳。

⑨李中梓云："方可以随时变，而不外仲景之法，法可以随症立，而不外仲景之方。若拘于一定之轨则，而不思变通，不唯胶柱鼓瑟，抑且浩漫靡穷矣。"

案五　足心痛之真武证

龙田坊吴某，在港为雇工，中年人，患脚板底痛，不能履地，面白，唇舌白；胃减。屡医不效，因返乡关，就诊于予。其有花柳余患乎？曰：前治花柳，服清凉败毒剂[①]，今则全愈矣。予曰：足心为涌泉穴，是肾脉所发源者。肾败则痛，不能履地也[②]。先以真武加茵陈，令其余邪，从小便而解[③]。继以真武，连服十余剂而愈。

萧熙评注：

[①]清凉败毒，多属苦寒降泄，淡味渗利之药，最损脾肾。夫苦寒所以抑中土之阳，淡渗所以伤肾之真阴。真阴不充，命火日瘻，故足底痛而不能履地。脾阳衰少，胃火不足，故纳食减而舌淡苔白。脚固隶于肾，唇复属诸脾，水与土病，于外证上乃亦可于此征之。

[②]《素问·阴阳离合论》："少阴根起于涌泉。"《灵枢·本输》："肾脉出于涌泉，涌泉者，足心也。"

[③]真武汤而加茵陈，盖取茵陈去风湿寒热邪气（《神农本草经》，简称《本经》），及小便不利（《名医别录》）之治效。本例之病因，必兼有寒湿蕴结，而见小便黄涩者。张璐《伤寒缵论》云："若极虚极寒，则小便必清白无紧矣，安有反不利之理哉？则知其人不但真阳不足，真阴亦已素亏；若不用芍药固护其阴，岂能胜附子之雄烈乎？"真武汤方芍药与附子同用，于此证有保阴复阳之效。方中之茯苓、茵陈去其内蕴湿邪之毒；白术、生姜，温其胃土中气之寒。《医学纲目》载孙兆之言，有曰："附子与白术合用，足以和其肾气；肾气怯者，命火必衰而脾元亦复困惫，故有赖于温肾之附子与扶脾之白术也。"

案六　下利厥逆

吴涌冯家寡妇，仅一女，年八九岁，爱如掌珠，患下利，日趋沉重。着其亲人入龙山，请有名誉之医至：出贵重之药散，而处以普通之利湿止疴剂①；所谓小儿科也。服药后，傍晚，则四肢厥逆；以为不治矣，遂置诸地。

其亲人因冒雨延医，困惫无赖，酌酒消遣；饮尽续沽，适予在酒肆诊病，因询予曰：先生能为小儿医乎？予曰：医学固有分科，理则一也②。遂邀诊。视之，则四逆证也，与以四逆汤③。嘱界之上床，小心灌药。下利渐减。明日再诊，复与前药，疴止厥愈；五六日复原。

萧熙评注：

①所谓贵重之药，及普通之利湿止疴剂，即陈修园所指："今儿科开口即曰食，曰惊，曰风，曰疳；所用之药……朱砂、牛黄、胆星、石菖蒲、天竺黄、代赭石、青黛、赤芍、金银煎汤，为定惊之品。以山楂、神曲、麦芽、谷芽、莱菔子、枳壳、厚朴、槟榔、草果，为消食之品……父传子，师传徒……钱仲阳以金石之药为倡，犹有一二方近道处；至《铁镜》采薇汤，则乱道甚矣。"（《医学三字经》卷四小儿科方）

②张景岳曰："小儿之病，古人谓之哑科；以其言语不能通，病情不易测，故曰'……宁治十妇人，莫治一小儿'；此甚言小儿之难也。然以余较之，则宁治十男子，莫治一妇人；则三者之中，又唯为小儿为最易；何以见之？盖小儿之病，非外感风寒，则内伤饮食；以至惊风吐泻，及寒热疳痫之类，不过数种；且其脏气清灵，随拨随应，但能确得其本而撮取之，则一药可愈。非若男妇损伤，积痼痴顽者之比，余故谓其易也。第人谓其难，谓其难辨也，余谓其易，谓其易治也。设或辨之不真，则诚然难矣。然辨之之法，亦不过辨其表里寒热虚实，六者洞然，又何难治之有？……凡此者，实求本之道，诚幼科最要之肯綮，虽言之若无奇异，而何知者之茫言也。然非有冥冥之见者，固不足以语此，此其所以不易也。"

③《伤寒论》第314条曰："少阴病，下利，白通汤主之。"

白通汤即四逆汤，而以葱白易甘草。"甘草所以缓阴气之逆，和姜附，而调护中州。葱则辛滑行气，可以通行阳气，而解散寒邪。"（《伤寒溯源集》）夫久泻伤中，脾阳日竭，故必须姜附温中复阳，而不宜更用葱白之辛滑耗散矣。然童稚之体，过用温热，易伤于燥，此所以又必待甘草之甘，以缓和之也。

案七　认证的，不必拘脉

吴涌谭某之妻，新嫁而未落家者也。有病，始回夫家[①]。患少阳证，不足奇。而奇在垂帘诊脉，不欲露面，亦新嫁娘之常情。唯诊其六脉全无！若以脉论：非大虚而何？然予不计也[②]。只据其发热、胸满、口干苦，即与小柴胡加减。一剂，即已退热[③]。将谓其平素脉固如是乎？夫人之体质，各有不同，脉亦有不能一概而言者[④]！乃逾数月后，其人复患病，察之，则固热病；而切诊居然得少阳之脉。志此，此为专论脉者，广知见也。

萧熙评注：

①未落家，言未居宿于夫家。落与居通，《后汉书·仇览传》"庐落整顿"，注："落，居也。"引申而有归宿之意，《朱子全书·孟子》："以行无不慊于心解之，乃有落着。"家常为夫之代称，此旧时代之礼制；《左传·桓公十八年》："女有家，男有室。"疏："家者，内外之大名；户内曰室，男子一家之主，职主内外，故曰家。妇人主闺内之事，故曰室也。"

②王达士曰："有是症，便有是脉，又何可舍乎？夫所谓舍者，乃舍其末而从其本，舍其伪而究其真耳。如人之本脉原弱，甚则重按全无，浑似脏腑皆虚者，是为气血阻滞而然，实假脉也。皆当先泻后补，或补泻兼施，此皆舍脉从病之治也。"（《医权初编》）

③汤本求真云："小柴胡汤，以胸胁苦满为主证。"（《皇汉医学》）凡用小柴胡汤，其必有胸胁苦满之主征，以为之准绳。故《古方便览》云："小柴胡汤治疟疾，当随其腹诊，考而用之。古

今以此汤为治疟疾之方，一概施用，多不验者，以其但据寒热，不知腹诊故也。"本案"六脉全无"而断然处以小柴胡汤者，盖必因其有胸胁苦满，兼尺肤滑泽，气息声粗，而呼吸调匀，可以自触诊及闻诊而得之，此所以足征"其非大虚"之证耳（参阅《广东中医》月刊第11期，郑元斑"我对伤寒论'伤寒中风有柴胡证，但见一证便是，不必悉具'的看法"）。

④汇辨云：人之形体，各有不同，则脉之来去，因之亦异，不可执一说，以概病情也。形气之中，又必随地转移，方能尽言外之妙也（林之翰《四诊抉微》）。本案初诊无脉，而第二次患病，弦脉忽见。或前此未必为脉情之变异，殆由衣袖紧小，肱受约束，桡部之脉波，遂为之弗出欤？

案八 大承气汤治痉

里海辛村潘塾师之女，八九岁，发热面赤，角弓反张，谵语，以为鬼物。符箓无灵，乃延予诊。见以鱼网蒙面，白刃拍桌，而患童无惧容。予曰：此痉病也。非魅①！切勿以此相恐，否则重添惊疾矣。投以大承气汤，一服，即下两三次②，病遂霍然。

萧熙评注：

①"痉以强急得名，乃赅脑脊髓膜炎、破伤风诸病而言，《巢源》《千金》所载可考也。《千金》云：太阳中风，重感于寒湿，则变痉也。痉者，口噤不开，背强而直，如发痫之状，摇头马鸣，腰反折。按《千金》所云：为脑脊髓膜炎破伤风共有之证。唯脑脊髓膜炎初起即恶寒发热，故《千金》冠以太阳中风。"（《金匮要略今释》）

②曹颖甫用大承气汤（生大黄、芒硝各三钱、枳实四钱、厚朴一钱）治其女若华："忽病头痛，干呕，服吴茱萸汤，痛益甚，眠则稍轻，坐则满头剧痛；咳嗽引腹中痛，按之则益不可忍。身无热，脉微弱，但恶见火光，口中燥，不类阳明腑实证状；盖病

不专系肠中，而所重在脑，此张隐庵所谓阳明悍热之气上循入脑之证也。"（《经方实验录》）熙据此以治两例流行性脑脊髓膜炎证，服一剂后，热降，角弓反张顿减。再服一剂，大便下黑水，症势大减；转方调理而瘳。

案九　白虎汤治燥证

谭寨吴阿西，其女十二岁，病，请谭瑞年诊治。瑞年随即访予，问曰："曾诊一症，口渴，吐虫，腹痛，此为何症？宜何方？"予应曰："厥阴之乌梅丸症也。"①彼似有疑，而形容颇不安者。予即于案头拈《伤寒论》以证之，复语之曰："书固如是也。所患者，述证不实不尽，自与书毫厘千里耳。"②

次早，破晓，吴阿西亲到请予往诊。予曰："为令媛乎？瑞年之方固合，仍资熟手可也。奚我为？"曰："服方大不对！苟症势平平，则我亦不欲更医也。"

予乃知瑞年所用者，亦犹是长沙家法。不意予临视时，患者满面现焦燥气，舌亦枯黑异常，大渴。因谓曰："是必有谵语也。"西曰："然！"③呜乎，瑞年认症其差耶？况以乌梅丸方，加倍姜附椒桂乎？宜患者之苦因干燥而烦也。予即与大剂白虎汤④。服后如甘露醴泉，其病若失。

萧熙评注：

①《伤寒论》第 326 条："厥阴之为病，消渴，气上撞心，心中疼热，饥而不欲食，食则吐蛔。"腹痛吐蛔，而用乌梅丸，则必兼有"脏寒"。故《伤寒论》第 338 条曰："……此为脏寒，蛔上入其膈，故烦，须臾复止。得食而呕。又烦者，蛔闻食臭出，其人当自吐蛔。蛔厥者，乌梅丸主之。"故以乌梅丸治蛔痛，当注意其"脏寒"及"蛔厥"，盖其症非纯热或纯寒，乃寒热交错之症而又偏于寒者。

②医者认症不的，以热投燥，以冷投寒，历观前代医案，其事往往而有。此其故，或则临事仓卒，粗心致误；或则学养不

足，辨识未精。顾此未必为医者病？盖要在能平心静气，不持己过；虚心悔悟，更张前法可也。夫既觉前此之失，则于他医转手之时，坦然述其致误所在，庶几接治者，有所参核。则虽误其病，而或为害不必大也。故误治之害，常在于饰词瞒病，蒙蔽他医，意欲病家不知，则于己之声名无损。又以为他医或无由识破，谓病本如斯，非由误治之过也。夫病情演变，必有其因，且复有其迹象可寻；客观存在，岂容抹煞？是以浮巧诈诳，隐奸终烛。虽令掩耳盗铃，其如医非尽聋何哉？嗟嗟，予少年侵疾，亦罹此惨。若辈千方淫饰，讳莫如深。予以困惫卧床，而诊验报告之书，又弗获见，以致延误日久。幸有高明，卒发其私。然予所受之祸，已非浅鲜矣。因读黎氏之案，附志数语，以为吾辈医人之诫。

③满面焦燥气，即阳明证面垢之具体而微者。《医宗金鉴》云："阳明主面，热邪蒸越，故面垢也……热盛于胃，故谵语也。"黎氏据望诊，何以即知其有谵语？盖自其满面现焦燥气及舌亦枯黑异常而得之，夫舌枯黑异常者，胃热炽盛之极也。胃热炽盛之极，亦可从其大渴之见证，数者合参而益为著明。《医宗金鉴》曰："……津液愈竭，而胃热愈深，必更增谵语。"

④然里热炽盛者，其津液愈竭，与津液泄尽者不同；病机有深浅之殊，用药有经府之别。前者未可急下，后者则非迅予大承气汤不为功。钱潢《伤寒溯源集》曰："……津液尽泄……故当急下……然必以脉症参之。若邪气在经，而发热汗多，胃邪未实，舌苔未干厚而黄黑者，未可下也。"本症虽舌枯黑，然必不厚垢；虽大渴，必无燥屎。故本案所云舌枯黑之枯，乃比较缺少津液之谓。且也，本症必有洪大浮滑之脉，不然者，亦未必可遽用白虎汤也。柯韵伯论内热甚者之自汗云："无大烦大渴证，无洪大浮滑脉，当从虚治；不得妄用白虎。若额上汗出，手足冷者，见烦渴谵语等证，与洪滑之脉，亦可用白虎汤。"

案十　产后少腹肿满

　　贫户简保开之妻，分娩后，腹大如故。次日，更大。医生以普通之生化汤加减与之，日大一日，腹痛异常！有以予为荐者。病家鉴于其邻近之产后腹痛肿胀，用温补而愈者多人。以为予好用热药，未敢来请[①]。迨延至五日，其大如瓮，几有欲破之势。且下部气不至，而坚硬矣。始延余诊。审问其产时，胎已先死，而血与水点滴未流。予断此为水血相混，腐败成脓（如大疮然）：热极，气滞而肿也[②]。病毒如此剧烈，非大猛烈之剂，不能攻取。深思良久，乃与桃仁承气合大陷胸汤与之。服后，下脓血半大桶，其臭不可响迩[③]。肿消其九成，所余茶笍大者[④]，居脐右，仍痛不可耐。予继投寻常攻痛之药。不少动。因谓病家曰："此燕师之下齐七十余城，独即墨负固为牢不可破[⑤]。故不得不用抵当汤，直捣中坚，一鼓而下。"奈五月盛暑亢旱，村落水蛭颇不易得。寻觅数日，始获四五条，合虻虫如法煎服。计前后三剂中，水蛭用至二十余条，肿势日渐消尽，身体如常矣。再三年后，此妇人又连产二子，由其体质强健故尔。此症使当时稍有因循规避之见，不敢放心放胆，则命不可保矣。去年神州医药报，有提议抵当汤内之虻虫水蛭，药肆不备，即得之，又恐病家不愿服，欲以他药代之；有议以干漆炭代之者。夫汤名抵当，其用意，非如此猛烈，实不足充抵当之任[⑥]！试观热结膀胱，桃仁承气汤中之桃仁、大黄，足以尽攻破之能事，而乃炙甘草以缓之，桂枝以行之，盖欲以拮抗其峻利之势者也。又若热入血室，亦血热也，而不用桃仁、大黄等。从可知症有轻浅沉痼之殊，方亦有平易险峻之异。要之认症贵的，则有是症必有是方。而在识力独到者为之，亦只因势利导而已。何奇之有？

　　萧熙评注：

　　①某类病型，用药或有偏于温补若寒凉者，其间复有岁气时令及个体本质之不同，所谓头绪万端，未容粗率论定。而况

处用热药，又常有兼施寒药以牵制及照顾他症者。其所用温热或寒凉，固非无因而致。然昧者不察，往往妄肆一隅之见，偏颇之说，遂贻无穷之谬。余阅黎氏所记，殊有动于心。谨以钱仲阳陈文中二家为例：夫钱氏用凉泻，陈氏用温补，立法固有不同。而人皆以为二家各执一端，交相诟病矣。实则此殆皮相之论，是未知二家之真谛者也。万全曰："执偏门之说者，无以白二先生之心。先子为吾剖析发明：仲阳之用凉泻，因其烦躁大小便不通也。文仲之用温补，因其泄泻手足冷也。虚则补之，实则泻之；所谓无伐天和，无翼其胜也。"（《痘疹世医心法》自序）

②黎氏断此病之机理为水血相混，气滞而肿，热极，乃腐败成脓。而以桃仁承气汤合大陷胸汤治之。柯韵伯论桃仁承气汤之条本文曰："冲任之血，会于少腹，热极而血不下而反结。"钱虚白论水结在胸胁之大陷胸汤证曰："因热结在里，胃气不行；水饮留结于胸胁，乃可攻之候也。"又引尚论辩之云："愚谓若水饮必不与热邪并结，则大陷胸方中，何必有逐水利痰之甘遂乎？可谓一言破惑。"（《伤寒溯源集》）黎氏以水血相混，热邪并结，并以气滞瘀塞为着眼，故用大陷胸汤以除其水与热；用桃仁承气汤"以桃仁逐血中之瘀，桂枝行血中之气。而以下行之药带入下焦，犹之行军，兵将为敌所畏服，故用之以资掩杀耳"（《伤寒尚论辨识》）。

③本案用桃仁承气汤，其脉必有弦象，《张氏医通》论桃仁承气汤云："虚人虽有瘀血，其脉亦芤，必有一部带弦。"曹颖甫于临床上用桃仁承气汤之脉，亦主弦，亦主沉紧（《经方实验录》）。盖下焦少腹之病，多有是脉。"今瘀热客于下焦，下焦不行……（桃仁承气汤）桂枝之辛热，君以桃仁、硝、黄，则入血而助下行之性矣。"（《医方考》）同时用大陷胸汤者，则因其为水热相搏之故。大陷胸汤之脉，寸脉浮，关脉沉，此热结在里，水饮留结于胸胁故也。今非结胸证，不在心部以上，而见腹肿硬，

则是水热留结于下焦，乃《伤寒论》所指“从心下至少腹硬满，而痛不可近者，大陷胸汤主之”（第137条）之证。故曹拙巢曰：“唯大陷胸汤为能彻上下而除之。”据证论脉，其脉亦必沉紧，《伤寒论》结胸证而有心下痛，按之石硬者，脉沉而紧（第135条）。以此，可证本案之脉，必为紧，且必有一部见弦也。

④茶萝，即“包壶”。此包壶用藤或竹制，内用布镶嵌，实以棉花，以瓦或瓷壶置于其中，则可以保暖。粤语谓之茶萝。一般高一市尺，圆径半市尺。

⑤此用战国史事为喻。乐毅护燕兵伐齐，下齐七十余城，唯独莒、即墨两城未服（《史记·乐毅列传》）。“燕既尽降齐城，唯独莒即墨不下。燕军闻齐王在莒，并兵攻之淖齿；既杀（齐）湣王于莒。因坚守拒燕军，数年不下。燕引兵东围即墨”（《史记·田单列传》），田单以火牛破燕军于此。

⑥邹趾痕《圣方治验录》曰：“䗪虫水蛭二物，为仲圣书中起沉疴愈大病，最有大力之神药；然而自仲景迄今一千七百余年，历年久，圣道失传，而今竟无人能用此药，遂使一切瘀血入于血室之发狂腹硬证，及瘀血入于血室结成坚硬大块之干血痨病，可生而不得生者，不知凡几。曷胜浩叹！”又曰：“若夫用二十个或三十个者，则视其瘀块之大小坚柔而决定也。若夫用其大毒以成功，而又能避其猛峻而无害者，则在乎良医辨证精明，临险不惑，见可而进，知难而退，进退适宜之运筹也。良医善用，故能起沉疴，愈大病；粗工无学无识，冒昧从事，不唯无益而反害之；于是相戒以不可用！久而不用，用法失传，辨别采药之法亦失传；遂使起死回生有大力之神药，搁于无用之地，讵非大可惜哉！”昔年海上药铺，水蛭亦“鲜有备之者，盖医家药商，同视此为禁品；不敢以之列方，不敢以之售人。积习不返，良药坐湮，为可惜也”（《经方实验录》）。然今日药肆则已改观，水蛭、虻虫皆非难购之物，但录此以为医人识见未广，临事张皇无措者，参考之助耳。

案十一　肉糜润燥

东里一老翁，年八十余也。曾患太阳寒水射肺之证，发热而咳。与小青龙汤，热退[①]，咳仍未尽除。畏药苦，不愿再服（所谓老人成孩子性）。咳遂日甚一日。平昔性好游动，今不出门，将一月矣。忽翁之子来告："父病久困床褥，佥以为并就木也。近者，不食数日，忽欲食鱼粥，顺其意与之。乃今早直欲食肉糜，未识可否？"余问其大便若何？答以"不更衣十余日，第咳嗽已无，常觉口干燥，自昨日食鱼粥，语声爽"，余喜曰："此元气有自复之机！病能渐从燥化，实吉兆也。与肉糜润之，当愈。"[②]嗣后，饮食渐复常态。未几，此翁又安步街衢矣。人多谓庇留好大剂，好热药，岂知予亦用平淡如肉糜者，竟以愈卧床久病之八十老人耶？[③]

萧熙评注：

[①]太阳经行身之表，肺主皮毛，故太阳之经，亦关乎肺。成无己曰："伤寒表不解，心下有水饮，则水寒相搏，肺寒气逆。《针经》曰：形寒饮冷则伤肺。以其两寒相感，中外皆伤，故气逆而上行，此之谓也。与小青龙汤。"钱潢论伤寒表证小青龙汤证曰："喘咳，水寒伤肺而气逆也；以肺主皮毛，寒邪在表，水气停蓄，故伤肺气也。"寒水随气逆而上，故曰射肺。沈明宗注小青龙条文曰："此风寒在表，内合痰水为病也。在表则发热，射肺则咳。"又曰："盖人身积饮在胃，或表里上下中间寒热诸证，皆赖肺气通调而为总司。便作水逆肺气不利治之；故用小青龙之麻桂，发散在表之风寒，干姜温肺，细辛逐饮下行，能驱内闭之邪，甘草以和中气，半夏涤饮下行，芍药以收阴气，不使上逆，五味子以收肺气之逆也。"（《伤寒六经辨证治法》）

[②]病者不大便十余日，常觉口干燥，纯为久病津枯之象。食鱼粥而语音转响，乃津液回润之表征也。黎氏据病机已从燥化着眼，故主张以肉糜调之。吴仪络曰："猪肉，水畜，咸寒……食

之润肠胃，生津液……按：猪肉生痰，唯风痰、湿痰、寒痰忌之；如老人燥痰干咳，正宜肥浓以滋润之，不可执泥也。"（《本草从新》）

③医之处方用药，岂有随所好恶，胶执己见者乎？盖若病之顽重，自非大剂峻药莫属。倘势犹轻浅，则杀鸡焉用牛刀？是方药之施，宜有准绳；其用量及配合，亦当有定法，固非可信手拈来，以生命为尝试也。徐灵胎曰：若"唯记通治之方数首，药名数十种，以治万病，全不知病之各有定名，方之各有法度，药之各有专能；中无定见，随心所忆；姑且一试，动辄误人"（《兰台轨范》）。斯言也，良足发人深省。

案十二　四逆汤治猝脱

吴涌东头街尾，一酒米店司酒房之伙夫，素无病，忽倒地不省人事，手中厥冷[①]。有医者处方，煎药将服；复邀予至，见其脉沉微，曰："此猝脱也。急以四逆汤灌之！"[②]前药已斟，色黑，地黄之类也，弃其药。服四逆汤而愈[③]。

萧熙评注：

①张浩曰："厥者，逆也；手足因气血不相接，逆而冷也……有阳厥，有阴厥……阴厥者，身凉不渴，脉迟细而微，手冷过肘。""阳衰于下则寒"也。（《仁术便览》）

②左季云曰"此阴阳气不相顺接，手足逆冷"，故用四逆。"四逆者，四肢逆而不温也。四肢者，诸阳之本，阳气不足，阴寒加之，阳气不相顺接，以致手足不温，而成四逆。此汤申发阳气，却散阴寒，温经暖肌，是以四逆名之。"（《伤寒论类方汇参》）

③厥逆猝脱，用地黄之类，本非厉禁。刘河间地黄饮子（熟地黄、巴戟天、山茱萸、石斛、附子、肉苁蓉、五味子、官桂、茯苓、菖蒲、麦冬、远志），治肾气虚弱厥逆。张景岳右归饮（熟地黄、枸杞子、杜仲、山药、炙甘草、肉桂、附子、山茱

黄），治阳衰阴盛而厥。故猝脱之用地黄，须辨证入微，配合周治；不则祸不旋踵。盖若左归饮（熟地黄、山药、枸杞子、炙甘草、茯苓、山茱萸），一阴煎（熟地黄、甘草，丹参、芍药、生地黄、麦冬、牛膝）等方，景岳亦列为治卒中之剂。顾二者之主症，为阳盛阴衰；与前此所用熟地之方，根本异趣。然何以本案与救"阳衰阴盛"之熟地黄处方，其方证乃若水火不相能耶？然则将胡所抉择之？则以本案立方之道，别有脉舌为据；脉象沉微，黎氏固已著于案中矣，而其于舌征则略而未言。左氏举四逆汤以验舌参证，其言殊为切中，云："舌淡紫，带青滑，又绊青黑筋者。此寒邪直中三经，其证身凉，四肢厥冷，脉沉缓或沉弦。"

案十三 小柴胡汤救逆

世传麻黄桂枝，为大燥大散之品，相戒不用，即用亦不过三四分而已。不知太阳之麻黄证，俱用三二钱。以汤名证，则必借麻黄桂枝之力也，明矣[1]。然必认证的确，用之方无弊。不然，麻黄证而误用桂枝汤，桂枝证而误用麻黄汤，皆宜有弊。况少阳之小柴胡证，而误用麻黄者哉？里海豪林里谋某，六十之老翁也。得少阳病。医者不识，而乱投羌独麻桂[2]。谓予常以麻桂而取良效，以是亦乐为之。然翁服其药，由轻而重，由重而危。夫医事关系司命，若习焉不精，遂易为东施之效颦哉？[3]余卒以小柴胡加减，数剂而愈焉[4]。

萧熙评注：

①世以麻黄、桂枝为大燥大散之品，相戒不用。即用，亦不过三四分而已。今试问苟遭麻桂之证，而不以麻桂救之，以致变证蜂起。则伊谁之咎欤？于麻桂乎何尤？张治河曰："试问起沉疴者，果系桑菊平肝，银翘清肺，木蝴蝶、路路通、丝瓜络、荷叶筋等轻描淡写之果子药耶？抑系麻桂硝黄等之仲景方耶？将不辨而自明矣。"（《经方实验录》）

②麻桂羌防，循经而用，按证而施，其间泾渭界然，间不容发，岂可张冠李戴乎？徐洄溪曰："方之治病有定，病之变迁无定……随其病之千变万化，而应用不爽，此从流溯源之法，病无遁形矣。"故掌握经方，当明认证之法，始无差误。否则条理混淆，以甲方而误投于乙方之证，则南辕北辙，其不陷于歧途者几希？

③清代吴达曰："今之习医者，何多易易乎？从师一二年，记方数十纸，遂以为某某高弟，克绍其传。所云某病用某方者，尚不甚清晰；问其致病之原，用药之意，则固茫然。或方药偶中，复沾沾自喜，以为术不过是。语以读书穷理，更迁缓视之矣。（彼）借祖父余荫者，平日未读父书，一旦欲传祖业，执成方数纸，便称世医。甚有一家数病，只有一方；一日数诊，仍系一方者，贻害良非浅鲜。而其弊，皆中于易视也。"吴氏自谓其研习医方"特未尝竟以为易，偶涉疏虞"。故于"一证之来，审其所自；一方之用，决其相宜；不敢妄语欺人（殆谓轻病用重剂峻药，故为欺世盗名），不肯违心徇俗（殆谓大病用轻剂淡药，意图敷衍塞责）。耳目所及，觉浅显平易之证，多误于庸恶陋劣之方。惨然于心，不忍默然于口。唯望习是业者，毋忽其易，共勉于难也可"（《医学求是》）。抑有进者：黎氏以经方鸣高，固为一时专美；然他人借鉴，乃以效颦目之，其论则似有可商。夫医学者，天下之公器，非一人一家所能私之也。旧典心传，固当步武前哲；若己之所德，而他人仿效，方乐闻之或指授之之不暇，固未可以取法于我者而少之也。特以时医不学，偶触经论，一似雾里看山，难得真相。乃冒昧以经方治病，其有不贻误苍生者乎？若时方之道，虽或浅尝，施用偶误，为祸犹小，经方则殊未宜轻率出之也。马援诫兄子严敦书："效伯高不得，犹为谨敕之士，所谓刻鹄不成，尚类鹜者也；效季良不得，陷为天下轻薄子，所谓画虎不成，反类狗者也。"（《后汉书·马援列传》）斯言虽无与于医，然以为医家之盘铭，似亦不

无可取。

④《伤寒论》曰："柴胡汤证具，而以他药下之；柴胡汤证仍在者，复与柴胡汤。"此则柴胡证虽经误汗，而柴胡证犹在，仍不为逆，复以柴胡汤与之，亦获和解也。

案十四 "失心风"用风引汤例

九树社谋某，中年人也；病中风：旋行屋内不休，自言自语，语无伦次，如狂状。据《金匮》，当用防己地黄汤①。余乃用风引汤，去干姜，入竹茹，连服二剂而愈②。

萧熙评注：

①《金匮要略》云："防己地黄汤，治病如狂状，妄行独语不休，无寒热，其脉浮。"（卷二）方函口诀云："此方治妄语狂走，《金匮》虽属于中风，实则失心风之类也。"尤在泾《金匮心典》引赵氏云："狂走谵语，身热脉大者，属阳明也。此无寒热，其脉浮者，乃血虚生热，邪并于阳而然。桂枝、防风、防己、甘草，酒浸取汁，用是轻清，归之于阳，以散其邪。用生地黄之甘寒，蒸熟使归于阴，以养血除热。"徐洄溪云："此方……生地独重，乃治血中之风也。"（《兰台轨范》）

②《金匮要略》云：风引汤（大黄、石膏、滑石、寒水石、甘草、紫石英、白石脂、赤石脂、牡蛎、龙骨、桂枝、干姜）除热瘫痫，楼氏《纲目》，作"除热癫痫"。《外台秘要》"风痫门"引崔氏云："疗大人风引，少小惊痫瘛疭，日数十发……除热镇心。"《诸病源候论》："脉微而弱，宜服风引汤。"尤氏云："此下热清热之剂，孙奇以为中风多以热起。中有姜、桂、石脂、龙、蛎，盖以涩驭泄，以热监寒也。"黎氏于本案去干姜之"辛热以温肺经之寒"，而增入竹茹"开胃土之郁，清肺金之燥"，以除"上焦烦热"（吴仪洛）。按方药之性效而推病情之寒热，则本症之脉必不浮而寸关弦滑，尺部微弱，舌必不绛，唯略红而尖有白滑之苔，根部有浅薄之黄苔，并带青色之苔见于两侧也。

案十五　盛暑少阴直中

东头街天生堂药店，司事黎某，于傍晚忽头目眩晕，不省人事。即延余诊：脉沉微，四肢厥逆，振寒。时盛暑，其子为之下榻于铺面，盖以大被①。余嘱煮老姜扎其头部，复与四逆汤。俄而药气至，手足即温，次早无恙②。由此，药店中，多有传抄此方证，以悬之座右者③。

萧熙评注：

①头目眩晕，不省人事，而脉沉微，四肢厥逆，振寒，明是真阳衰极。则其不省人事，为阴邪乘心，神失所主之故。"四逆汤力能回阳，阳回则神安，故治之愈。"（《伤寒论类方汇参》）

②本病因阳气退伏，不能外达，故振寒。真阳衰极，不能运行，而头为诸阳之会，阴霾当空，故目眩头晕。外以生姜之辛散，温罨头部，盖宜阳于上也。复与四逆汤运行阳气于内，故能收覆杯之效。左季云曰："按方名四逆，必以之治厥逆。论云：厥者，阴阳气不相顺接，手足逆冷是也。凡论中言脉沉微迟弱者，则厥冷不待言而可知。此方温中散寒，故附子用生者。"

③昔者药店坐堂医生，未读经方，偶识药性，遂操司命之术，所在多有。故黎氏于本案之末，特著传抄四逆汤方之事；盖以习仲景书者，无不知有此汤此证；若并四逆汤之方证而不知者，其为未读仲景书可知。斯实春秋之笔也。凌泳曰："略知汤头本草，陡然大胆悬壶，世有以耳代目之俦，乐为揄扬，偶尔侥幸时髦，遂以成名。"（《女科折衷纂要·弁言》）此盖为行医而不读书者，痛下脑后针也。

案十六　百合病

谚云："心病还须心药医。"盖病有非药物所能治者。《金匮》所载百合病，殆今之所谓神经病欤。据《金匮》见证及用药，若言之成理者。吉源坊谭某，邀诊。据云："盛暑伏热。"顾外无身热，内无口渴，而暑脉又未现。余殊未了了，只以轻清之品投之①。寻思其人，神态呈恍惚之状，则其中似非无故。次日再诊，问之家人；知其二十余年，雇工西省，归有余蓄，与友人创一银号于佛山，将开办而中止。因着其侄往佛山收回此款。侄去后，日喃喃自语，咄咄书空，辄言："从此乏食，并老母亦将饿死矣。"《金匮》云："此证似热非热，似寒非寒，饮食或有味，或有不欲闻食臭时。"观其人坐不安位，卧不着席，太史公所谓"肠一日而九回，居则忽忽若有所亡，出则不知其所往"者，一若为此公写照焉②。余曰："是心病，非热病也。不可余药，百合汤主之。因告其家人：是当勿药有喜！"③逾十日，舶舟余馆前，见余，作投地求救之状，而形容甚枯槁。余曰："无恐，当静以待之，侄当收款来也。"盖余意其款尚无着落，故憔悴失神乃尔④。后西省有信催上，其人即精神奕奕，心君为之泰然矣。

萧熙评注：

①黎氏尝曰："人皆以予喜热药，好大剂！"弦外之音，于兹可见。夫为明医者，岂有预存成见，削足就履者乎？盖须视病情之变异为转移耳。黎氏之非欲偏执大剂，于本案但用轻清之品，洵足佐证。清黄凯钧论用药轻重失宜曰："医贵适中，毋太过，毋不及；用药失于不及，譬如浅力之弓，取兽百步之外；又如升斗之水，救车薪之火，势必无济也。用药失于太过，譬如牮屋，用机过力，梁柱损裂；又如饮酒过量，呕吐委顿，有何益乎？徒见其害。"（《橘旁杂论》）

②《金匮要略》："论曰：百合病者，百脉一宗，悉致其病也。意欲食，复不能食，常默默然，欲卧不能卧，欲行不能行，饮食或有美时，或有不用闻食臭时。如寒无寒，如热无热。口苦，小便赤，诸药不能治。得药则剧吐利，如有神灵者，身形如和，其脉微数。"（卷三）

③赵以德曰："夫百合病，自见《金匮要略》后，诸方书皆不收，独朱奉议收之。谓'伤寒变成斯疾'。此乃病由之一端耳。

窃尝思之：是病多从心主：或因情欲不遂，或因离绝菀结，或忧惶煎迫；致二火郁郁所成。百脉既病，故百体皆不安，所以见不一之病状。"（《金匮玉函经》二注）

④黎氏曰："无恐，款将至也。"此抚慰病者之言也。其深心体贴之情，令人感慨。彼以大医家自命，望之俨然者，盍其鉴诸！夫对病人曲意慰解，行精神之保护，此中医学传统之美德也。昔朱丹溪治一女许嫁后，夫经商二年不归，因不食，困卧如痴，多向里床而睡，无他病。朱诊之，肝脉弦出寸口，曰："此思想气结也。药独难治，得喜可解。"乃诈以夫有书，旦夕且归。后三月，夫果归而愈。此皆慰解医疗之例也。

案十七　三黄泻心汤治大咯血

右滩黄叔云之妻，体素弱多病，服小建中汤不少。次年四月时，患吐血。叔云最折服吴墨农潘确卿医学，以其得长沙心法也[1]。是时确卿已死，墨农远隔。乃请有名誉之谭次平治之，主以旋覆花代赭石汤加减。诊至第三日，付叔云耳曰："症不可为矣！幸我出妙方以缓之，宜办理后事勿迟。"语讫，快快而去[2]。叔云极修书速余往诊。留宿其家。见其晚间吐血之状，仰面大喷，如水喉之发射然。余曰："如此热甚，非釜底抽薪不可。"即与三黄泻心汤[3]。翌日，吐瘀血一大团，血告止噎，倘仍用搔不着痒处之药，诚不堪设想也[4]。

萧熙评注：

①徐洄溪曰："张仲景先生，申明用法，设为问难，注明主治之证；其伤寒论金匮要略，集千圣之大成，以承先而启后，万世不能出其范围，此之谓古法，与内经并垂不朽。"（《医学源流论·方剂古今论》）长沙医方之见重于后世，以此。

②黄退庵论医家功德曰："不因错认病证，下药委曲回护。"（《橘旁杂论》）然医之不肯虚心自省，往往认症有误，转谓其病本不可为，此实医林之蟊贼也。徐晦堂云："薛生白治蔡辅宜夏

日自外归，一蹶不起，气息奄然，口目皆闭，六脉俱沉，少妾泣于傍，亲朋议后事，谓是痰厥，不必书方，且以独参汤灌。后他医断为中暑，以苇管灌六一散，渐苏；投解暑之剂，病即霍然。"（《听雨轩杂记》）夫薛为一代良医，乃有此失；实坐临证草率，自恃己能之过；及诊断既出，虽已自觉其差池，又复耻于改易。其或有功力未深，有所误治，而又弗能反躬自问者，转以危言欺吓病家；不自陈述吾术之已尽于此，而让手于大方之家，别谋良策，忍令病者因仍待毙，此其尤恶，诚有令人难以容忍者矣。忆昔余卧病中，尝误凡手。此苦深尝；而欲一叩病情，不特真相莫白，矧所以解答者，非给我之辞，则自矜己德之语。言念及此，为之索然。顾此种个人主义作风，固已随旧时代之奔逝，应一去不复返已。

③吐血如水喉之发射，水喉者，自来水龙头之粤语也。血出既如涌泉，则为有余之火，火性炎上，而火属心也。尤氏心典曰："阴不足则阳独盛，血为热迫，而妄行不止矣。大黄、黄连、黄芩，泄其心之热，而血自宁。"程林《金匮要略直解》云："吐衄之患：夫炎上作苦，故《内经》曰：'苦先入心。'三黄之苦，以泄心之邪热。"按三黄泻心汤，即《金匮》泻心汤（大黄黄连泻心汤加黄芩），治吐血、衄血之热邪实火证（见《金匮要略》）。

④黎氏谓谭医之药"搔不着痒处"，译固用仲景旋覆花代赭石汤者。黎氏乃经方家，何以作此语？盖以仲景之方，亦唯在用之者，能体察方意，庶几合拍耳。故徐氏论仲景制方之义曰："其审察病情，辨别经络，参考药性，斟酌轻重；其于所治之病，不爽毫发，故不必有奇品异术，而沉痼艰险之疾，投之辄有神效……用而不效，不知自咎，或则归咎于病，或则归咎于药。"（《医学源流论》）

案十八　黄连阿胶鸡子黄汤证

余族叔祖用恒公之妻，患病半年，百药罔效，各医见其干燥有咳，主以清润之品；见其数日不大便，则或用郁李仁、麻仁、枳实等；见其不思纳食，则又出山楂、麦芽等味。如是敷衍了事，而病势日甚一日^①，虽值盛暑时，亦须衣夹衫。面无华色，直与死为邻矣。始来延诊。余曰："世人每遇咳症，动谓阴虚^②；而不知必如此案之病状病情，乃为真阴虚也。"予以黄连阿胶汤，多加生蜜。六七剂而愈^③。半年之病，收功于一来复之内，唯阴虚证乃能之^④。

萧熙评注：

①徐灵胎曰："若夫按病用药，药虽切中，而立方无法，谓之有药无方。"（《方药离合论》）盖头痛医头，脚痛医脚，但论对症，不求病因，其流弊有不堪设想者。秦景明批评李士材《医宗必读》之言云："痢症中腹痛一门，有积滞壅塞之痛，用下药以行之；有气郁大肠之痛，用苦梗以开之；有气血不和之痛，用芍药以和之；今只举气郁一条，曰以桔梗开之。下曰以芍药为主。不分二味收散不同，混叙气郁条内；又无积滞作痛应下本条，似乎腹痛之痢，再无下行之法。又云：恶寒者加干姜，恶热者加黄连。夫症有似阴似阳兼化之假象，宜察内症脉息，未可以恶寒恶热为据也。"（《症因脉治》）

②陆九芝阴虚说曰："吾不解吾苏之人，何阴虚者如此其多，药之宜于滋阴者，如此之繁也？凡人以病延医，未有不先道其阴虚者，而医亦不得不说阴虚，于是滋阴之弊，遂固结不可解。及问其何者为阴，何者为阴虚，则病者不知也，医亦不知也。"（《世补斋医书》）按张景岳云："凡内伤之嗽，必皆本于阴分。何为阴分？五脏之精气是也……五脏之精皆藏于肾……肺金之虚，多由肾水之涸，正以子令母虚也。"（《景岳全书·咳嗽》）据此，则世人遇咳嗽症，动谓阴虚者，盖多本于张氏之论。

③许天霖曰："欲补阴者，不知求之太阴；欲救阴者，不知取之少阴。"（《景岳新方砭》序）陈修园曰："阴虚，古人多指太阴而言。亦有指少阴而言：黄连鸡子黄汤、猪苓汤……等法，

皆言治少阴之为病，不专言治伤寒也。"景岳言之易易，只一熟地尽之。吾闽相习成风，凡入门看病，病家必告之曰"向系阳虚"，"向系阴虚"。医者体其所言，则以为良医，此医风之大坏也（《景岳新方砭》卷三）。

④"半年之病，收功于一周之内，唯阴虚者乃能之。"黎氏此言，非仅指阴分独虚，但滋其阴即所以愈病者也；乃指阴虚之外，犹复有热邪销铄其中，故特与以黄连阿胶鸡子黄汤，抑阳清热，实所以救阴者尔。陆懋修谓阴虚之外，更可见于病理上者："则有阴虚即有阳虚，有阴虚即有阴盛，有阴虚且有阳实……病不独是阴虚，药岂独尚滋阴……用药滋阴，适以助阳；阳得药助，伤阴更甚。欲保其阴，必速去病……有历验者，非空言也。"（《世补斋医书》）柯琴论黄连阿胶鸡子黄汤曰："此少阴之泻心汤也。凡泻心，必借芩连而导引……故用芩连，以直折心火；用阿胶，以补肾阴；鸡子黄佐芩连，于泻心中补心血；芍药佐阿胶，于补阴中敛阴气。斯则心肾交合，水升火降。是以扶阴泻阳之方，而变为滋阴和阳之剂也。"（《伤寒论注》）吴仪洛曰："此汤，本治少阴温热之证。以其阳邪暴虐，伤犯真阴……（此）与阳明腑实，用承气汤法，虽虚实补泻悬殊，而祛热救阴之意，则一耳。"（《伤寒分经》）

案十九　腹痛戴目峻下例

右滩黄菊舫之次子舟恍，年十五。于四月间，患发热，口渴，咳，不大便三四日。医治十余日，不愈；始延余诊。以大柴胡汤之有大黄者，退热止咳，其咳为胃热乘肺也。[①]

五月初四，其热退尽。可食饭，佐膳唯青菜而已。初六晚，因食过饱，夜半腹痛甚，手足躁扰，循衣摸床；床中之钱，摸入口竟可咬碎。越日午刻，乞余往诊。余至时，见其无钱可咬，则自咬其臂。双目紧闭，惕然不安，一种怪状，令人骇异。余命其开目相视，但露白眼，黑睛全无。其母惊问何故？余曰："此阳明悍气之病也。夫慓悍滑疾之气，上走空窍，目系牵引，以故黑睛上窜也。"②曰："如此可治否？"余曰："急下则可。然事如救焚，稍缓则无及也。"即主以大承气汤；嘱其"速煎速服。期在大下，乃有生机"。其母危惧万状，留余坐守，医护勿间，时钟声正三响也，即服大承气一剂。四句钟，未得下，再与大承气一剂；五句钟，依然未动，再与前方，加多大黄四钱，各药亦照加。六句钟再诊，仍复无动于中，手足未静，再以此方加重。七句钟诊之，始见腹中雷鸣，转矢气，知有欲下之势。当乘机穷追直下，须臾不可缓。唯大承气已四剂，至是，则似宜筹一善策，内外夹攻，期在顽敌必溃。乃将此四剂药渣，合并煎热，半敷脐部，半熏谷道。如是不及二十分钟，即下黑粪如泥浆者一大盆。照例，大承气所下者如水；乃连服四剂，仅得如泥浆之物。其悍热之凶险，于以可知！③

时医动谓富贵家最喜平和之药，而恶攻伐之剂。顾此证数小时内，连服大承气四五剂，则医固当以病为重，而不当投病家之所好也④。盖非此则不足以折其病势，而保其生机。张隐庵认此为急宜峻下之悍气也⑤。然非读书理透，则绝无此胆识；且非病家信任之笃，亦断不敢肩此重负也⑥。

迨至下后，手足安宁，是晚复能酣睡。次早诊之，手足如常。唯开目依然白眼。其母颇以为忧。余曰："大势已定，无庸再下。但热极伤络，燥极伤阴。筋失阴液之养，故目系紧急也。今日之事，养阴为上。为订竹叶石膏汤去半夏加竹茹。自后或黄连阿胶汤，或芍药甘草汤加竹茹、丝瓜络之类⑦。服至十五日早，黑睛渐露一线，如眉月初出。十六七日，复露其半；十八早，睛已全现，可顾盼自如矣。其母大喜，余亦如释重负。留医至此，余即告辞回馆⑧。由是每日延诊调养，数日举动健复。是役也，惊心动魄，殚精悴志。盖亦由感其信赖诚笃，乃能竭力以赴，而获底于成⑨。

萧熙评注：

①《医宗金鉴》："许叔微曰：大柴胡汤，一方无大黄，一方有大黄。此方用大黄者，盖大黄荡涤蕴热，为伤寒中要药。"吴遵程方注曰："此汤治少阳经邪，渐入阳明之府。"胃热犯肺，乃胃土逆次之相克也。胃土本以生肺金，今逆次相克，故谓之"逆"。以大柴胡汤，兼治胃土以涤除热滞，亦所以疏解肺金之逆邪也。

②"阳明之脉络于目，络中之邪且盛，则在经之盛更可知，故唯有急下之而已。"（《尚论篇》）曹颖甫治吴姓妇，便闭七日未行，眼张，瞳神不能瞬，人过其前，亦不能辨。曹氏曰："目中不了了，晴不和，燥热上冲，此阳明篇三急下证之第一证也。"（《经方实验录》）

③《伤寒论浅注》于阳明篇论急下，乃"从《内经》悍气之旨，悟出悍热之气，为病最急，又不可泥于不可轻攻之说，徐徐缓下，以成莫救之患也"。又曰："悍热之气内出，迫其津液外亡者之宜急下也。魏千子云：止发热汗出，无燥渴硬实之证，而亦急下者，病在悍气愈明矣。"陈修园曰："（阳明）三急下证，本经并不说出悍气，兹何以知其为悍气也。答曰：阳明有胃气，有燥气，有悍气。悍气者，别走阳明而下循于脐腹。《素问·痹论》云：'卫气者，水谷之悍气也，其气慓疾滑利，不入于脉，循皮肤之中，分肉之间，熏于肓膜，散于胸腹。'目中不了了，晴不和者，上走空窍也。发热汗多者，循皮肤分肉之间也。腹满痛者，熏肓膜而散胸腹也。慓悍之气，伤人甚捷；非若阳明燥实之证，内归中土，无所复传，可以缓治也。"

④陈修园论目中不了了、大便难、宜急下之大承气证曰："此言阳明悍热为病，是当急下，又不可拘于小便利而后下之也……按此证，初看似不甚重，至八九日必死。若遇读薛立斋、张景岳书及老秀才多阅八家书，惯走富贵门者，从中作主，其死定矣。余所以不肯为无益之谈，止令拂衣而去矣。"

⑤ "按仲师自序云：撰用《素问》《九卷》。可知《伤寒论》全书，皆《素问》《九卷》之菁华也。钱塘张氏注中补出悍气二字，可谓读书得间。然长沙何以不明提此二字乎？不知《伤寒论》字字皆经，却无一字引经；撰用之所以入神也"（《伤寒论浅注》），此殆其一端欤。

⑥ 徐氏曰："故治大症，必学问深博，心思精敏，又专心久治，乃能奏效。"（病深非浅药能治论）又曰："如怯弱之人，本无攻伐之理；若或伤寒而邪入阳明，则仍用硝黄下药，邪去而精气自复……唯视病之所在而攻之，中病即止，不复有所顾虑，故天下无棘手之病。"（治病不必顾忌论，《医学源流论》）

⑦ 悍热之气内出，迫其津液外亡。故急下之后，必须养阴和阴，而清余热。武陵陈氏云："方名承气，殆即'亢则害，承乃制'之义乎……邪热入胃，津液耗，真阴虚；阳胜阴病，所谓阳盛阴虚，汗之则死，下之则愈……夫寒热流转，不过一气之变迁而已，用药制方，彼气机之不可变者，力难矫之，亦第就气机之必变者而一承之耳。设其气有阳无阴，一亢而不可复，则为脉涩，直视喘满者死。何则？以其气机已绝，更无可承之气也。"（《伤寒论浅注》）今取下之后，用诸养阴清热之方而加入竹茹、丝瓜络。按竹茹之作用，能清解胃郁。邹澍论竹之功用曰："至若皮茹原系运输津液上朝之道路，其中虽有属阳之节为阻，其外实一线上行，并无留滞……以是知竹皮之功，全从在外转旋在内之气，比之竹叶从在上解阴翳而畅在中之阳者，又不侔矣。"（《本经疏证》）叶天士曰："竹茹，气寒可以祛温火，味甘可以缓火炎。"（《本草经解》）至于丝瓜络，凉血解毒，"通经络，行血脉"，"筋络贯串，像人经脉，故可借其气以引之"（《本草从新》）。盖芍药与清热和阴之数方相伍，则有于慓热之后，津液既耗，而且系拘急之证，显其疗效也。

⑧ 此所云留医，非指病人留住医者诊室而言，乃谓医者住于病家，留守医治也。略与家庭病床之义近似。

⑨治病与就医，皆重在于一专字。医者专心治病，病家专心任医，则病虽沉笃，多有可愈。昔东垣治一人，小便不通，腹胀如间，痛楚莫名，东垣思至半夜，忽有所得，遂投用滋肾丸而愈。丹溪因见水注，而悟用倒仓之涌吐法，顿使久悬之治案，一旦告瘳。此皆戮力以赴，并专任之功也。《橘旁杂论》曰："有才服此医之药，而旋以彼医之药继之者；有明受此医之药，而阴则服彼医之药，不肯明言以欺人者；更有苦于服药，所投汤丸，潜倾暗废；中外侍人，又互为之隐，无可稽穷者。"是故病家若不专任于医，则虽医者废寝忘食，亦属徒劳。而医与病，交蒙其殃，盖事有必至者焉。

案二十　遗精之乌梅丸证

陈村李某之子，因余诊其婶之蛊证，而来附诊。年二十余，赣如儿童，瘦骨柴立。余问其有何病苦？答云："我漏！"余曰："何所谓漏？"伊指下部曰："此处漏。"余曰："是遗精乎？起于何时？"曰："数月矣。"曰："每月遗几次？"曰："四十余次。"余曰："无怪形容枯槁，有如是也！"唯是双目红筋缠绕，舌焦唇红，喉痛。上腭烂，口烂，一派虚火上炎之象。余订以乌梅丸料①。育之曰："此方时医见之，必不选成。"后果有知其事者，请此剂作汤成，适乃父归；闻而取药泻诸地。彼李某者，盖训蒙而混充医生者也②。次日，其婶复邀诊，李某子复与焉。余曰："不服我药，何再诊为？"伊始告曰："昨日之不服乌梅剂者，因已服羚羊、犀角、芩、连之大凉药也。先生断我症为虚火，宜乎愈食凉药而愈漏也③。恳先生有以救我。"余以前方加减，连服二十余剂。上部之虚火，以渐而降；全身之精血，以渐而生。凡一切锁精补气补血之品，从未犯过笔端；然累月遗精之孱弱，竟收效于兼旬之内④。吁，此用乌梅丸之变化也。且此方乍视之，似与遗精无涉，而不知其窍妙，在于直穷肝肾之源！噫，彼症之奇者，医方亦随之而奇已！⑤

萧熙评注：

①双目红筋缠绕，肝肾之热，上逆于目也。舌焦、唇红、喉痛、上腭烂、口烂者，一因胃足阳明之脉，夹口环唇；其支者循喉咙。二因肾足少阴之脉，循喉咙，夹舌本。三因肝足厥阴之脉，循喉咙之后，连目系，其支者环唇内。夫以一派火炎之势，见于遗精数月、久病屡弱之躯，殆亦所谓戴阳之具体而微者耶。今试按之大论，盖是厥阴篇第366条所云："下利脉沉而迟，其人面少赤，身有微热……病人必微厥。所以然者，其面戴阳，下虚故也。"汪琥云："下利脉沉而迟，里寒也；面少赤。身微热，下焦虚寒；无根失守之火，浮于上，越于表也。以少赤微热之故，其人阳气虽虚，犹能与阴寒相争。"张璐《伤寒缵论》云："下利，脉沉迟，而面见少赤，身见微热，乃阴寒格阳于外，则身微热；格阳于上，则面少赤。仲景以为下虚者，谓下无其阳，而反在外在上，故云虚也。或其人阳尚有根，或服温药。"则阳之敷于上者，从而得以下趋矣。本案下焦之元阳，固未全然失守，但属阴阳不相顺接，形成戴阳之轻型病候。故苟一加挽治，则里阳回位，而外亦和顺也。《伤寒论》第335条曰："厥应下之，而反发汗者，必口伤赤烂。"此盖指肝阳之邪，抑郁胃气而厥之证。处治之法，"当以苦寒降热下行，谓厥应下之，非承气攻下之谓也。若以温热发汗，致伤津液，则热邪上升而口伤烂赤"（《伤寒六经辨证治法》）。夫少阴病，下利清谷，脉微而厥，是属肝寒乘胃。此厥阴证，亦见脉沉而迟，下利清谷，病机则有不同，盖此乃肝受寒邪，乘溢肾间；肝木蕴热，遂逼迫胃肾之阳而上越，故面少赤而身热也。然此时当辨其人必有微厥，如是方为戴阳。虽然，此乃阴阳气不相顺接之戴阳也。而此所谓阴者，足厥阴也；阳者，足阳明也。二经相胜克贼，合为阴阳。故邪气传入于肝，上逆凌胃，下溢害肾，遂有寒热交错、复杂变化之见证也（此据沈明宗上说）。乌梅丸方，即治此种似脏寒而又非脏寒（按：柯韵伯以为非脏寒才，其故在此）之主剂也。

②旧时有所谓混充医生之人，妄弃明医之药，如黎氏所揭举者，其贻祸病者，城靡有涯。徐氏论人之死因有文云："误于旁人涉猎医书者，亦十之三。盖医之为道，乃通天彻地之学，必全体明，而后可以治一病。若全体不明，而偶得一知半解……以后不拘何病，辄妄加议论。至杀人之后，犹以为病自不治，非我之过，于是终身害人而不知悔矣。然病家往往多信之者，则有故焉。盖病家皆不知医之人，而医者写方即去，见有稍知医理者，议论凿凿，又关切异常，情面甚重，自然听信。谁知彼乃偶然翻阅及道听途说之谈，彼亦未尝审度；从我之说，病者如何究竟？而病家已从之矣……然涉猎之人，久而自信益真。始误他人，继误骨肉，终则自误其身。"（《医学源流论》）

③遗精而用芩、连、犀、羚之品，是必以为肝胆肺胃有热，而心经郁火炽盛者。然愈服愈漏，则脉证之辨，必有不当。夫病理万变，证候各殊，是在应机准情，鞭辟入里。或舍症而从脉，或舍脉而从症，岂容妄执臆见，或失之粗率者哉？怀抱奇氏"论治病须应机"之文曰："实证久而似虚，其中有实，不任受补；虚证发而似实，其原本虚，不任受克。此机之从经者也……千变而出之以万虑，有能遁其情者，无之。"（《医彻》）

④黎氏不用锁精补气补血之品，而遗精漏精之重症，竟以治愈。则知治病全赖活法，非可以固执陈规旧律，以为之也。夫论医家之常例，则人无不以遗精漏精，而呈身体羸弱为虚极之症者。以其为虚也，遂与补益之剂；以其为漏也，遂与止涩之方。此所谓按图索骥，究其极，止于对证施疗；无与于平脉辨证之治则也。如此，以之治轻浅微小之恙，犹幸或可无虞；若病情变幻复杂，而亦以一成不变之法，强为套用，是无异于剑谱落奕，欲以对局，必败之道也。昔人有诗曰："剑谱对奕奕必败，拘方治病病必殆。"丹溪朱氏亦曰："古方新病，安有能相值者？泥是且杀人。"《存存斋医话》薰曰："由是言之，世所传经验单方，往往仅标治某病，而不辨别脉证；其间清和平淡之品，即不对证，

试用当无大碍，若刚暴猛烈之药，用者尚其慎之。"存存斋主人之语，雅足与上文相发。

⑤遗精漏精日久，而以乌梅丸治之得愈。事属创举，文献无征，然其理可得而详。按仲师谓乌梅丸所主，非脏厥，乃脏寒也。脏厥为肾脏虚火，真阳欲火，故非乌梅丸之所能主治。脏寒乃厥阴寒邪，乘郁于胃。胃热上攻，而脾阳因肝木之侮，复呈不足。兼以肝经之寒，乘溢胃间，肾寒有助，逼迫胃肾之阳，上越而为浮火（参沈目南语）。然肾阳基址未坏，虽一方有龙火之僭越；而下焦燔灼之机，一方亦渐复萌动。故本症之机制，其阴阳之错杂，寒热之混淆，形成一种特殊之格局。析而言之：本证之复杂性，与上热下寒，外实里虚者，截然不同，良縣其上热者，原非真热，所谓龙火奔越，而复阳明火升也。而彼中热者，亦夹真寒，所谓脾虚寒而胃有热也。且夫下寒者，亦见热伏，所谓虚寒在下，而真阳有根也；盖虽肾火上僭，顾犹未终离于坎水，是以生阳之在于下元者，亦复蠢蠢然欲动也。今就乌梅之丸方论之：乌梅之酸，可以收抑肝气：不使横逆，而以凌侮脾胃中土；并以阻其下趋，而免乘溢于肾间，是所谓伏其所主之道也。蜀椒辛热，泄太阴湿土之寒滞，与干姜为伍，则以温理中焦之脾阳。更益之以人参之补中，则姜椒温热暖中之性，相得益彰，而太阴之虚寒，得以冰释矣。入桂枝者，以肝受寒邪，乘溢于肾；然而语有之：木得桂而枯，则桂枝行上而外走，其为用亦辛散肝之邪者矣；所谓肝欲散，急食辛以散之是也。且也，龙火之上越者，盖亦具微，故不须肉桂之厚而重，以冀其引火归原者。但欲得如桂枝之薄而轻，略具导龙入海之意者，已绰绰有余矣。抑细辛与桂枝相合，乃以祛内陷之寒邪。而细辛又功专于在下在内，对依恋于阴精之沉寒，诚具拔帜易帜之功也。夫寒邪既附着肾阴，而复阴精外耗（遗泄漏精），自非细辛之作用于下焦者，不足以抶其根株也。本方于温热辛散之外，又杂以苦寒者，良以肝胃肾命之间，浮火游溢，有俟于安辑而抚字之。故

以黄连靖胃经之热，平肝木之盛。黄柏抑厥阴之阳，清肾家之火。然此，尚未足以尽方义之妙也。必也，复列举温养暖补之剂，然后立方之道，臻于圆融周洽，于斯为美。故一则靖抚肝胃之热，而兼纳当归以温养之，盖所以温肝养肝者，即以煦伏脏寒，而使其藏血渐就回充，庶乎血足则风木定耳。一则安镇肾家之火，而兼投附子以恢复命门真气，召集游离之阳，仍下归于坎中，所谓以暖补而弥缝其凉肾之偏颇也。又附子之暖补，配伍干姜之辛热，则腰肾间疼痛之冷气，得以弥平。同时，肾关水道之滑利者，亦因护藏固密，渗淫绝流，此实由补苴罅漏，而元阴得以闭守也。《甄权本草》言干姜治腰肾间疼痛冷气，夜多小便。此外，附子与细辛比肩为用，则盘踞下元之寒邪，阴分之冷湿，亦得提挈而上，从而温化焉。张隐庵尝曰："急用炮熟附子助火之原，使神机上行而不下殒，环行而不外脱；治之于微，奏功颇易。"（《本草三家合注》）此固熟附可为疗虚之明证。然则遗精屡弱，其相火有余，真火欲越，而神机下夺者，赖有乌梅之敛抑肝木，以伏其所主；与夫炮附之兴运神机，使不下殒，以为将领之才者，斯可以挹注调拨，驾御诸品，而克奏肤功也。

二、陈伯坛

医案十则

案一　真武汤证

陈某，男性，体胖，面红如醉，素患头眩心悸诸症。医以为实热，投凉药而益甚。及延伯坛君诊治，切脉浮细，断曰：此乃水火互脱之象，不为坎肾之蛰藏，而现水深火热之危候，水火即阴阳之互根，寒热是少阴之标本。与重剂真武汤治之，嘱服二十剂而愈。

陈坤华按：生命之根，主要在于水火阴阳之互根，故坎中之阳乃为真阳，此水火之所以相互为用也。如火衰则不能化水，水深则火热上浮，本证用真武汤者，即针对水深火热立治。方内有附子温阳补火，生姜散水祛寒，茯苓配白术以利水健脾，佐白芍之酸收。此其所以为温肾治水之神剂也。

案二　狂病

董某，南海人，患狂病，延伯君诊治，切脉洪数，断曰：此火病也，经云"诸躁狂越皆属于火"，与桂枝、甘草、龙骨、牡蛎汤数剂而愈。

陈坤华按：龙牡能镇火，本草称其治惊。二物俱得天地之静机，用以镇摄龙雷之火以静制动。以此方治狂，其神效有不可思议者矣。

案三　气虚便秘

黄某，男性，腹满疼痛，不大便十余日，医以丸药下之者再，不愈。循至二十余日仍不更衣，病势颇危。伯坛君诊之，脉迟弱，断曰：此中气虚而寒气凝也，如冰结焉，虽日施下药，反致戕及其中气。与重剂大建中汤而愈。

陈坤华按：本例诊断为中气虚而寒气凝，故用大建中汤健胃化寒。胃气既健，则运化正常，二便通畅。否则愈下愈虚，循至不治。虚实之差，毫厘千里，此例可为滥用下法者戒。

案四　肝不藏魂

吴某，男性，年四十许。每于睡至夜半，忽然昏迷不知人事，一二时后渐苏醒，如是者屡见，医者皆不知为何病。伯坛君诊之，脉弦大，断曰：《内经》云"诸风掉眩，皆属于肝"，"肝为罢极之本，魂之居也"，睡时发动，乃肝不藏魂，此所谓睡魔者也。与吴茱萸汤约服十剂而愈。

案五 肝实热

赵某，男性，年十八，平居无病。一日猝然握拳，面青不知人事，一日数发。延伯坛君到诊，切脉弦数，伯坛君断曰：此肝实也，肝为五脏六腑之贼，在变动为握，又为罢极之本，故其病必极而后罢，是必热邪填实其肝，复受惊恐而得之。与重剂龙胆泻肝汤一服好转，复与风引汤而愈。

陈坤华按：（案四、案五二例）同是病变在肝，而施治迥异。彼则掌握肝不藏魂，其状虚，用吴茱萸汤以温其风木。此则掌握在变动为握，其状实，用龙胆泻肝汤以泻其肝邪。明辨虚实，灵活运用，洵可法也。

案六 脐孔痛

陈某，男性，患脐孔痛，无红肿现象，亦无其他见症，经中西医治疗无效。伯坛君断曰：脐为天枢之位，地气从此升，天气从此降，有寒邪为之梗。用白通汤取上通下济之义以治之，服三剂而愈。

陈坤华按：白通汤本治少阴病下利（见《伤寒论》少阴篇），用治本证，取其温肾通阳，恢复天气地气之升降，则寒邪散而脐痛自止。

案七 胎逆危证

郭某，女性，妊娠七个月。患发热咳喘，误治症变，乳大如斗，腹部膨隆减小；气喘、面赤、发热、大汗不止、手足厥冷，目斜视，阳气有欲脱之状，危在顷刻。伯坛君诊之，脉沉微，断曰：急则治其标，先固阳止汗为急务，及收胎气上逆之水。借用真武汤治之，一剂而乳略平，再剂而安。后二月举一男，颇雄壮，母子皆安。

陈坤华按：本症属妊娠病变，症状复杂严重，所谓奇难症也。先君掌握主要，洞察病机，认为胎气引水上逆，借用真武汤主治，面面俱到。服后不特水静胎安，发热、面赤、汗出诸症状一齐解决，可谓善用经方矣。

案八 癫狂

黄某，女性，年二十，未婚。患精神失常，或歌或哭，如醉如痴，语无伦次，久医不愈。及延伯坛君诊治，切脉弦数，断曰：此血证谛也。与桃核承气汤二剂，经水通畅而愈。

陈坤华按：癫狂都是精志失常的疾患。《难经》云"重阳者狂，重阴者癫"，《金匮要略》言"阴气衰者为癫，阳气衰者为狂"。明代王肯堂将它分为癫、狂、痫三类。癫的发病原因，或为情志所伤，气郁生痰，干扰包络，或因惊恐，或由邪客胞中，瘀热内结，阻滞不通，以致神志迷糊。本案患者为女性，脉象弦数，故用桃核承气汤（方见《伤寒论》"太阳病不解，热结膀胱，其人如狂，血自下，下者愈"），针对瘀热为治。用以治癫，故亦能奏效。

案九 失音

吕某，女性，病失音，无其他症状。请伯坛君诊治，脉沉细，伯坛君断曰：此为少阴不至者暗，用肾气丸合麻黄辛附子汤治之，以助肾间之动气。盖声出于喉而根于肾也，再服声开而安。

陈坤华按：手少阴脉从心系上夹咽，足少阴脉从喉咙夹舌本，故从少阴不至者暗着眼，针对声出于喉而根于肾立治。盖肾虽水脏，中寓真火，蒸腾变化，全赖于此。故本例以益火生肾气为主要，助以麻黄细辛附子汤，取收少阴之浮热，辛以润之之义也（《内经》云：肾苦燥急食辛以润之）。

案十 痉挛强直症

陈某，男性，忽患两足强直，腰背拘急，难入睡，不欲食，数日不大便，小便不利，溺时涩痛而额汗出。余认为诸暴强直皆属于风。风伤筋，筋伤骨，膝者筋之府，节者骨之关，伸为阳，屈为阴，所谓太阳不至，屈伸不利。患者两足能伸而不能屈，足太阳已被压于两膝之下，此阴阳相持于膝下，邪正相搏于膝上，背强而制其胸，腰强而制其腹，所谓邪入于输，腰背乃强，胃不和则食不下而卧不安，且肾开窍于二阴，前阴不消水，溺淋痛甚致额汗出，后阴无谷之可消，何来大便？则二便不能受气于肾行使通利之职责可知。治之法，病在上应取之下，病在下应取之上，病在中傍取之，取腹之两旁，不如取腰之两旁。腰肾有少阴之枢在，应以急封阴枢为第一要着，用四逆散加茯苓作汤送服，同时使啜热粥取汗。服后小便先通畅，膝能屈，能进食，及稍安睡。再按前法去茯苓，遍身亦有微汗。继用栝楼桂枝汤，因病者与痉病之症状身体强几几然之故，再用桂枝人参新加汤，因此病者能起且能步，但不能久立。续以甘草附子汤、甘草干姜汤先后与服，以善其后。

编者按：病家两足强直，腰背拘急，陈君援《内经》"诸暴强直，皆属于风"之语为引而广论之，并对病家诸见症一一释义，循理法之用昭揭。后之论治起手言"腰肾有少阴之枢在"，即《内经》"少阴为枢"之义；以急封阴枢为第一要着处，以四逆散加茯苓作汤；用四逆散取其斡运少阴枢机之功，即《伤寒》"少阴病，四逆，其人或咳或悸，或小便不利……四逆散主之"之意；加茯苓取其加重利水通小便之力，《本经》云其"利小便"，所以着重利小便使其前消水而淋痛自除；改散作汤取其速效，"汤者，荡也"之义。使其啜热粥意在增水谷、充化源以荣养筋脉，即《内经》"阳明者，五脏六腑之海，主润宗筋，宗筋主束骨而利机关"之义；取汗意在开鬼门、提壶揭盖，以使小便通利。用栝楼桂枝汤之意，陈君自释：病者与痉病之症状身体强几几然之故，即《金匮》"太阳病，其证备，身体强，几几然，脉反沉迟，此为痉，栝楼桂枝汤主之"之义。用桂枝人参新加汤取其调和营卫、益气养血之效。以甘草附子汤、甘草干姜汤善后取其温脉散邪、暖肌补中之功。治痉病用药不取羌活、独活、防风、血藤、灵仙、狗脊等时医常用之品而终能获效，是陈君深得仲景之心法也。

医论五则

论一　证象阳旦解

阳旦者，阳中之阳，犹云平旦至午上。阳旦之名，得每取譬太阳之标阳乎？非也。标阳病是发于阳，名中风。本寒病是发于阴，名伤寒。中风而移病于阴，曰阴旦。伤寒而迁病于阳，曰阳旦。仲景互文见义而类及，吾读仲景书，亦互文见义而知阳旦者发于阴而见于阳，其阴动也辟，如日中之象，当以桂枝加桂加附为治，昼日烦躁之例也；阴旦者发于阳而见阴，其阳静也专，如昏暮之象，当以桂枝加苓为治，日晡发热之例也。

伤寒发于阴者也，脉当阴阳俱紧，今脉浮自汗出如中风然，倘附会其说，则便数心烦。一若阴气衰于下也者，微恶寒、脚挛急，一若阳邪扇于上也者，无已，反作中风治，当试桂枝可乎，不知太阳之中风，桂枝汤可以却邪而解外，而伤寒之阳旦，则桂枝汤转被邪却，直从内倒戈以攻表，宜于彼不宜于此，致有辩矣。

然则阴旦病当何如？吾窃取仲景之意以拟之，例如中风、脉沉，无汗、小便难、微烦、时恶风，身疼痛，反与桂枝以实其外等误也。然例以日晡所发热，脉浮虚者发汗宜桂枝，则其误有间矣，即转属阳明，大率见白虎加人参之大烦渴证，未有如阳旦之误。只争一线之阳，得之则上盛，便阳气衰于下而厥，咽干烦躁，如在酷日之中，冷水浇背，其吐逆与隔阳何异，不获已作甘草干姜，先复其从手走足之标阳，一俟夜半阳长阴消之期，厥止足温，其挛急如故者乃足太阳尚未从足走手，以和其阳，作芍药甘草以往还本阴，令发于阴者逢阴愈，夫而后检点阳旦之烬，尚在与否，或咽干烦躁之时，两阳熏灼而胃未和，此阳明之气不得越，因闭塞而内结，非受邪而胃实，虽谵语烦乱，仍勿造次，少于调胃承气，令微溏即止，若重发汗，复加烧针者，则早予诸阳之出路，非四逆之急追不为功，夫以误主桂枝之故。

而四出其方，设不与桂枝当如何，知竟不行桂枝固不得，不权行桂枝亦不得也。寸口脉浮而大，浮则为风，大则为虚，追原其微热胫挛之由，其近因是阳旦，其远因实桂枝也。具此两因，则参酌尚焉，桂枝加附能止已出之汗而温经，桂枝增桂又能出未出之汗而解邪，其邪其阳，间不容发矣哉。仲景明言阳旦之证者在此，仲景特不明言阳旦之证治者亦在此也，曰证象阳旦，又曰病证象桂枝。象者现象之象，非象似也。中风为桂枝本象，而于伤寒上见之。伤寒象外之象也。阳旦为伤寒变象，而于桂枝上见之，阳旦是桂枝象外象，桂枝又阳旦象外之象也。

彼桂枝岂尽违法者，特谨按中风诊治伤寒，且治伤寒之阳旦，不加不增，而单用桂枝汤，则按法中之重违法者也。虽然，其问答之语，胡奥折若是，吾且出其词以释之，设也不曰伤寒脉浮，曰阳旦脉浮，人必晓然于自汗云云，即绘阳旦之见状，不曰证象阳旦，曰证象桂枝，人必晓然于按法云云，即用桂枝之本方，不曰病症象桂枝，曰阳旦象桂枝，人必晓然于因加云云，即治阳旦之汤剂，然此非所以诏门人也。

必能超出伤寒而不离伤寒，而后可以想象见阳旦。必能超出桂枝而不离桂枝，而后可以神明用桂枝。其引而不发者，将以俟夫其知也。后儒见阳旦二字为创闻，类皆训象为似，则惑滋甚，致令脉浮自汗数句，如禅机谜语，令人索解不着，诊证恒百不一遇，遇矣，又疑仲景不出方，遂垂手以待桂枝之误。嘉言袒桂而攻苓，修园元御袒桂而攻附。误会按法治之句，故入阳旦汤之罪，岂知禁苓则芍药亦宜减，更何说以处承气，禁附则炮姜亦难投，复何辞以处承气，禁附则炮姜亦难投，复何辞以处四逆。二者交讯，两节几附诸衍文，阳旦汤亦无从饷馈于人间。况汤名之殊，尚聚讼耶。

《金匮》产后中风节，有曰阳旦证续在，是先中风续得伤寒也明甚。而下节竹叶汤且加附子，则阳旦以附为近，故修园主附，而正治直骇为反治；元御主桂，而方外直辟为无方；嘉言主苓，而阳旦误认为阴旦。陈黄不求其故于证则失汤；喻氏不求其故于汤亦失证。而吾谓但求不失阳旦之真，与治阳旦之实，则阳旦汤阴旦汤之名，存焉可也。阙焉亦可也，误不误不系夫此，知不知不系夫此。

张阶平等按：陈伯坛英畦先生，伤寒名家也。专研《伤寒论》凡数十年，为我粤四大名医之首，满门桃李，荫遍五羊。著有《读过伤寒论》一书，阐发仲景意义，超绝今古，久为我界所推重。兹篇是其旧作，昨求稿于刘筱云先生，蒙以见惠，欣幸之下，极以付刊，素仰先生学术公开，谅不以为谎谬也。

论二　汗吐下法则

邪在表而阳不得外卫，法当汗。邪在上而阳不得上行，法当吐。邪在中而阳不得居中，法当下。营卫未虚，邪又在毛窍，汗之不为逆。宗气未虚，邪又在胸中，吐之不为逆。糟粕已实于胃肠，下之不为逆。

论三　经方运用与命名释义

吴萸、四逆、真武不能同鼎而烹，因三方各有所主，不能随便合用故也。

至于经方命名取义及方与方的异同，如青龙汤与白虎方，余认为龙是动物中之最动者也，龙得春气，故曰青龙。取龙腾而雨降，汗之之义也。虎得秋气，故曰白虎，取虎啸而风至，凉之之义也。真武汤其"庄严如岳峙，镇静若渊停"，此二句已将真武汤镇水的主要作用，历历绘出。

论四　伤寒与六气

风、寒、湿、热、燥、火等六气，在天（注：指自然界）为岁时之气，在人为脏腑之气，六脏六腑（注：指十二经的六脏六腑而言）各有其六气之一。六腑之气属阳，三阳所从出，六脏之气属阴，三阴所从出。举太阳为例，太阳者，正气外卫之太阳也，太阳之势力强，则正气不出与邪气争；太阳之势力弱，则邪气因入与正气争。而寒气热气，又为太阳所转化而出之二气。可以说，气者化之本，化者气之标。化宜盛不宜衰，而气又贵藏不贵露。

论五　仲景处方用药的精义

仲景处方用药的精义，务使药病相当，应根据患者不同的体质与病情的需要。方剂的分量，应重则重，以免因循致变；应轻则轻，适可而止。

对经方的使用，掌握要十分严谨，因经方组织严密，不可任意加减，如因病情需要必须加减，应考虑与立方宗旨无矛盾方可，否则药的作用反受其牵掣，降低疗效，甚至适得其反。因病必须加减而无矛盾者，如男子缩阳，用真武汤加龙牡；脑膜炎用百合地黄汤加竹叶、薄荷；下腹部肿胀用四逆散加川椒、防己、茅苍术；感冒夹暑用小柴胡汤加鲜莲叶。守原方不加减而治新病者，如用白通汤治病后膝冷，效果均相当显著。

三、易巨荪

医案三十五则

案一　水逆

甲申六月，木匠李某，其妻患发热、恶寒，不药自愈。转而腹痛，渴欲饮水，水入则吐，大小便不通，予曰："脾不转输，故腹满痛，不输于上，渴饮而吐，不输于下，二便不通。"法宜转输脾土，投以五苓散，一服痊愈。

编者按：前贤云"腹为太阴所主；脾为太阴之腑"，所谓脾不转输即脾运受碍不畅，故而腹满痛。不输于上即脾不散精故渴饮，又不能运水故欲吐；不输于下而升清降浊失司，传导受累，且脾胃互为表里，胃为肾关，肾司二便其为受累故二便不通。

所谓转输脾土而用五苓散者，是见病家水逆，取通阳化气利水为治，使脾土不为受累则自能复运而腹痛消，助气行布津液而渴饮吐愈，故得一剂而痊愈之功。

案二　吐利

同窗惠阳黄友，患吐利，眠床不起，医者以为阴霍乱也，用大剂桂附汤已煎成矣，适予返馆，邀余相商，予察其面色垢浊，下利黏秽，脉浮数，发热、恶寒，予曰："此非阴寒症，乃太阳少阳合病。"拟柴桂合汤加葛根，一服痊愈，黄友极为感激，然予迟一刻返馆，则桂、附入口，不知若何变症矣。

编者按：前医见病家吐利、眠床不起而断为阴霍乱，是未细察之误。面色垢浊即见阳明火热上熏，发热、恶寒即见太阳表证，故易君断之太少二阳合病，处以柴桂合汤恰是其治。以其下利黏秽，故加葛根，正是仲景葛根芩连成法，易君深谙其用，故处之效宏，一服即愈。

案三　房劳伤寒

同窗新会外海陈友，在乡食狗肉，行房，得房劳伤寒病，翌日出省垣，病即发，恶寒，发热，头重，眼花，骨痛，腰尤甚，予拟小柴胡汤去参、夏，加竹茹、花粉，三服痊愈。盖以少阳三焦相火，发源于肾，小柴胡能清相火，故借用之也。

编者按：相火发源于肾，炽于少阳三焦，而小柴胡汤正是少阳之主方，其能清相火、去寒热，故可借其主之。去参者，知其虚劳不甚；去半夏者，知其津伤；加竹茹、花粉，是合以清润伏火之法。易君深谙小柴胡汤之万用，故能处之恰妥；此则正如唐容川云："盖小柴胡能通水津，散郁火，开清降浊，左宜右有，加减合法，则曲尽其妙。"学者宜深究体味。

案四　产后郁冒

丙戌岁，同邑吕少薇之妻，产后数日，大便难，呕不能食，微晕眩，医者用补药，未效，延予诊视，主以小柴胡汤，柴胡用至八钱，举室哗然，以为服此方必死；吕叔骏、少薇之叔也，知医道，力主服予方，谓古人治产妇郁冒，原有是法，遂一服即愈。

编者按：前医用补药未效，则知其非为虚证，不任补益。易君拟前贤治产后郁冒用小柴胡汤之成法；其重用柴胡是此药尤为要紧，《神农本草经》谓其"主心腹，去肠胃中结气，饮食积聚，寒热邪气，推陈致新"，而于此症之急非取其量大味厚力宏不能速效。然自有叶天士"柴胡劫肝阴"之说后，俗医不辨其言而畏是药，皆相传沿不用或偶尔轻用，成见由来久深，无怪俗子不识而骇。由此可见，凡遇急症变症坏病，唯有医家识深胆大，病家放胆信服，二者相合方能挽舟于逆流也。

案五　热入血室

曾小明之妻，吕祖贻之岳母也。平日微有痰咳病，庚寅腊月，复得外感，发热恶寒，月事适来，口苦、咽干、胸胁满痛，不能转侧，且触动平日痰喘，气上逆不得息，医者见其气喘，俱用苏子、半夏、陈皮、北杏一派化痰降气之品，病者愈见焦灼，且发谵语，如见鬼状，是日又值大寒节，举室仓皇，欲办后事矣，祖贻荐予往诊，予曰：痰喘乃是宿疾，今发热恶寒，外感乃是新病，宜先治新病，燕后方治宿病。今发热恶寒，经水适来，外邪乘虚而入血室，故有谵语，如见鬼状诸症，照古人治热入血室法，以小柴胡汤治之，三服后外症已愈，后以苓桂术甘汤加姜、辛、味、夏，治痰喘收功。

编者按：前医不考口苦、咽干、胸胁满痛此正少阳之证，是未读仲景书之故。见其痰喘妄用化痰降气之药，实是未察此是新病外感引动旧患宿疾之由，后果见变症丛生。易君诊后便知病家初发诸症为少阳见证无疑，后诸变症为热入血室；当遵前贤先解其外，后治其内之论；热入血室，治以小柴胡之法。先处以小柴胡汤，待外症变症已解，以苓桂术甘汤加味治痰喘收功。由此可见，标本缓急先后之治，失之毫厘、谬以千里也。

案六 寒结

内侄梁竹筼，儿科中五世业医者，少年身甚弱，辛卯八月，偶食生冷，腹痛，大便不通，不食不卧，苦楚异常，晚上尤甚，本人欲通大便，断食下药，予察其神色青黯，舌滑白，脉细小，断为冷结关元，投四逆汤数剂而愈。

编者按：腹痛而大便不通似是承气汤类证，故本人欲以下之。但易君考其是因吃生冷而起，舌脉具是受寒之征，便秘等诸症即寒凝滞结所为，断为冷结关元以其为足三阴经、任脉之会，小肠之募之意也。处以四逆汤，服之果愈。或谓何不用理中之剂？以其不食不卧、苦楚异常，晚上尤甚，阴寒之重，为症之急，非四逆汤不能速取功也。

案七 热利

癸巳六月，龙津桥梁氏，其女患下利，日十余行，完谷不化，甚似脏寒，医者多用参、术，下利愈甚，夜则齘齿有声，或心烦不得眠。延余诊视，察其色不甚怠倦，举动如常人，唯胃口少减，形貌略瘦，每下利腹中沥沥有声。余曰腹中雷鸣下利，谷不化，仲师责之水气，拟生姜泻心汤，一服利止。复进黄连阿胶汤，是夜即熟睡，无复龂齿矣。

编者按：下利完谷不化似乎是虚寒，前医用参术而下利更甚则知其非。易君察病家每次下利腹中沥沥有声，断为腹中雷鸣下利，水气为病，此正生姜泻心汤之治，处之一服利止。再处以黄连阿胶汤治其心烦不得眠而收功。或谓心烦不得眠，何不用栀子豉汤？此症心烦不寐是因心阴虚火扰神明，用黄连阿胶汤方证病机相应，药中肯綮。

案八 寒利

癸巳八月，吴秋舫幼子初得外感，发热、恶寒、下利，某医用儿科套药，寒热仍在，下利至日十余行，呕逆，转延余诊。察其指纹青黯，面舌皆白，准头亦青，予曰，下利呕逆，里寒已见，虽表证未解，而里证为急，理宜温里，拟四逆汤，一服不瘥，后用附子至四五钱，日三服，呕利乃愈。

编者按：发热、恶寒、下利，前医用儿科套药应是清宣固涩平和之品。下利日十余次，呕逆，易君察其指纹面舌准头断为里寒，虽有发热恶寒等表证未解，但以里证为急，遵仲景"温里宜四逆汤"而处之，一服不瘥，此是阴寒里盛、病重药轻，重用附子一日三服而取效。由此可见，凡诊病辨证的确、处方用药中病恰当方能奏功，不宜泥执某科常规也。

案九 少阴下利

丁亥五月，邻居何女患下利，日十余行，其色纯青如菜叶，心下痛，口干舌燥，渴引饮热水，余曰：此少阴君火亢极，又得厥阴风木相助，木火交煽，故下利色青，水不敌火，故引饮自救，病不关阳明，故喜热水，少阴有三急下症，此居其一，稍缓则真阴竭矣。用大承气汤一剂，黄连阿胶汤二剂，痊愈。

编者按：《伤寒论》321条"少阴病，自利清水，色纯青，心下必痛，口干燥者，可下之，宜大承气汤"是仲景所立急下存阴之法，故易君谓少阴有三急下症，此居其一，稍缓则真阴竭矣。病家下利诸见症与此所述正是对症相应，故先用大承气汤一剂下之。尔后用黄连阿胶汤二剂，取其直折心君亢烈之火，养肝肾之阴以涵木。以此前后遣方恰当之妙故得痊愈。

案十　霍乱

乙酉夏，吾粤霍乱盛行，从阳化者热多，口苦渴，舌红，古法用五苓散多效，然入阴者死，出阳者生，阳证甚轻；唯从阴化之症，寒多，不欲饮，即饮亦喜热，古法用理中汤，且有吐利一刻紧一刻，手足冷，声嘶，目陷，或手足拘急，复大汗出则死矣，古人嫌理中力薄，用通脉四逆汤或四逆汤，予遵其法治之，附子有用至二两，干姜有用至一而以上者，全活甚多。但此症内霍乱，外伤寒，从阴从阳，瞬息不同，用药亦当如转环。有李某者，上吐下利，恶寒，盛暑亦覆被，面目青，昏不知人，延余诊视，断为阴证，甫订方，即闻病者呻吟，自去其衣被，恶寒转而恶热，面青转而面赤，吐利亦渐止，予为之贺喜曰，病已由阴出阳，自内而外，为将愈之兆，拟桂枝汤一服痊愈。

编者按：李某，上吐下利而恶寒，盛暑覆被，面青神昏，此阴证无疑。易君遂即订方，法应四逆汤类。但其转机于顷刻之间，去衣被，恶热面赤，吐利亦止，易君即曰："病已由阴出阳，自内而外，为将愈之兆。"处以桂枝汤调其营卫一服即愈。此案正是易君前论"入阴者死，出阳者生；从阴从阳，瞬息不同，用药亦当如转环"的真知灼见之明证也。

案十一　蓄瘀腹痛

福建谢宽寄居粤城，癸未三月其妻患腹痛，杂药纷投，月余不效，延余诊视，六脉滞涩，少腹满痛，拒按，二便流通，断为瘀血作痛，投以桃仁承气汤，二服痊愈。盖拒按本属实证，大便通，知不关燥屎，小便通，知非蓄水，其为瘀血无疑。

编者按：腹痛杂药纷投而不效，是辨证不确、药不中病。易君察其脉涩，少腹满痛，拒按，二便通调断为瘀血作痛，处以桃仁承气汤二服而愈。易君云：拒按本属实证，大便通，知不关燥屎（即非大小承气之治）；小便通，知非蓄水（即非五苓散类之治）；其为瘀血无疑。由是可窥其辨证循法，遣方依规而万妥也。

案十二　水血相结

癸未六月，有店伴陈姓者，其妻患难产，二日始生，血下甚少，腹大如故，小便甚难，大渴，医以生化汤投之，腹满甚，且四肢头面肿，延予诊视，不呕不利，饮食如常，舌红苔黄，脉滑有力，断为水与血结在血室，投以大黄甘遂汤，先下黄水，次下血块而愈。病家初疑此方过峻。予曰：小便难，知其停水，生产血少，知其蓄瘀；不呕不利，饮食如常，脉滑有力，知其正气未虚，故可攻之。若泥胎前责实，产后责虚之说，迟延观望，俟正气既伤，虽欲攻之不能矣。病家坚信之，故获效。

编者按：病家诸见症，合《金匮要略》"妇人少腹满如敦状，小便微难而不渴，生后者，此为水与血并结在血室也，大黄甘遂汤主之"之论。尤在泾《金匮要略心典》释义云："小便难，病不独在血矣；不渴，知非上焦气热不化；生后即产后，产后得此，乃是水血并结，而病属下焦也。故以大黄下血，甘遂逐水，加阿胶者，所以去瘀浊而兼安养也。"唯原经文系不渴，尤在泾注云"不渴，知非上焦气热不化"，但此病家见症是大渴，是否尚未全合于经？非也，仲师早有"但见一症便是，不必悉具"圆通明言示人。以此病家之因机证治全然合法，即易君云："小便难，知其停水，生产血少，知其蓄瘀；不呕不利、饮食如常、脉滑有力，知其正气未虚，故可攻之。"乃处以大黄甘遂汤，病家疑方过峻，易君条理释义，其坚信而服之即愈。

案十三　奔豚

甲申十月，西关潘某之妻少腹痛，每痛发则脉上跳动，气上冲不得息，苦楚异常，月余不效，予断为奔豚，投以桂枝加桂汤一服，茯苓桂枝甘草大枣汤一服，痊愈。

编者按：病家少腹痛，每痛发则脉上跳动，气上冲不得息，此合奔豚之证，故易君断为奔豚。先处以平冲散寒之桂枝加桂汤，再处以降逆治水之茯苓桂枝甘草大枣汤，则知此奔豚由寒气冲于上兼水气动于下所致，故以二方先后相宜治之而愈。

案十四　寒痛

友人黄贡南，番禺积学士也，乙酉九月患腹痛，每食甜物少愈，医以为燥也，用甘润之药，不效，旋用下药，痛益甚，延余诊视，六脉细小，喜按，口淡，倦怠，断为寒证，投以理中汤加木香，旋止旋发，夜间更甚，予思夜为阴，阴寒盛，夜间痛更甚也，用通脉四逆汤加白芍，十余服痊愈。

编者按：腹痛食甜物少愈是甘能缓急，但投甘润之药不效是甘者虽缓，而犹未能中的病本。再用下药腹痛更甚是非关燥实作痛。易君据证察脉断为寒证，处以理中汤加木香意在温阳散寒、理气止痛，然而药后旋止旋发，夜间更甚，即转思夜间阴寒盛，故痛更增，处以通脉四逆汤扶阳祛寒之力更胜，加白芍柔阴缓急亦是仲景成法。由此可见，辨证的确尤为要紧，而方药证候匹合无差是决胜之道也。

案十五　热入血室腹痛

吾友李绮珊，积学中人亦医学中人也，辛卯六月，其妻吕氏月事后少腹痛，午后寒热往来约二时，唯寒热甚微，病者不觉其苦，医者亦不觉其病情之在于斯也，或清或温俱未获效，痛发则痛楚呻吟，几至昏不知人，延余相商，予曰，月事后腹痛，且有寒热，其为热入血室无疑，投以大柴胡汤，二剂痊愈。因有便闭，故用大柴胡也。

编者按：病家主诉在少腹痛，兼见寒热往来但程度轻微，不觉其苦；医家亦不着意其兼见微症，执腹痛为主或清或温而俱未获效，其失在此也。易君考其月事后腹痛且见寒热，断为热入血室，小柴胡汤为治此证成法，而投大柴胡汤者为因病家便秘，大柴胡汤主以治在少阳，兼能攻下腑结，故能二剂而诸证痊愈。本案识证遣药，神在秋毫，妙在贵思也。

案十六　寒厥腹痛

李绮珊之母患腹痛，手足冷，汗出，予与黎庇留同诊，投四逆汤数剂，汗止，手足温，腹痛渐愈，可知心腹诸痛有寒热虚实不同，苟以甘芍汤为治痛通剂，其不偾事者几希矣。

编者按：病家手足冷、汗出为四逆汤证无疑，腹痛即为寒厥所致。易黎二君共诊商订处以四逆汤，投数剂而愈。且批庸者执芍药甘草汤为治腹痛之通剂，非是甘芍之方有误不瘥，是俗医泥于一方一药，不辨寒热虚实不同而妄投之谬也。

案十七　心包络痛

辛卯五月，十六甫欧宅少妇患心痛，每痛则周身振动，昏不知人，牙关紧闭，手足冷，身体素弱，胃口不佳，食物常呕，遍延医家，多用补药，间有用附桂等，俱未获效，有友施澜初荐余往诊，予曰：此非心痛，乃心包络痛耳。心包主血，亦主脉，血脉不畅流，故痛不知人，不流行于四肢，故振动逆冷。心包乃火穴，其人虽弱，附桂仍非所宜，拟当归四逆加吴萸生姜汤，再加苏梗枝原条，二服痊愈。

编者按：病家心痛而兼诸证，前医见其平素体弱而用补药，见其手足冷而用附桂，俱未获效。易君诊后断曰此非心痛（即非真心痛之意，真心痛，相当于现代的心肌梗死，在当时的医疗条件一旦发作多即死亡），乃心包络痛。自释义云："心包主血，亦主脉，血脉不畅流，故痛不知人，不流行于四肢，故振动逆冷。心包乃火穴，其人虽弱，附桂仍非所宜，处以当归四逆加吴萸生姜汤，再加苏梗枝原条。"二服而愈。以当归四逆汤温经散寒、养血通脉正是手足逆冷、血虚寒厥之治；加吴萸生姜汤即"食谷欲呕者，属阳明也，吴茱萸汤主之"之义，正是胃纳不佳、食物常呕之治；再加苏梗，取其宽胸下气理痛之功。以此诸药合用，故能奏效痊愈。

案十八　产后致虚

李受天，吾友也，庚寅五月，其妻张氏未足月生产，血下陷，咳呕，痰多，眩晕，心悸，无胃，余与黎庇留合诊，以大剂真武汤加吴萸、蕲艾、半夏，日二服，病少减，其母家再三荐医，如某寺之和尚亦在其列，受天皆婉辞谢去，再服前药，卒收全效。

编者按：未足月生产，血下陷，知其阳走阴从，此非附子类方无以回阳固阴；而痰多、眩晕、心悸正合悸眩瞤惕之真武汤证。故易黎二君处以大剂真武汤，加吴茱萸是见其咳呕无胃，加蕲艾以固崩，加半夏交通阴阳且增降逆化痰之力。日二服病减，病妇之夫不受转医易药之劝、有定见，守方再服而收功痊愈。

案十九　晕眩

庚寅六月，同砚冯丽甫之妻李氏，患外感，医者用清散药过多，干呕吐涎沫，头痛而眩、心悸、胸满、眩悸甚则昏不知人，延余诊视，予曰，此厥阴风木，夹寒水而上逆，以大剂吴茱萸汤治之，眩、呕止；以附子理中汤收功。

编者按：病家患外感，前医用清散药过多而致变症丛生。易君诊后云："此厥阴风木，夹寒水而上逆，以大剂吴茱萸汤治之。"是遵《伤寒论》378 条"干呕吐涎沫，头痛者，吴茱萸汤主之"之法。药后眩晕即止，即恰其证治。又因前治过用清散，则知病家脾阳已伤，故处以附子理中汤扶虚补阳、温中散寒而收功。

案二十 干血痨

新宁（台山县）梁始然之妻，冯丽甫之妹也，小产后，月事因而不调，乍多乍少，每月经来，少腹热痛，有火疮，咳逆痰多，潮热汗出，胃口日减，肌肉消瘦，服滋阴药未效，间有知医者用甘温之药，则痛苦异常。庚寅六月，延余诊视，予甚疑之，以其痰多，尽可受甘温药也，后察其肌肤甲错，断为干血痨，因其久病，未敢用大黄䗪虫丸，借用温经汤加干地黄，守服数剂，旋下血如黑漆，潮热汗出诸症退去，用姜、辛、味、甘、术等甘温之药，数十服收功。

编者按：小产后诸症，前医用滋药不效，又试以甘温之药而痛苦异常。易君诊后疑以其痰多，应能受甘温之药，即《金匮要略》"病痰饮者，当以温药和之"之意，本是仲景成法，何以不效？后察其肌肤甲错断为干血痨，此大黄䗪虫丸之证治，因其久病致虚未敢妄攻，故借用温经汤，意在温经散寒，养血祛瘀，加干地黄一者全四物汤治血之剂，二者取其凉血润滑，故数剂后下血如黑漆。以此潮热汗出诸症愈后，用姜、辛、味、甘、术等甘温之药数十服收功，正是其言"以其痰多，尽可受甘温药"之意，是潮热汗出诸症与瘀血虽去，仍当去邪务尽，温养培元。

案二十一 漏下

内兄梁瑞阶之妻马氏，患漏下，日投芎、归俱未获效，痰喘咳逆，手足面目微肿，畏风，作呕，无胃，四肢沉重，不能自支，脉细滑，予曰，此阳虚，水寒用事，阳虚阴必走，故漏下。用大剂真武汤，照古法加姜辛味，以温寒镇水止咳，再加吴萸以治呕，石脂蕲艾以固血，一日二服，再用白术二两，生姜一两，浓煎代茶，十余日痊愈。或曰，病在漏下，有形之血，当用有形之血药以补之，地黄、芎、归、胶、芍在所必需，何以先生舍而不用。予曰，人身一小天地，天统地，阳包阴，此症气不统血，即阳不包阴之义，且又见恶寒、咳、喘、呕、肿诸阴证，再用滋阴之药，阴云四布，水势滔天，祸不旋踵，唯温其阳气，塞其漏卮，俾阳气充足，得以磨化水谷，中焦取汁，奉心化赤成血，此即补火致水之义也。

编者按：漏下用芎归未效，则养血补血之法不通。手足面目微肿，畏风，四肢沉重，不能自支，脉细滑，阳虚水泛证可知。易君即断谓："此阳虚，水寒用事，阳虚阴必走，故漏下。"处以真武汤加姜辛味以温阳散寒、崇土镇水、壮肾运脾，加吴萸入阳明散胃寒治呕，赤石脂、蕲艾以固崩止血，再辅以白术、生姜煎茶服用，是增温运脾阳，散寒利水之力；各尽药能，故得痊愈。易君又点出，漏下舍归、芍、地、芎等血家常药不用之义在于此证是气不统血、阳不包阴，即气不摄血，妄行无制之义。且失血证治有张景岳所云"有形之血不能速生，无形之气需当速固"之精论。又以阳气充足方能磨化水谷，转为精血。即《内经》"中焦受气取汁，奉心化赤，是谓血"之义也。补火致水，其妙在此。

案二十二　厥阴头痛

庚寅腊月，芦排崔宅有一媳妇，产后数日，大便坚，呕不能食，眩冒，用小柴胡汤，愈后复呕，头痛、吐涎沫、胸满，复延余诊。予曰，前此之呕为郁冒，今日之呕，乃厥阴夹寒饮而上头部，以吴茱萸汤治之，一服愈。又一妇素无病，忽一日气上冲，痰塞喉中，不能语言，此饮邪横塞胸中，当吐之，投以瓜蒂散，得吐后即愈。

编者按：产后眩冒诸症用小柴胡汤愈后，又见头痛诸症合吴茱萸汤证之治，处之一服而愈。易君云："前此之呕为郁冒，今日之呕，乃厥阴夹寒饮而上头部。"同一人前后见症不同，而当异治，可见病机演变，医者宜辨证圆通相宜也。一妇素无病则知其素体不虚，气上冲，痰塞喉中，而当吐之即《内经》"其高者，因而越之"之意，瓜蒂散正是仲景所立八法之吐法代表方也。

案二十三　少阳证治一

旧友梁镜秋次弟于辛卯年三月患寒热往来，头痛，口苦渴，微有咳，服小柴胡汤诸症已退，唯六七日不大便，复见头痛，日晡时有潮热，延余诊视。拟柴胡加芒硝汤一服，其病若失。

编者按：服小柴胡汤诸症已退，应是寒热往来、头痛、口苦渴、微咳等症已减。六七日不大便是阳明腑结，复见头痛潮热是少阳之邪未解尽而复炽，正当少阳阳明同治，故易君处以柴胡加芒硝汤以解少阳枢机余邪，通阳明胃实腑结。以此两全之治，乃能一服而病若失。

案二十四　少阳证治二

甲午十月从堂弟庆铜患伤寒，往来寒热头痛腰痛，口苦渴，其意以为房劳伤寒，食生草药二服，触发平日痰喘咳，气逆不得卧，寒热仍在，予拟小青龙汤，以能驱外邪而治内饮也。喘咳已平，唯午后微有寒热，汗出不退，无头痛口渴诸症。予曰，此乃假热，宜导之归源，二加龙骨汤一服即退。越数日，又复见寒热，再投二加龙骨汤不瘥，热益甚。谛思良久，乃悟曰，此症初起往来寒热，病在少阳，今寒热退而复发者，是少阳之枢，欲出而不能出也，宜助其枢，拟柴桂合汤去黄芩，重用防党，加生北芪五钱。一服寒热退去，唯夜间仍有汗。再投二加龙骨汤二剂收功。

编者按：房劳伤寒又称夹阴中寒或夹阴伤寒，即因房事时感寒致病也。往来寒热、头痛腰痛、口苦渴，服生草药后不解，反而触发平日痰喘咳，气逆不得卧，且寒热仍在。以其痰喘不得卧，外感仍在，宜当先治，故先拟小青龙汤治其内盛痰饮、外感寒邪。服小青龙汤后喘咳已平，而午后微有寒热，汗出不退，无头痛口渴诸症，应为相火不居其位，移经作邪，故易君云："此乃假热，宜导之归源。"用二加龙骨汤潜阳归肾，故一服即退。数日之后，又复见寒热，再投二加龙骨汤不瘥，热益甚。易君谛思良久乃悟曰："此症初起往来寒热，病在少阳，今寒热退而复发者，是少阳之枢，欲出而不能出也，宜助其枢。"即少阳主枢，其为不利则出入受碍而正气难复、邪气难去之意，故云"宜助其枢"。处以柴桂合汤以转枢机、调营卫，去黄芩是邪热不盛、避免过于苦寒，重用防党，加生北芪以扶正。一服寒热退去后，夜间仍有汗是营阴外溢盗汗，再投二加龙骨汤以其育敛阴液、壮肾培元，故二剂收功。

案二十五　疟疾证治一

疟疾一症，不外少阳，治法亦多用小柴胡汤，视其寒多热多加减，三发后加常山以驱之，此常法也，然亦有久病责之少阴、太阴者。癸未十月，顺德何某患疟疾，过服攻伐，二月余不愈，胃口日损，形容憔悴，六脉微弱，每日午后先由背冷，旋而遍体毛窍洞开，寒冷异常，少顷乃热，汗出即退，夫背为阳中之阳，背寒已有阳虚之兆，仲师有附子汤治背恶寒法，因思此症有热，附子汤未尽中肯，改用二加龙骨汤，三服痊愈，此责之少阴者也。又老城黄某，患三日疟，三日一发，热少寒多，食少神倦，月余未愈，予拟补中益气汤加常山叶酒炒，五服痊愈，此责之太阴者也。

编者按：易君开篇点出治疟疾常法是治在少阳，后引申出久病虚及少阴、太阴，并列其案佐证。何某案，前治攻伐太过，二月余不愈、胃口日损、形容憔悴、脉弱背冷则知其正气已伤。故易君曰："夫背为阳中之阳，背寒已有阳虚之兆。"本想遵仲景用附子汤治背恶寒之法，又思此证有热，用附子汤未为万全，虑"壮火食气"也。故改用二加龙骨汤敛虚火、壮肾阳，三服痊愈，此为责之少阴之案证。黄某案，食少神倦正是脾虚之征，用补中益气汤取其补中升阳、甘温祛热散寒，加常山截疟亦是前贤成法，故能五服而愈，此为责之太阴之案证。

案二十六　疟疾证治二

米埠何庄甫，何叔伟同学之兄也，甲午三月，患寒热往来，作呕，微有痰咳，口干渴，大便不通，诸医治以清凉之剂未效，得病六七日始延余诊，诸症仍在，唯粥水杂粮，不入口者数日精神倦极，拟用小柴胡汤连服二剂，大便得通，寒热呕渴诸症已退，但见痰喘而咳，微有眩晕。予曰：不食数日，胃气已虚，饮水过多，水寒上射，故咳眩晕，今外邪已去，宜温中治水，投以真武汤一小剂，小青龙汤去麻黄加杏仁数剂痊愈。

编者按：前医用清凉之剂未效，应是清凉法于此治证不可行。易君诊后断为病家诸证，当先治在少阳，处以小柴胡汤连服二剂，大便得通，寒热呕渴诸症已退，是表解里和、寒热自退，宿便自能畅行。其后尚见痰喘而咳，微有眩晕。易君断曰："不食数日，胃气已虚，饮水过多，水寒上射，故咳眩晕，今外邪已去，宜温中治水。"故先投真武汤一小剂以温中治水，再用小青龙汤去麻黄因其正气已虚，宜避辛散；加杏仁祛痰平喘，《神农本草经》谓其"主咳逆上气"，故能数剂痊愈。

案二十七　大柴胡汤证一

内兄梁瑞阶之姨甥女患伤寒，往来寒热心下急，呕不止，大便不通，得病五六日，转而潮热，唯发热之前微有恶寒状，谵语，延余诊视，大柴胡汤二剂痊愈。

编者按：往来寒热为少阳见证，大便不通、微有谵语是阳明燥屎内结、邪扰神明，法应少阳阳明同治，大柴胡汤正合证治，故能二剂而愈。

案二十八　大柴胡汤证二

李藻香予少年砚友也，戊子四月，其庶母患伤寒，午后微恶寒，旋即发热，热甚则谵语，口苦渴，心下急，作呕，大便不通，某医拟承气汤，未敢服，延余相商。予曰，此病在少阳之枢，与阳明潮热，谵语，不恶寒反恶热，胃家实不同，承气非所宜。以大柴胡下之，一服即愈。同一下法，柴胡、承气，有毫厘千里之别。

编者按：病家患伤寒，午后微恶寒，旋即发热，热甚则谵语，口苦渴，心下急，作呕，大便不通，某医拟承气汤，必是断为阳明胃家实。易君诊后云："此病在少阳之枢，与阳明潮热，谵语，不恶寒反恶热，胃家实不同，承气非所宜。"故处以大柴胡汤和解少阳枢机兼通腑结，得一服即愈。易君又指出："同一下法，柴胡、承气，有毫厘千里之别。"即前者主在少阳，后者主在阳明也。大柴胡汤之下是以和解为主与泻下并用，正如《医宗金鉴》所说："虽云下之，亦下中之和剂也。"承气汤之下是以峻下阳明热结腑实为主，以急下救阴。其分别在此，实不能混乱相用也。

案二十九　尿血吐血

壬辰六月，洲村李香泉之妻，患小便不利，每小便后，若有物阻塞，刺痛异常，腰痛目眩，同村某医，主用猪苓、木通、滑石等利水之药，痛愈甚，且增出尿血一症，又变利水为凉血，如生地、桃仁、红花、牛膝等，出入加减，连服数日，向之目眩者转而昏不知人，便血者转而吐血矣，来省延余往诊，予曰，膀胱为水腑，肾为水脏，均主小便，但腰部属肾，腰痛小便不利，宜责之肾不宜责之膀胱，前医用利水药过多，伤其肾气，故增出诸种险证，以大剂附子理中汤，加蕲艾、炮姜、石脂、五味子，日

三服、吐血、便血皆止，再以真武汤加龙骨、牡蛎，小便如常，
不复痛楚，眩晕亦止，计服附子斤余矣。

编者按：病家小便不利，每小便后，若有物阻塞，刺痛异
常，腰痛目眩，前医用利水之药不效而更生尿血等变症，则知
此非膀胱蓄水而徒用利水之药伤阴动血；后又转用凉血破血之
药，更变症为昏不知人；此皆药不中的、诛伐太过之误也。易君
诊后云："膀胱为水腑，肾为水脏，均主小便，但腰部属肾，腰
痛小便不利，宜责之肾不宜责之膀胱，前医用利水药过多，伤其
肾气，故增出诸种险证。"斯语实能拨云散翳、明真破妄。易君
处以大剂附子理中汤，取其能温阳补中、以摄上下，即"上下交
损，当治其中"之意，加蕲艾、炮姜、石脂、五味子增摄血归经
之力，一日三服以续药力，故得吐血便血皆止之功。再以真武汤
温肾阳、祛水邪，加龙、牡以增潜阳壮肾兼固涩阴精之力，故能
使病家小便如常不痛，眩晕止。前后相续治之，附子用去一斤
余，可见易君对证遣药必恰其分，当用则用，不避大剂温热而见
怪于俗医也。

案三十　便血

庚寅七月，旧友梁镜秋，有族叔大便微溏，精神胃口如常
人，四邑习俗，好食补药，某医顺其所好，用姜附参桂，连投数
服，大便下血如注，速延余诊，察其舌色红黄，手足壮热，口干
渴，脉虽细而有力，拟白头翁加甘草阿胶汤，因其下血过多，故
借用仲师治产后热利法变通治之。讵病家仍以先入之言为主，谓
此方寒凉，不可下咽，因循数日，焦渴愈甚，复延余诊，变苦寒
为甘寒，用甘草芍药汤加地黄、阿胶、桑寄，病家喜而服之，虽
未收功，然从此糜粥以养，不用服药而愈。

编者按：此案开篇便见病家本无大碍而好补之自误，医家不
劝释解而顺从之纵祸。易君诊后察其见症舌脉俱热，故拟白头翁
加甘草阿胶汤，并释义云："因其下血过多，故借用仲师治产后

热利法。"亦即《伤寒论》"热利下重者，白头翁汤主之"之义。《金匮玉函经二注》言："伤寒厥阴证，热利下重者，白头翁汤，四味尽苦寒，寒以治热，苦以坚肠胃。此产后气血两虚，因加阿胶补气血而利止，甘草缓中通血脉。然下利，血滞也，古人云：血行则利自止，甘草尤为要药。此方岂独治产后哉。"本以此方治之尤为妥善，奈何病家自误、迁延不决，徒已有良方而不敢服，数日后再延易君来诊，易君见其顽固而循法变计，变苦寒为甘寒，用甘草芍药汤加地黄、阿胶、桑寄，果病家喜服，虽未收功，而温补之药不黏、糜粥以养，不药而愈。真有"病家误，不相势，病势沉沉急变计，若再蹉跎时日深，恐怕回春无妙剂"之叹也。

案三十一　便血吐血

同邑李孝廉问刍，与予往来甚密，其堂弟于庚寅岁患大便下血，日十余行，举动不能自支，面色舌色皆淡白，唯少年阳气当长，易于取效，用炉底补塞法，拟黄土汤，以炮姜易附子，赤石脂易黄土，再加鹿茸，三服痊愈。另一堂弟于甲午岁吐血，咳喘，气上逆不得卧，卧则血出如涌，不下床者数夜，精神憔悴，予拟柏叶汤，嘱其日三服，血止后，以苓、甘、味、姜、辛、夏治咳喘，月余收功。

编者按：病家大便下血频数，面唇淡白即为失血之征。易君曰："唯少年阳气当长，易于取效。"即少年阳盛、底本不虚且为症未甚，尚不须急急回阳之法，故云用炉底补塞法，黄土汤正是其治，以炮姜易附子亦是阳盛不虚尚不须回阳救逆且炮姜守而不走之意，赤石脂易黄土应因黄土药市难见而赤石脂亦能固涩中焦下元，再加鹿茸用血肉有情之品以大补阴精，故能三服痊愈。

案三十二　吐血一

己丑七月，机房陈某，吐血，口干舌燥，面色萎黄，胸中滞痛，六脉有力，予断为瘀热，用釜底抽薪之法，拟大黄黄连泻心汤而愈。

编者按：病家吐血，见口干舌燥、脉有力，为热证，胸中滞痛、脉涩为瘀滞无疑，故易君断为瘀热，用釜底抽薪之法给邪热出路，以大黄黄连泻心汤：大黄开下路且能祛瘀凉血，黄连直清火热成赶寇之势，甘草入胃缓中以引药达邪之所在，诸药各取其用故得愈。

案三十三　吐血二

己丑十月，甘竹黄某之女，病久咳，吐白痰，潮热，月事来则上逆吐血，数月不效，余曰：久咳牵动冲气上逆，故血随而上逆，然吐血当月事时，又属倒经。拟旋覆代赭汤，去生姜、大枣，加炮姜、五味子以降冲止血，又合四乌鲗骨一芦茹丸，以畅达其血归原，血止后，以二加龙骨汤退热，桂苓甘术加姜辛味以治痰止咳，三十余剂收功。

编者按：病家久咳，吐白痰，潮热，恰逢月事适来则上逆吐血，易君曰："久咳牵动冲气上逆，故血随而上逆，然吐血当月事时，又属倒经。"故处以降逆下气之旋覆代赭汤，去生姜、大枣之发散滋腻，加炮姜助阳守血、五味子敛血归经，即是以降冲止血之治；又合四乌鲗骨一芦茹丸增收涩归脉之力，即能畅达其血归原。待血止后，取二加龙骨汤敛浮阳、退虚热，取桂苓甘术加味以治痰止咳，因其病久，故三十余剂续服缓缓收功。

案三十四　吐血三

同邑吕叔骏，通医学，丙戌五月，其长女在外家，忽患吐血，每吐则盈盆盈斗，气上冲不得息，眩晕，胃纳全无，举室仓皇，其婿梁镜秋荐余往诊。予曰，冲任脉起于血海，夹脐上行，冲气上逆，故血随而上逆也，拟旋覆代赭汤，以炮姜易生姜，以五味子易大枣，嘱其连服二剂，复以柏叶汤一剂，睡时先服，是晚气顺血止而愈。

编者按：病家吐血且量多，眩晕即清窍失养，胃纳全无非是胃气败亡，由气上冲不得息所致。易君诊后云："冲任脉起于血海，夹脐上行，冲气上逆，故血随而上逆也。"故处以旋覆代赭汤平冲降逆，去生姜之发散易为炮姜之固守，去大枣之滋腻易为五味子之敛阴，嘱其连服以增续药力。再处以柏叶汤止血顺气，嘱其睡前服，则睡后药仍发挥其宏力，以"人卧则血归于肝"之自然流注，并药力为助固，使阴阳气血互相顺接，故得是晚气顺血止而愈。

案三十五　鼠疫

甲午岁，吾粤疫症流行，始于老城，以次传染，渐至西关，复至海边而止。起于二月，终于六月。凡疫疾初到，先死鼠。《礼》曰：是谓发天地之藏，诸蛰皆死。是时虫蚁皆死，鼠穴居亦蛰之类。后及人。有一家而死数人者，有全家覆绝者，死人十万有奇。父不能顾子，兄不能顾弟，夫不能顾妻，哭泣之声遍闾里。

疫症初起，即发热恶寒，呕逆眩晕，其似伤寒少阳病。唯发热如蒸笼，眩晕不能起，或目赤或红或黑，或吐虫或吐血，此其不同也。有先发核后发热者，有发热即发核者，有发热甚或病将终而后发核者，有始终不发核者。核之部位有在头顶者，有在胁腋者，有在少腹者，有在手足者。又有手指、足趾起红气一条，上冲而发核者，见症不一。大约以先发核为轻，热核并发次之，热甚核发又次之，病将终发核，始终不发核为重。核之部位以在顶，在胁腋，在少腹为重，在手足为轻。《经》曰：入脏即死，入腑即愈。脏，心肾也。在心则谵语，神昏直视；在肾则牙关紧闭，失音难治。腑，胃也。在胃虽谵语仍有清，时口渴，便闭，此病甚轻，白虎承气可治，即生草药亦能愈之。医者见其愈也，于是以不经之药，遍于路途，庸陋之方，登诸日报。甚至樵夫、牧竖、屯丁、龟妪谬谓得古人按摩针灸之术，高车驷马，操司命之权矣。予恻然悯之。于是穷《灵》《素》论略《千金》之理，至《金匮》阴阳毒一症，见症虽未尽同而病源无异。方中以升麻为主，鳖甲、当归、甘草、川椒、雄黄次之，阴毒去雄黄、川椒。复读《千金方》，有岭南恶核，朝发暮死。病症与近患疫症无殊。其方有五香散，亦以仲师升麻鳖甲为主，而以香药佐之。因不禁恍然大悟曰："疫者，天地恶厉之气也。人感毒气或从口鼻入，或从皮毛入，其未入脏与腑之时，必在皮肤、肌腠、经络、胸膈之间，亦当使之由外而出，故升麻一味为此病要药。仲师故用至六两之重，古之一两即今之三钱，又分三服六两即今之六钱。"若先用苦寒攻下之药，何异闭门驱盗。及至入脏与腑仍可用升麻鳖甲汤，随症加入各药以收效。予与黎庇留、谭星缘二友再三商度，因升麻一味骇人闻见，改汤为散，雄黄、川椒间有不用，活人无算。吴太史秋舫、李君樵茂才，见予等全活甚多，与清平局绅朱秩生孝廉创办十全堂医局，李受天孝廉办事尤力，延予与庇留主席。予生平有傲骨，向不肯就医席，吴李二公再三劝驾，遂允就席一月，每日到局一时之久不受诊金，明素志也。余则庇公司其职，应手奏效。实庇公之力居多，无庸枚举，谨将予所治各症择数条列后，俾知此方为治此症之确据，庶后有患此者，不至茫然无把握云尔。

编者按：此案非为实例，似应是医论。所以收录案下，是从中能窥易君等活用经方、随证加减治疗大疫之胆大识深，神思妙悟也。正如易君于《集思医案·凡例》云："时疫治法，前人用人参败毒散、达原饮、防风通圣散等方，粤人患疫核，医者照法治之不效。予于时疫一证，将仲圣欲言未言之旨，尽为补出，再以孙真人毒核为证，诚大快事！"以仲师经方治鼠疫，前贤尚未有此成例，实赖易君等发明指出。其加减随治、一依仲师心法，辅以外治，活人无算，实开岭南医学以伤寒法治疗大疫之先河也。

四、邓鹤芝

医案七则

案一　吴茱萸汤治疗干呕吐涎沫头痛一

吴某，女，54 岁，1954 年 6 月 29 日就诊。

症状：头痛眩晕干呕，不能食，精神萎靡，动则尤甚，卧而不能坐立，已 10 余日未愈。

辨证：脉弦而沉，此平素阳虚，阴寒上乘。治疗宜以吴茱萸汤加炮附子以温经。

处方：吴茱萸一两，生姜一两五钱，防党参一两，大枣六枚，炮附子一两。清水三盅半，煎至一盅，温服。

二诊：头痛干呕减半，仍眩晕不能坐立，稍能食，脉弦略减，仍照前方加重分量为治。处方：吴茱萸一两五钱，防党参一两五钱，生姜一两，大枣八枚，炮附子一两五钱。清水四盅半，煎至一盅温服，连服两剂。

三诊：头痛已愈，呕止，渐能食，唯起坐则头眩晕，脉弦减，仍沉。此为肾阳不足，寒水上升，宜用真武汤加桂枝尖为治。

处方：炮附子一两，生姜一两，茯苓一两，白术一两，白芍五钱，桂枝尖一两。清水四盅，煎至一盅温服，连服两剂。

四诊：头眩晕大减，能坐立，能食不多，脉沉已起，微弦而缓，宜真武汤为治。

处方：炮附子一两五钱，茯苓一两，白术一两，生姜一两五钱，白芍一两。清水四盅，煎至一盅温服，连服两剂。

五诊：症痊愈，能食，疲倦精神未复，脉微弦而缓，宜附子汤善后。炮附子一两，防党参一两，茯苓一两，白术一两，白芍六钱。清水四盅，煎至一盅，温服，连服三剂。

案二 吴茱萸汤治疗干呕吐涎沫头痛二

何某，女，29 岁，1954 年 12 月 11 日就诊。

症状：目赤痛连头痛，眉心亦痛，能视阳光，泪多。

辨证：脉弦。

治疗：拟以吴茱萸汤为治。

处方：吴茱萸五钱，生姜五钱，防党参五钱，大枣五枚。清水两盅半，煎至一盅，温服。

二诊：目赤痛，头痛及眉心痛均减，泪稍止，脉弦减，宜吴茱萸汤加当归白芍养肝。

处方：吴茱萸七钱，生姜七钱，防党参八钱，大枣五枚，当归五钱，白芍五钱。清水三盅，煎至一盅，温服，连服三剂痊愈。

余玲按：依邓鹤芝经验，吴茱萸汤服后 20% 会有反应，或初服有反应，再服则安然，或分量轻而阴寒盛有反应，如重用而反无影响，常见症状，胸翳，或头痛增加，或眩晕，或欲呕，或觉身体麻痹，或自觉烦热，速则 30 分钟复原，慢则 6 小时渐消失，故服药后宜睡卧，勿劳动，减轻反应。

案三 大建中汤治心胸中大寒痛、呕不能饮食

邝某，男，49 岁，1955 年 7 月 27 日就诊。

主诉：1952 年患腹痛及胃脘痛，时时复发，已 3 年余。

症状：腹痛及胃脘痛，或呕水，不渴，面色白，能食不多，脉弦迟。

辨证：此胃弱中焦阳气虚，为阴寒上乘所致。

治疗：拟大建中汤加白术温中以健胃祛寒为治。

处方：干姜一两，川椒六钱，防党参一两，白术五钱，饴糖一两。清水两盅半，煎至一盅，去滓，纳饴糖令溶化，温服。

二诊：腹痛及胃脘痛稍减，仍呕，脉弦迟。拟照前方加重

为治。

处方：防党参一两五钱，川椒一两，干姜一两五钱，白术六钱，饴糖一两。清水三盅，煎至一盅，去滓，纳饴糖令溶化，温服。

三诊：腹痛及胃脘痛减半，呕大减，脉弦迟已减。拟大建中汤加法半夏。

处方：干姜一两，川椒一两，饴糖一两，防党参一两五钱，法半夏六钱。煎法服法如上，连服两剂。

四诊：腹痛及胃脘痛，呕水均止，能食，面色略好，脉微弦而缓。宜温中健胃为治。

处方：干姜六钱，白术五钱，大枣四枚，防党参六钱，砂仁一钱五分。清水两盅，煎至一盅，温服，连服数剂及多食营养品善后。

编者按：腹痛及胃脘痛，中医有寒、热、食积、夹湿等分别为治。患者或呕水、不渴、面色白、能食不多、脉弦迟为虚寒之征，故辨为胃弱中焦阳气虚，阴寒上乘。处以大建中汤以温中补虚、降逆止痛，加白术加强温中之力，总体以健胃祛寒为治。二诊腹痛及胃脘痛稍减，虽仍呕，知方用已对，效不更方，故加重前方为治。三诊诸症减半，守上方加法半夏加强和胃降逆兼祛寒饮之力。四诊诸症见愈，以温中健胃之方药及嘱其食养为善后之法。

案四 大承气汤治产后大便难

黄某，女，24岁。1950年6月8日19时来诊

症状：本月3日产一男孩，产后发热，至今6日未退，经医治无效。

辨证：发热、心烦、胸臆，8日无大便，两颧赤，舌苔厚黄而干，今天16时起神昏谵语，两手脉隐伏不显，按足部趺阳脉滑实有力，热邪内闭，阳明胃实所致。

治疗：拟用大承气汤下之，荡涤肠胃，以通利热邪为治。

处方：枳实四钱，厚朴六钱，大黄四钱，芒硝四钱。先以清水两盅，煎枳实、厚朴至一盅，去滓，纳大黄、芒硝微火煮数沸，去滓，分三次温服。

此症当时神昏谵语，服药时已21时，需他人慢慢用药匙喂服。至23时服完，翌日2时病者渐渐清醒，大便两次。当天再诊，谵语止，发热、心烦、胸翳减轻，两手脉滑有力。照方连服三剂，每服一剂，大便两次，各症状大减。

11日二诊，尚有余热，苔舌黄已除，但口干，拟用甘淡微凉之剂为治。

处方：玄参六钱，竹叶四钱，白芍五钱，甘草两钱，麦冬四钱，花旗参三钱。以清水三盅煎至一盅温服。

余玲按：产后去血过多，本不可攻，如胃热内实，实则可攻，非攻无以去邪。仲景于"妇人产后病脉证治"中用大承气汤者二节："产妇郁冒……大便坚、不能食，小柴胡汤主之。病解能食，七八日更发热者，此为胃实。大承气汤主之。""产后七八日无太阳证，少腹坚痛，此恶露不尽。不大便，烦躁发热，切脉微实，再倍发热，日晡时烦躁者，不食，食则谵语，至夜即愈，宜大承气汤主之。"此热在里结在膀胱，盖孕妇以血为主，血虚则津液不足，而胃中燥、大肠液涸，故孕妇及产妇常大便困难。今患者在产前两日无大便，可知其胃燥而大肠津液干涸，产后亡血，血虚而津液更竭，胃燥更盛，又食姜酒燥热之品及补血之剂，使胃中热邪内蕴，大便坚实，闭塞不通则发热，阳明热邪上蒸则心烦、胸翳。胃为燥土，脾为湿土，其色黄，胃中热邪熏蒸脾湿而上潮于舌，故舌苔厚黄而干，热甚则神昏谵语，热邪内闭，中焦转运无权，营卫之气循环障碍，则两手脉隐伏不显，足部趺阳脉属胃，脉滑实有力，诊断为胃实热邪内闭，拟用大承气汤荡涤肠胃，再以甘淡微凉之剂以善其后。

案五　肾着汤燠土胜水治腰痛

杜某，女，52岁。1958年10月20日来诊。

症状：腰痛、腰部重倦，有冷痹感，两侧髋关节疼，行动拘急痛，俯仰困难，四肢倦无力，患已五月余，经治疗无效。

辨证：诊其脉沉迟，此肾着症也，肾虚为寒湿所侵腰受冷湿着而不去。

治疗：宜温通驱寒湿为治，拟用肾着汤。

处方：白术一两，茯苓一两，干姜一两，炙甘草五钱。以清水三盅煎至一盅，温服，连服两剂。

二诊：腰及髋关节痛减轻，行动及俯仰好转，照前方加桂枝尖五钱，温通阳气，连服三剂。

三诊：腰及髋关节痛大减，行动及俯仰如常，仍感四肢无力，照前方加杜仲一两补肾坚筋骨为治，连服三剂。

余玲按：腰为肾之府，肾主骨，令肾虚为寒湿所侵，着于腰部留而不去，闭其气血致阳气不化，寒湿痹着屈压于下焦，故腰痛重倦冷痹，两侧髋关节痛，行动拘急，俯仰困难，四肢无力，拟用肾着汤。干姜温下焦祛寒，茯苓、白术健脾泄湿，炙甘草和阴养筋骨，则寒湿除，而腰痛愈矣。痛起于下者，其痛不在肾之中脏，而在肾之外府，故其治法不在温肾，而在燠土以胜水也。

案六　甘草干姜汤治脾虚吐血

潘某，女，46岁。1960年1月23日来诊。

症状：患吐血病3个月余，夜间吐血尤多，无咳嗽，有痰，在月余期间曾吐血9次，治疗多服凉药止血，血止后二三日又复吐。近三日吐血甚多，气短，精神疲倦。

辨证：脉沉细，此阴血亏，脾虚不能摄血所致。

治疗：拟用甘草干姜汤加阿胶为治。处方：炙甘草一两，炮黑姜五钱，阿胶五钱。以清水两盅半煎至一盅，去滓后入阿胶，令消尽温服，连服 2 剂。

二诊：吐血已止，仍气短，精神疲倦，有痰，再拟甘草生姜汤为治。

处方：炙甘草一两，炮黑姜六钱。以清水两盅半煎至一盅之八分，温服，连服两剂。

三诊：气短，精神疲倦好转，仍有痰，脉沉细之象已减，拟用桂苓术甘汤为治。

处方：桂枝尖五钱，白术五钱，茯苓六钱，炙甘草六钱。以清水两盅半煎至一盅，温服，连服两剂。

余玲按：吐血而用凉药以止之，是治其标也，然非其人体质足以当之，鲜不为害。今脾虚阴血不摄而致吐血，故用甘草干姜汤加阿胶。方中以甘草为主，以干姜为佐，妙在干姜炮黑，变辛为苦合甘草之甘，又能守中以复阳，温脾止血。阿胶补阴养血，血止后宜用桂苓术甘汤温中健脾，以除痰作善后之治。

案七　芍药甘草汤治下肢挛急

陈健，男，51 岁，1958 年 12 月 20 日来诊。

症状：1955 年开始下肢时抽搐痛，曾治疗两年未愈，今年下肢抽搐痛尤甚。下肢拘急痛，时抽搐，夜间尤甚，行动困难。

辨证：此阴虚不能荣养筋所致。

治疗：拟用芍药甘草汤为治。

处方：白芍一两，炙甘草一两。以清水两盅半煎至一盅，温服，连服两剂。

二诊：痛及抽搐已减，照前方加重药量。处方：白芍一两五钱，炙甘草一两五钱。以清水三盅煎至一盅，温服，连服两剂。

三诊：痛及抽搐再减，行动好转，照前方加威灵仙五钱，煎服法同前，连服两剂。

四诊：症状及行动更见好转，唯感下肢无力，左脚及行动时微痛，照前方去威灵仙加木瓜五钱，煎服法同上，连服两剂。

五诊：下肢拘急痛、抽搐已渐愈，行动如常，唯感下肢无力。照前方去木瓜加杜仲一两，煎服法同上，连服三剂。

余玲按：肝藏血而主筋，肝血虚则阴液涸，不能荣养筋脉，则筋脉抽搐而拘挛，下肢拘急痛，痛则筋脉不舒，动因之困难。拟用芍药甘草汤。方中芍药味苦平，甘草味甘平，苦甘平化并用，滋阴液和阴以养筋骨，则抽搐止而痛除，或加威灵仙、木瓜舒筋活络，杜仲坚筋骨，则阴液足，筋脉得其荣养而愈矣。

医论三则

论一 "呕而脉弱，小便复利，身有微热，见厥者难治，四逆汤主之"解

"呕而脉弱，小便复利，身有微热，见厥者难治，四逆汤主之"，一见于《伤寒论》厥阴病篇，一见于《金匮》呕吐哕篇。以呕者病本属之厥阴少阳者居多，故呕而发热者，小柴胡汤；呕而胸满者，吴茱萸汤；呕而肠鸣、心下痞者，半夏泻心汤；干呕吐涎沫头痛者，吴茱萸汤；干呕而利者，黄芩半夏生姜汤。

由是观之，仲景故将本题一节列入厥阴篇。夫呕者，气之上也，本应口渴、小便不利，今脉反弱、小便复利者，知其阳气内衰、下焦虚寒、身有微热。尤在泾谓其阳气外越，喻嘉言谓其证兼表里，此解误谬。盖具脉弱、小便复利见厥，均为阴盛阳衰之候，唯身有微热，果是阳气外越，而又见厥者，则为不治之死证，又何以谓之难治。虽治非不治之死证，不过阳气微薄，阴寒复重，治之得当，亦有生机。

然则阳气外越，不当暴然而发热，或身大热，此则身有微热，可知其非外越之热。又本节无太阳头项强痛、恶寒、脉浮之表证，何以又谓证兼表里，殊不知少阴以生阳为本，生阳之气已绝则死，论云"少阴病吐利，手足不逆冷，反发热者不死""少阴病……恶寒而踡卧，手足温者可治"，今身有微热，是少阴下

焦生阳之气未绝，仲景立方注重"身有微热"四字为主治，因生阳之气将绝未绝之际，犹有微热之阳气留存，或可望其治愈。若非急用大剂四逆汤，温里回阳之法，势必不救，故曰难治也。方中用附子补少阴以启下焦之生阳，干姜甘草温暖脾胃以通血脉，则阳气复回而脉弱可振，厥者可回，小便利者不利。若畏其峻烈而不施用，则绝无挽救之方法。设此证身无微热而见厥，为有阴无阳不治之厥绝证，虽有四逆汤亦无能为力矣。柯韵伯曰："此脉弱而微热，非相火明矣。内无热，故小便利；表虚寒，故见厥。膈上有寒饮，故呕也。伤寒以阳为主，阴消阳长，故难治。"按脉弱小便复利，属之少阴，呕而见厥，为厥阴本病，是以列入厥阴篇；无太阳表证明文，故又列之《金匮》呕吐哕篇。

论二　劳病发微一（男子平人脉大为劳，脉极虚亦为劳）

虚劳之证，仲师列于血痹之下，可见劳则伤其精血，虚则里虚而损脾气。男子者，言其证以精气为总纲，故言男子而不言女子，非女子则无虚劳证也。平人者，谓无病之人，应得一息五至平和之脉，且不大、不虚、不弦、不芤、不紧、不迟、不微细、不弱涩，与四时相应，号曰平人。今平人有此脉大、脉极虚，则知其为虚劳之脉，非平人脉也。

然平人之脉何以曰大？以其劳役过度，纵欲无常，以竭其精，不知持满，不时御神，精气日伤，营气内虚，转致少腹弦急、目眩、阴头寒、亡血、失精，故其脉从内耗而变为弦大，故曰劳。平人其脉又何以极虚？盖饥饱失常，寒冷不节，内伤脾土中气，遂致腹痛，四肢怠倦，不思饮食，溏泄，喜盗汗，疾行则喘喝，故其脉因之而内损，则为虚极矣。夫虚大二脉皆曰为，此为字之义，言其本无病之平人而自好为之，非关天赋不足之亏损。

故观其形状则平人，而诊其脉象，则非平脉，故曰为，即难经脉病人不病之意。尤在泾曰："阳气者，烦劳则张，故脉大；

劳则耗气，故脉极虚。"李氏曰："脉大非气盛也，重按必空濡，大者，劳脉之外暴也；极虚者，劳脉之内衰也。"喻氏谓："无病男子精血两虚为言，而虚劳之候。"仲师所以治虚劳立法，主以小建中汤、黄芪建中汤、桂枝加龙骨牡蛎汤、八味肾气丸等方，以建中气、培养脾肾、补精血为主治，补《内经》之所不及也。扁鹊云："损其脾者，调其饮食，适其寒温……损其肾者，益其精。"《内经》云"形不足者，温之以气；精不足者，补之以味"，又曰"荣卫之道，纳谷为实"。居常调荣卫，以安其谷。寿命之本，积精自刚。居常节嗜欲，以生其精。至各虚劳之将成，脉必见虚大，唯恃建中、肾气等方之温补脾肾为本旨。夫建中皆稼穑作甘之本味，实与《内经》"形不足者，温之以气"相合；八味肾气丸为滋水之要方，又与"精不足者，补之以味"相符。斯脾肾克培，而阴阳自能布达于营卫，为治虚劳之正治法，岂不美哉。

论三　劳病发微二（男子面色薄，主渴及亡血，卒喘悸，脉浮者里虚也）

前节"脉大为劳，脉极虚亦为劳"提出虚大二脉，为虚劳之总纲，此节"男子面色薄，主渴，及亡血，卒喘悸，脉浮者，里虚也"言心劳而亡其血为主病也。

夫男子面色薄，薄者，淡白无血色之谓，即血不华于面是也。《内经》云"心者，生之本，神之变，其华在面，其充在血脉"，又曰"心者，君主之官，神明出焉"。今其人劳役过度，忧愁思虑，足以伤心，以致精神不能内守，中焦血液内耗，而津液不能化生。津液不能化生，则口必干枯，故主渴及亡血。然是症以亡血为主，由亡血而生出种种病状，读法当以亡血为先。犹云"主渴及亡血，卒喘悸……也"如此读法，而虚劳真面目乃见。唯亡血二字宜活解，因此节言亡血非吐血、咳血、衄血之谓也。夫吐血、咳血、衄血乃血之亡于外者，兹因劳而伤血，血之亡于内者也。换言之，血液从内耗而干枯也。扁鹊云："损其肺者，益其气；损其心者，调其营卫。"《内经》曰"劳者温之""损者益之"，为治劳病不易之法。

盖劳病之人阴阳俱虚，以劳则阴血虚，阴血虚则不能养心，而为心悸。又阴血既虚，则阳气亦无所依附，故卒然而喘，其脉必外浮而里虚。里虚者，脉之形象也，轻手按其外而脉浮，重手按其里而脉虚，与上节《脉极虚亦为劳》之旨相同。李时珍曰"无力而浮是血虚"，又曰"浮散为劳"，《内经》曰"血虚脉虚"，此明证也。脉浮者之"者"字，应在卒喘悸之下，其脉外浮故卒喘，其脉里虚故卒悸，此为阴血内亡、阳气外浮之脉，非虚劳而何。诸家以脉浮为里虚，岂一见脉浮便可定其为里虚耶？此解随文敷衍，未得其要也。试观下文申言浮虚兼象之脉，可知言脉，了无疑义矣。

五、程祖培

医案十则

案一　太阳误汗

石岐十八间广泰隆香店莫应君，自余治愈乃郎荣标，极为笃信，家人有染恙者，无不召诊。

己未仲夏，其夫人患外感，因过服发散疏表之药，致腠理开，汗大泄，适莫下乡收账，店伴惶惶，恐罹不测，急召余诊。按其脉浮数不整，汗出如雨，心中懊憹，虚烦不得眠，其烦扰之象，令人畏而却步。店伴中有略知医者，谓其汗出亡阳，援急则治标之例，询余何不先用真武汤？余曰：英畦师尝云，病人虽出汗如雨，但寒象未呈，脉带浮数，此阳郁鼓汗，是太阳凌夷之明微。

盖太阳主开，外证也，当解肌，不当发表，今因误汗，心阳不敢出而卫外，其依附手少阴必矣。夫太阳标热，与少阴本热，异源同流，标热怫郁心宫，变为一鼓烦气，笼罩其心，心之实地处不烦，心之虚廓则烦，故曰虚烦；毕竟君柄未移，心中亦非标阳所乐居，于是变虚烦为懊憹，以心为神明出现之所本，无容插标阳之余地也。然则温升心阳乎？恐两阳不并立，其烦扰益甚也；抑苦降标阳乎？恐标阳更衰落，而太阳不复也。唯升而不热，苦而不降者，其为栀子乎！以少阴之羡馀，补太阳之不足，其为栀子豉汤乎！盖栀子为寒水所生，香豉亦寒水化成，二物皆脱离本相，具有化阴化阳之妙蕴也。投汤一剂，居然大汗已敛，诸恙不作，药方中病，捷于桴鼓，自此以后，广泰隆店伴，信服弥加。

编者按：此案是太阳病误汗之变证，患者经误治而大汗如雨，程君引乃师英畦陈伯坛先生之说，"寒象未呈"，即无手足身冷等症，未致亡阳之候，即非真武、四逆汤证；"脉带浮数"，即为阳脉之征非沉细阴寒之脉征；"阳郁鼓汗、太阳凌夷"，即为邪郁于表，太阳受累也。"太阳主开，外证也，当解肌，不当发表"此句应当是对腠理疏松、营卫失调、表虚汗出之桂枝汤证而言；如寒邪束表、卫闭营郁、表实无汗仍当发汗，麻黄汤证是也。案中程君已说理甚明，患者诸证正合《伤寒论》"发汗吐下后，虚烦不得眠，若剧者，必反复颠倒，心中懊憹，栀子豉汤主之"之条，主以栀子豉汤药证合拍，奏效非常。

案二　四逆危证

余师陈英畦先生著《读过伤寒论》有云："缩小三阴三阳之范围，不能达于四末，致三阴之脏阴，窜扰手足者，谓之四逆。"四逆汤，皆为救里温里而施，凡里阴一动，多主四逆，第仲师于四逆条下，谓强人可用大附子一枚，千百年来，莫明真谛，余当说明理由，为四逆汤进一解也。盖强人脏有寒，故仲师毅然用附子，倘其人脏寒虽见，元气素虚者，则不免踌躇矣。附子性温，有大毒，非弱人所能受纳故也。余尝治愈石岐长塘街秀记店东之症，可以恍然悟道矣。

庚申仲秋夜，余与余君云谷，商兑医学，忽叩门声厉，知有急诊求治。据来人云：秀记店东，患猝病，证属危重，邀余急足往诊。余诊其脉沉迟，面赤，舌干，四肢逆冷，振振动摇，大汗如雨，知患抽筋，百端救治，病势始宁。询其下利呕吐否？答：无之，但胸部痞满，气喘上逆。骤观之，似患阴寒霍乱；继思之，此脏寒四逆证也。寒主收引，故抽搐；其大汗如雨，乃阴盛格阳，将脱未脱也，四肢逆冷者，脏阴窜扰，阴霾四布之象也。治法当急救里，温里必行附子，盖附子乃温经散寒之妙药，回阳辟阴之神剂。故四逆汤主之，服药一剂，神宁汗止，唯见口渴头眩，胸满未减。余曰：中土寒冷，脾气不能转输，故呈各种阴象，其脏虽寒，元气未虚也。再与理中汤，二剂而瘳。

处方如下：

四逆汤：炮附子一两，川干姜一两半，炙甘草二两。

理中汤：川干姜八钱，防党八钱，贡术一两，炙甘草八钱。

编者按：程君断病家诸症为脏寒四逆、阴盛格阳；所谓里阴一盛必格阳出外，不能互根；里阳被逼走表，蒸迫津液外泄，此即"阳加于阴谓之汗"之谓。故程君处以四逆汤救里回阳为先，一剂汗止，所谓"过犹不及；壮火食气"，故程君细察病机还在中焦土寒、脾阳不振，转处理中汤，理中气而温中阳。口渴是脾气不输散于上；头眩是脾阳受阻，清阳不升；胸满是阳气不振、阴寒滞阻；言其元气未虚是肾中元阳虽受阴寒相侵而尚未虚馁也。

案三 温病治验

南门大王庙街李贯，其侄女患温病，烦渴舌赤，时有谵语，目常闭不开，神气昏昏，势濒于殆，医巫并进，纷无定见，温凉杂下，方屡易而技屡穷矣。邀余诊治，按其脉细数而虚，此温热入心包重症，须清其营中之热，两保离中之虚，莫有妙于清营汤者，先与一剂，方中犀角用至一钱，其家人恐过于寒凉，置而不服，又延他医，迁延经旬，势状日笃。友人杨君星岩，来邀余再诊，以决死生，见其面目俱赤，声音重浊，舌苔黑而起芒刺。余曰：热传阳明，当急下存津，迟恐精液焦枯，烦躁而死矣。即投大承气汤一剂，服后先下黑粪数枚，继下胶潺无数。翌日，舌中黑焦已去，身体舒畅，唯口渴脉洪。再投竹叶石膏汤去夏加花粉，重用麦冬，或合增液汤，柔润养阴，调治半月而安。

编者按：叶天士云"温邪上受，首先犯肺，逆传心包"，以病家烦渴舌赤、神昏谵语、脉细数虚知其为温热病逆传也；故程君断为温热入心包重症，是当清营阴之热。"两保离中之虚"即心中常应清虚不能任邪也，与"坎中之满"（肾中精气当常盈满）相对，方得心肾相交、水火即济。清营汤正合此时之治，然未敢服下、迁延不定而致生坏证，程君察其"面目俱赤，声音重浊，舌苔黑而起芒刺"，为热结腑实上干清窍之证，且病家应便秘数日，故行急下存阴之法，投大承气汤正是其治。"舌中黑焦已去"即阳明腑实燥屎已去，"口渴脉洪"乃阴津亏损，以竹叶石膏汤加减善后程君深得仲圣之神韵也！

案四　感暑伏湿

顺德胡来，抱布为业。一日，来自远方归，甫息劳肩，倒地不起，气喘汗出，人事不省。其家人彷徨无措，先延他医，所投之药，大都羚、犀、芩、连，苦寒过甚，病势愈重。乃急足邀余，进按其脉，浮洪而濡，大渴引饮，舌苔中黄边白，小便短赤，此感暑伏湿症也，前医误认温病施治，宜其搔痒不着，莫悉原委。盖其病因风尘劳顿，饮冷形寒，湿留脾胃，一旦卫外之气不固，暑邪侵袭，暑湿留恋，发病弥剧。忽忆消暑丸方，最为入扣，病势急剧，改作汤剂，重加生姜汁一两，冲药灌服，逾时喉中格格作响，精神略舒，汗喘已降，其家人莫不眉飞色舞，余亦局中人，心中之快慰，楮墨难宣矣。再投前方，加香薷、丝瓜络，一派清疏之品，半月而愈。此方之惑人处，在半夏、生姜汁二味，俗以为生姜辛温，半夏燥烈，余竟相提并用。盖暑症莫不伏湿，湿非燥不行，非通不散，且半夏生当夏半，得一阴之气，升清降浊，仲师于少阴咽中伤，且有散及汤之作，并非尽燥剂可知；生姜能宣通心阳，为消暑妙品；合以术草，崇土去湿。后人不明方旨，畏不敢用，殊可笑也。

处方如下：

茯苓一两，白术八钱，法半夏六钱，炙甘草五钱，生姜汁一两（冲服）。

编者按：暑病时医常套温热病治法施治，苦寒甘凉用之不效反使邪恋不去。程君考病家"病因风尘劳顿，饮冷形寒，湿留脾胃"，知此因读《难经》"形寒饮冷则伤肺……饮食劳倦则伤脾"之句可豁然明了，以肺脾子母两脏同受邪害诸症乃作。程君处消暑丸方正合其治，《医方集解》云："此足太阴、太阳药也。长夏炎蒸，湿土司令，故暑必兼湿，证见便秘烦渴，或吐或利者，以湿胜则气不得施化也。此方不治其暑，专治其湿，用半夏、茯苓行水之药，少佐甘草以和其而烦。"加生姜汁之妙，其言已详矣。

案五　骨极治验

岁次甲子，余悬壶香港大道中，有患者刘惠泉来馆求诊，自告操搅缆工于香港仔，香山溪角人也。云：一年前，右侧一完好之大牙，突然而痛，头如劈，痛连于脑，时即到某牙医处治疗，医谓牙神经发炎，欲除后患，须脱去此牙，根治牙神经。唯治愈未及一月，发觉另一大牙又痛如前，于是又往牙医处求治，医之诊断与治疗，与前无异，经多天医治，亦获痛止。料半年后，全口牙齿皆痛，痛亦如前，自思若再求治于牙医，岂非全口牙均须脱去耶？因转请中医服药治疗，以及自购市上牙痛水外敷，幸获痛止。此后，频频复发，治之又止。近两月痛连两肩，继而两臂肌肉日见消瘦，且难于举动。按其脉寸关缓而细，两尺沉而紧，乃问曰：君之操作，整日企立乎？答曰：搅缆之工，不能坐著而作也。并云：今年过五十，操此业者已二十八寒暑矣。予思《内经》有云"久立伤骨"，骨极令人酸削齿苦痛，手足烦疼。遂用玉女煎重加玄参，以降其无根浮游之火，以治牙痛。石膏一两，熟地一两，知母四钱，麦冬四钱，怀牛膝（盐水炒）八钱，玄参一两。

翌日再诊，牙痛若失，改投桂枝加龙骨牡蛎汤再加鹿茸、阳起石，以固肾益精髓，肾健则骨壮矣。桂枝五钱，白芍五钱，生姜五钱，大枣七枚，炙甘草三钱，龙骨一两半，牡蛎一两半，阳起石四钱，鹿茸二钱。

后以此方为主或易鹿角胶，或加柏子仁、枣仁、北芪等，调治月余，痛楚全失。再治两月，两手举动如常，唯臂肉亦见羸瘦，改投归芪建中汤，连服三十余剂，两臂肌肉渐见丰满，关节清利，而病获根治。特书此案，以供日后临症参考。

编者按：齿痛一症多认为是胃火所致，细考叶天士"齿为骨之余，龈为胃之络"应知实在胃火，虚在肾水矣。程君考病家劳作之业久立伤骨，乃知其实是肾水虚而虚火浮，并化引《圣济总录》"所谓骨极者，令人酸削，齿苦痛，手足烦疼……"之句为佐论，故处玉女煎加玄参以滋养肾水，潜伏龙火，牙痛愈后以桂枝加龙骨牡蛎汤加血肉有情、壮阳益精之品填精髓以固本，归芪建中以补脾益肌。程君治法选方其妙若此，学者宜当深思。

案六　壮火刑金

李效农，石岐之同业医也。癸亥年春，其子腾蛟，时年五岁，始得太阳中风证，效农自拟香苏饮、杏苏散等方与服，数日未愈，反为危笃。效农与予素称莫逆，因邀余往诊，果见乃郎，昏不识人，面赤唇焦，呛咳气喘，诊其六脉洪数，舌苔黄焦，手抚之体若燔炭。予因告曰：此乃风邪客于手太阳经，未得发越，风本阳邪，善行而数变，今则蠢蠢妄动，煽动君主之火，上刑肺金，以予主见，急投泻心汤以泻壮火为先，恐稍为迁延，则吐衄难免矣。未卜尊意如何？彼寻思良久，乃曰余实已彷徨失措，任公主意而行。遂订《金匮》大黄黄连泻心汤加苇茎与治。大黄四钱，枯芩二钱，川连二钱，苇茎八钱，水一盅半煎八分服。翌日，其家人又来邀诊，谓服药后约一小时即行大解，今热减喘平矣。予至视病者卧床，神志已清，喘促果平，诊脉浮数，舌苔黄润，视盂内嗽出痰黄黏稠，改用千金苇茎汤加马兜铃。苇茎八钱，薏苡仁四钱，冬瓜仁四钱，桃仁二钱，马兜铃三钱，清水三盅煎服。

再诊，其母曰：进药后半天，热尽退，能熟睡，唯见气逆而咳。诊脉虚数，苔白微干，治以麦门冬汤。法半夏二钱，麦冬六钱，生党参三钱，炙甘草二钱，粳米三钱，大枣五枚。

再诊，已知饥饿，索取食物，咳亦减，脉虚数，苔薄白而润，照前方再进一剂。数日后，效农至馆道谢，谓：进后方病减，因未敢多劳，故自守此方加减，连进数剂，今已痊愈矣。

编者按：病家经数治不愈迁成壮火食气，诸般变症，再迟则恐热迫血妄行而成吐衄血症，故程君处以大黄黄连泻心汤，如《古方选注》"大黄泄营分之热，黄连泄气分之热"之义，急急泻火为先。火折病减后，应知热去津伤，再以麦门冬汤养阴生津，降气益元，正合其治。

案七　雷火迫劫

族侄衡在，其尊正家居，一日天雨阴晦，雷火由地而起，上冲屋瓦，被电灼伤，发焦面黑，神气昏迷，举止失措。知余学兼中西，极邀诊视，脉象洪搏指，舌干口渴，起卧不宁，见余按脉，瑟缩不前，惊悸之象，如中鬼魅。谛思良久，苦无入手，凝神须臾，灵机忽起，乃伤寒脉浮，医以火劫亡阳致逆之例，以桂枝去芍加蜀漆牡蛎龙骨救逆汤与之，取其重镇龙雷之火，不治惊悸，而惊悸自除。盖心为牡脏，乃神明出入之所，雷火迫劫，震动心宫，故神气散乱。此方君桂枝以安心脏；臣蜀漆以保护心阳；佐以龙、牡，取水族之物，以制火邪，重镇之品，以收散乱神气；使以甘草、生姜、大枣，以助中焦气化；正用之可治火劫亡阳，借用之可治电火劫阳。夫雷劫与火劫同类，雷火即电火之余，天气将降，地气将升，阴阳郁迫，搏击生电，其中于人身也，慓悍滑疾，中阳溜经，中阴溜府，乃天地一种不正之气，与《金匮》中风邪同一剧热。今主救逆汤者，一以散阴邪以扶正气，仲师虽未立雷劫汤方，借治之，不啻为对症之药。服后果然神气清醒，惊悸不作，继服五剂，完全获效。

编者按：程君言"心为牡脏"即心为阳脏之义，语出《灵枢·顺气一日分四时》；"阴阳郁迫，搏击生电"即阴阳二气激荡而成雷电之义，吕纯阳亦有云"阴阳生反复，普化一声雷"。程君此例令读者大有拍案之感！其从《伤寒论》"伤寒脉浮，医以火迫劫之，亡阳必惊狂，卧起不安者，桂枝去芍药加蜀漆牡蛎龙骨救逆汤主之"之句外悟出神思，亦暗合《金匮要略》"火邪者，桂枝去芍药加蜀漆牡蛎龙骨救逆汤主之"斯语，实深得仲圣未言之妙，纵考近代之善用仲圣经方若此者，亦无多见矣！读者至此又见编者辑是书之初心乃重彰岭南伤寒前贤学术精粹以为后学津梁也！

案八　产后寒饮

李蓬湘先生，世居城内仁厚里，本邑中学教师也。其夫人产后，咳逆气喘，发热而渴，小便不利。医辈谓产后新虚，感冒风寒，太阳阻碍少阳之枢不转，肝木郁抑，乃木侮肺金之病，屡用小柴胡汤，欲转移少阳以解半表半里之邪，投药数日，势状不减。乃邀余诊之，诊其两寸浮紧，此属太阳伤寒，表证未解，水停心下。水气射激太阴，阴寒故咳喘；水气反逼标阳故发热；无非水气隔断太阳之标阳本阴，魄汗不和，故三焦决渎之令不行，所以小便不利；水气浸淫中土，上而手太阴，下而足太阴，被其横流拦截，故太阴与太阳等于秦越，太阳之标阳本阴亦等于秦越。是表邪袭入太阳之府，以水为域，太阳升降之机关不灵，表邪茫无出路，非小青龙主之不为功也。盖小青龙汤，最能行水，水中一掉则水去，水去而邪自解也。本方主用细辛为龙首，打通其尾间，为注水地步，而后尾以诸药，所为浪息波平也；五味能收敛其天气，为输水地步；更佐以姜夏，则涤饮散寒；使以甘芍，则培土制水；而后收其效于麻桂，有邪则解邪，无邪亦化精布汗；在伤寒为逐水之神剂，在《金匮》为涤饮之通剂。投药数剂，诸恙悉退。及后寒饮未除，食欲缺乏，知其脾土不能健运，水气变为水饮矣。改用真武，加姜、辛、味以崇土制水，连服数剂而愈。此条妙解，得自英畦先师之启示，故表而出之。于以足一灯之传授，自有渊源之继承云。

编者按：程君案中说理详尽，以小青龙汤治寒饮为仲圣大纲大法，陈修园《长沙方歌括》"表不解兮心下水"一句已明表出。然"投药数剂，诸恙悉退。及后寒饮未除，食欲缺乏，知其脾土不能健运，水气变为水饮矣"。即脾运失常则为生湿生痰之源，当治其源方能彻底逐水涤饮，改处真武汤加姜辛味，真武汤陈伯坛君与程君解述最妙；加姜辛味之意，读陈修园《医学三字经》"姜细味，一齐烹，长沙法，细而精"可知。程君后言"此条妙解，得自英畦先师之启示，故表而出之。于以足一灯之传授，自有渊源之继承云。"，读者乃感其善宗乃师伯坛君之说，师徒授受恩情若此。

案九　麻疹治验

谭梦周之令郎启瑞，八岁，一九四六年十月十六日，初诊。麻毒侵肺，干咳无痰，合眼，眵泪，腮赤，体疼，喷嚏，呵欠，眼胞肿，肺气喘促，腹满尿赤，口渴，舌苔黄，宜加味升麻葛根汤。用导引法，导地气之升，引天气之降也。

升麻一钱半，葛根五钱，白芍三钱，甘草一钱半，膨鱼鳃一钱半，连翘一钱半，枳壳一钱半。水二碗，煎至八分服，连服二剂。

次诊，喘促减，发热已退，下粪胶黏，舌苔中黄，舌尖红，宜用升麻葛根汤，加入清心理脾之药。

升麻一钱半，葛根四钱，白芍二钱，甘草一钱半，连翘一钱半，紫草一钱，膨鱼鳃一钱半。清水二碗，煎至一碗之八分，服二剂，二日服完。

三诊，喘促已减，仍干咳，目赤，小便色黄，脉细数，大便胶腻，身有微热，宜清上下二焦肺肠热，以清燥汤，减阿胶，恐其柔腻也。玄参二钱，粉甘草一钱半，火麻仁四钱，生石膏四钱，北杏二钱，麦冬一钱半，炙杷叶一钱半，冬桑叶三钱。水二碗，煎至一碗之七分，服药三剂。

四诊，咳嗽已减半，口渴，手足仍热，下胶潺，日十余行，舌苔黄，口苦，腹痛，小便短赤，治宜通滑肠胃，拟知柏八味汤，加膨鱼鳃一钱半。干地黄四钱，山萸肉二钱，山药二钱，泽泻一钱半，丹皮一钱半，云苓二钱，知母一钱半，黄柏一钱半，膨鱼鳃一钱半。此方治麻疹后利。水二碗，煎至八分服，服四剂收功。

编者按：程君治麻疹用加味升麻葛根汤是效仿前贤经验，特别是膨鱼鳃一味颇有乃师陈伯坛君之风。"导地气之升，引天气之降"即升清降浊、畅达气机、交通上下之谓。三诊见其干咳仍旧，处以清燥汤加减，治咳嗽为主。四诊察症转处知柏八味汤加膨鱼鳃，并点出此方治麻疹后下利，乃知此是养阴清热、通利下焦之法也。

案十　虚热留连

孙庆宾，东镇沙边乡人。乃郎金培，年仅三龄，禀赋薄弱，易感多病。偶因伤寒，身热留连，屡患泄泻，乡中儿医，投以祛风退热固涩之剂，百无一效。余望其关纹，若隐若现，心烦躁扰，夜多啼哭。余曰：后天失调，医药杂进，其烦渴躁扰，身热不退者，乃水亏火亢，真阴不足，阳无所附；屡患泄泻者，又脾胃虚寒，肝木来侮，此属虚象，非实象也。宜滋水济火，平肝固脾，先与六味汤，加胡桃、白芍、於术、湘莲等，加减数剂，神气略宁，下泄略减。余曰：究属中寒，又宜补气温肾，进保元汤三剂，泄泻全止。唯身热尚留连，再与大剂四君加黄芪，旬日尽收后效。

编者按：程君案中说理极详，先处以六味地黄汤加味填阴亏，再处以张景岳保元汤散中寒，泄泻乃愈。其中"阴亏"与"中寒"并不相悖，"阴亏"是人身立命之水不足，"中寒"是中气虚复感寒邪，明此乃知人身立命水火与"诸不足之邪"不同，凡升降出入失常、阴阳离合失司，即能见"阴虚兼寒，阳虚兼热"等错杂之证。案中泄泻既愈而身热留连，程君再处以大剂四君加黄芪收功，是取李东垣甘温除热之法也。

医论十则

论一 黄疸病释义

《金匮要略》黄疸门第一条曰："寸口脉浮而缓，浮则为风，缓则为痹，痹非中风，四肢苦烦，脾色必黄，瘀热以行。"程林曰："脉得浮缓者，必发黄，故伤寒脉浮而缓者，系在太阴，太阴者，必发身黄。今浮为风，缓为痹，非外证之中风，乃风热蓄于脾主，脾主四肢，故四肢苦烦，瘀热行于外，则发黄也。"陈英畦曰："本条是仲师释黄疸病提纲。"下条开始说谷疸，女劳疸居第二，酒疸又其次。唯酒疸凡六见，谷疸则三见而已，女劳虽两条，却与男子黄合写，以其同是小便利，他师迟迟而后点出"病黄疸"三字，黄疸病亦五条，而诸黄，黄家都缩入黄疸上说，故连累而及之也。何以本条先提个"痹"字耶？为下文"黄家所得，从湿得之"二语而发。湿家病，何尝非"身色如熏黄"，又曰："面黄而喘。"顾同是湿也。湿痹之候，痹着黄亦着；本证黄行痹亦行。盖风为百病之始，先寒而至者风，与湿相得者寒，有湿在，不得谓风寒无分子也。下条曰"风寒相搏"可见矣。

按：本证细心体会，必寒湿相益，乃酿成热色之黄。夫热病皆伤寒之类；毕竟本证之黄，是湿色加于脾色之上，故曰必黄，不曰必行，只可谓之瘀热以行，脾色如故也。倘瘀热行未毕，黄色必无了了之时，法当假道小便以去黄，黄去，而后小便告肃清也。

黄疸分类：谷疸、女劳疸、酒疸、黄家、诸黄、男子黄。

一、谷疸

1. "风寒相搏，食谷即眩。谷气不消，胃中苦浊，浊气下流，小便不通，阴被其寒，热流膀胱，身体尽黄，名曰谷疸。"

按：本条曰"风寒相搏"，风胜则增热，寒胜则增寒，而风又胜湿，寒复胜热，每食遂被其纷扰。曰"谷气不消"，是谷未熟，而浊气同归于尽，迥非胃家所乐受。曰"胃中苦浊"，即苦眩所迫而形，宜其无浊气归心之望，只有下流而已。曰"小便不通"，可想是浊气不能出下窍。曰"阴被其寒"，反无裨于远浊，瘀热又从而梗阻之。曰"热流膀胱"，膀胱者，胞之室，瘀热即身黄之内应，特其血非结，故曰流，上言瘀热以行，即其候也。

2. "阳明病，脉迟者，食难用饱，饱则发烦，头眩，小便必难，此欲作谷疸，虽下之，腹满如故，所以然者，脉迟故也。"

按：本证亦见于伤寒，彼证举例以胃家之未实，恐人以大承气汤误攻其发黄，明乎发黄无胃实，胃实则无发黄，唯脉迟，又似与攻里无抵触，拘泥看其脉象，而不顾及其食谷，究未得真相也。若悍然以大承气汤攻之，则中土未有不下陷者也。曰"食难用饱，饱则发烦"，可知即"热则消谷"之现象。曰"头眩"，即"谷气不消"之现象。假令大便反易，纵饱食亦泻而不存。曰

"小便必难"，又失传化之效用，其为"浊气下流，小便不通"无疑义。又曰"此欲作谷疸"，此较上条成立谷疸略为迟，而本证谷荒尤过之，不可下也。若虽下之，则腹满如故。上条食则为满，满在胃，其满有遁形；本证之满，满在腹，其满无遁形。两满字，是借作胃家实之陪客，若滥与大承气，其弊不止此。所以然者，脉迟故也。脉迟乃谷疸之报信，盖必酝酿久之，热邪流散其浊气，而后表实里不实之证成，当须以大黄硝石汤下之，不可以大承气攻之也。

3."谷疸之为病，寒热不食，食即头眩，心胸不安，久久发黄，为谷疸。茵陈蒿汤主之。"

按：上两条，一则曰"小便不通"，一则曰"小便必难"，其端倪可从食谷上审出。本证前无信息，且曰"不食"，又曰"食即头眩"，食后不言满，食时不言饱，积谷有限可知，以何物酿成谷疸耶？曰"心胸不安"，不至发烦者，幸非饱食，其不安也，隐以牺牲浊气为可惜，欲排泄浊气而无从，是食入亦一苦事，食入于阴，不能长气于阳，写"不安"以形容其苦浊，无非写发黄于未黄之先。曰"久久发黄"，唯上工为能未病，久久何至有发黄，若徐徐而俟之，或十日以上，共见为谷疸，中工未始无建白之余地也。

方解：茵陈蒿汤见于《伤寒论》，其一为阳明病，热越仍发黄；其一为伤寒七八日，身黄如橘子色。必伤寒而后有谷疸，乃胃家实之陪客，证据在"寒热"二字和"不食"二字。上言"阴被其寒，热流膀胱"，其消息在"胃中苦浊，浊气下流"二语，故不曰"久久发黄"，明告中工以"身体尽黄"之显著。又特书"名曰谷疸"四字，令中工习闻"谷疸"之名，免失"欲作谷疸"之实也。唯伤寒发黄无下法，谷疸条下无"当下之"三字，黄疸病而言"当下之"者，从湿得之之黄家，与伤寒得之之发黄，不能一例看也。寒之热，则热未实；湿之热，则热易实。谷疸无里实，黄疸有里实故也。女劳疸、酒疸，只有腹满，仍满而不能实。二证纵无下禁，而酒疸则置硝黄于不禁，女劳则取硝不取黄，而曰病随大小便去，叩乎其与下法有异同也。本方之方旨，不君大黄，故不先煮大黄，而先煮茵陈者，盖先煮则药力后行，后纳栀子、大黄者，盖后纳则药力先行也。方中大黄非仅以攻下见长，自有推陈致新之潜力，"通利水谷，调中化食"二语，乃仲师取材于《本草经》也。然犹恐药力稍峻，合栀子之黄，以黄投黄，则纯为发黄作用而设。尾以经冬不凋之茵陈，率二药入寒水之经，服后从无下泻之理。方下云"分温三服，小便当利"，大黄已让功于框、陈矣。曰"尿如皂角汁状"，形容赤米之深色者，写黄疸之变也。曰"色正赤"，色莫正于脾色之黄，黄而加赤。曰"一宿腹减"，减满更减实，不明言其满，殆不明言其实。曰"黄从小便去"，不曰黄从大便去。吾谓仲圣操纵大黄，并操纵栀子，与下文栀子大黄汤、大黄硝石汤，异曲同工也。

二、女劳疸

"黄家，日晡所发热，而反恶寒，此为女劳得之。膀胱急，少腹满，身尽黄，额上黑，足下热，因作黑疸。其腹胀如水状，大便必黑，时溏，此女劳之病，非水也，腹满者难治。用硝矾散主之。"

尤在泾曰：黄家在日晡所，本当发热，乃不发热而反恶寒者，此为女劳，肾热所致，与酒疸、谷疸不同。酒疸、谷疸热在胃，女劳疸热在肾，胃浅而肾深，热深则外反恶寒也。膀胱急，额上黑，足下热，大便黑，皆肾热之征。虽少腹满胀，有如水状，而实为肾热而气内蓄，非脾湿而水不行也。

陈伯坛曰：本条女劳，虽不失于寒热，寒热亦阴阳之见端也。以其从下焦交迫而来，热由肾出，则膀胱惊寒，曰"膀胱急"。寒水泛滥于两旁，故小腹不满。"少腹满"，少腹不足言。可骇处，在太阳不克自有其一身，曰"身尽黄"，发身黄者太阴也，以太阴而布化于太阳，则太阳翻作太阴矣。曰"额上黑"，足太阳脉起于目内眦，上额交颠，为何仅留一点阳气在额上耶？无如其没收太阳之热色，呈现太阳之寒色，寒而曰黑，北方黑色，入通于肾也。

宜乎其形上者寒，形下者热，曰"足下热"，手足太阳又易位矣。曰"其腹胀如水状"，此又因中土不王，则肾水膨胀，致土不成土，如以水状易其土，其水非自无而之有也，乃欲自有而之无也，上文小便自利，腹如水状者不治，太息其不能留无尽之藏也。曰"大便必黑"，亦非自利黑水也，泻其黑，所以存其黄，而土气始复。曰"时溏"，黄黑相间之溏，未始非便宜其大便。申言之曰"此女劳之病，非水也"，非五水之水，浸淫其身也。曰"腹满者难治"，恐腹满为脏寒所致，治大便易，治小便难，女劳病之去路在二便，可治不治之关头在腹满，苟无不治之见存，焉知其难治之势迫，难治二字，非提醒中工退一步想也，乃令其迫紧一步想也。硝石矾石散主之。

方解：硝石（熬）、矾石（熬）各等份。

上二味为散，大麦粥汁和服方寸匕，日三服，病随大小便去。小便正黄，大便正黑，是其候也。

按：观诸方下曰"病从大小便去，小便正黄，大便正黑"，黄有黄去路，黑有黑去路也。何以谓之正耶？正以示其鹄，黄去不复黄，小便以黄为鹄；黑去不复黑，大便以黑为鹄。两正字，犹云不加多、不减少之词也。叮咛之曰"是其候也"。殆谓从默化潜移上讨消息，其候始著者也。立法立方，真匪夷所思矣。而二石可以禳女劳，个中有神秘之学在。芒硝之墙壁为硝石，着于湿土，灵在见火即焰，与黑疸相若，一闪而焰自熄，显非劳火所能侵，熬黄取其未脱离土气也，能找黑粪而出者，已消灭劳火于无形。而矾石最酸收，其效力则依人为变化，可以补不足，可以损有余，一面利小便，一面约小便，仲师用以代行妇人之经水，兼消白物之源，已属离奇之制作，尤妙在烧之成胚，转与人形相若。此虽涉于祝由之所为，而溺情之魔障，写入衾影中，有女流以为之伴，是鬼物无非劳病之伥。烧矾石，即奇形之印象，合硝石之霜威，粉之为散，邪祟还能复活乎？大麦粥汁，和服方寸匕，以助行其便溺，免令小便自利耳。且矾能却水，乃打消脚气之良药，用以针对水状，尤为周密。在服之者，莫名其妙，唯中工只有叹与药之难而已。

三、酒疸

1. "心中懊侬而热，不能食，时欲吐，名曰酒疸。"

按："心中懊侬而热"，酒后状态则如此，谷疸无此酒态也。下文酒疸，又曰"心中懊侬而热，或热痛"，栀子大黄汤，亦无加酒之例也。且酒疸凡六见，谷疸只两见，可知食谷有限量，饮酒无限量，无怪乎嗜酒者，宁豪饮以代谷，酒客反无谷疸之虞。曰"不能食，时欲吐"，不饮而有时欲吐之情，其惯于吐可知。下条亦曰"欲吐稽吐之愈"，又何所忌于吐乎。彼证曰"必中热"，而不曰"懊侬"。本证曰"心中懊侬"，懊侬有悔意，心中烦郁又可知。"名曰酒疸"，毕竟以酒为浆之人，流弊必多于谷疸也。

2. "夫病酒黄疸，必小便不利，其候心中热，足下热，是其证也。"

按：酒非能发黄也，沾染谷气而后黄。《灵枢》谓"酒……后谷而入，先谷而液出"，非谓食谷先于饮酒也，谓谷气没收其酒以入胃，而后酒气夹谷气以旁流也。缘酒气清，而谷气浊，黄受气于浊，浊无去路，而清气已过去也。曰"其候心中热，足下热"，明乎心热非因懊侬而生，乃主血所生病，因酒疸烹炼心血所致也。其足下热之理由，是谷气为酒气所辟易，由心下及于足，《伤寒论》所谓"谷气下流"而足心热，是足热非谷为之，乃酒为。酒气差强于谷气，所以小便不利，转令谷气不能发黄，酒气反能代之而发黄。曰"是其证也"，是指实小便不利，皆发黄之证谛也。

3."酒黄疸者，或无热，靖言了了，腹满欲吐，鼻燥，其脉浮者，先吐之，沉弦者，先下之。"

按：上条谷气形下不形上，酒气幻为谷色之黄，一面心热，一面足热，其明证；本条谷气在里不在表，酒色掩尽谷气之黄，一面无热，一面腹满，其阴证。盖太阴脾主腹，太阴当发身黄也，然必发热，方是发黄之见端。下文言肚热里热，是一身尽发热而黄，可例看也。其主要之诊断，在乎脉。曰："其脉浮者，先吐之，沉弦者，先下之。"除却下文栀子大黄汤四味，尚有何方能吐下兼施乎？窃以为当以栀子、香豉行吐法，以大黄、枳实行下法。吐谷先，而酒疸有分子；下谷先，而酒疸有分子。分一方为两方，合两证为一证也。不然，若俟谷疸成立，吐之则烦又加，下之又腹满如故矣。

4."酒疸心中热，欲吐者，吐之愈。"

按：本条曰酒疸，不曰酒黄疸，明乎脱离谷疸以立证也。曰"心中热"，与第二条"病酒黄疸……其候心中热"不同论。上条心中热，非因懊恼而生，乃主血所生病，酒疸烹炼其心血，此后食气入胃，其归心之浊气，因热血为转移也。本证心中热，是因酒气而入心中，假定心部为临时之热，专与心中为难耳。盖诸血皆属于心，非酒与心战，乃血与酒战，将见其血玄黄矣。曰："欲吐者，吐之愈。"上条谷疸未成"先吐之"，无愈字，本证酒疸将成仍未成，曰"吐之愈"。补末句一吐字，便打消其酒疸，可知仲景方，自泛应而不穷矣。

5."酒疸下之，久久为黑疸，目青面黑，心中如啖蒜齑状，大便正黑，皮肤爪之不仁，其脉浮弱，虽黑微黄，故知之。"

6."酒疸，心中懊恼，或热痛，栀子大黄汤主之。"

魏念庭曰："为实热之邪立法也。栀子、大黄，大苦寒之品以泄之，枳实以开破之，香豉以升散之，酒家积郁成热，非此不当其施也。"

徐彬曰："前酒疸正条，尚有不能食，欲吐后，各变证，如小便不利，足下热，腹满不一。此独举心中懊憹，为酒疸第一的据也。"

喻氏《医门法律》云："此治酒热内结，昏惑懊憹之剂。然《伤寒》证中有云：阳明病无汗，小便不利，心中懊憹者，身必发黄。是则诸凡热甚于内者，皆足致此，非独酒也。"

按：本节仲师注重个"痛"字，盖必酒疸病，以不痛为等闲，本证当如酒疸之最剧。独是本方在《伤寒》，名曰枳实栀子豉汤，治瘥后劳复加大黄如博棋子大五六枚。彼方用以治宿食，命方固异，煮法亦不尽同，彼方末句曰"覆令微似汗"，大黄乃下药，非汗药也，分明责大黄以治宿食；本证又无取汗之必要，分明责大黄以治黄疸也。况彼方以清浆水七升空煮，取四升而后纳诸药，淘米水非取汗于谷哉？本方不尔也。仲师往往证治若两歧，徒劳中工之梦想，殊不知上下文痛状不胜书，彼按之心下痛者为实，师曰"当下之"，则以大柴胡汤承其乏；本证亦痛在胃络耳，胃络上通于心下，就令小柴胡汤，亦令上焦得通，通则不痛矣。孰意其痛不在心下，而痛在心中，则中工歉然矣。同是心中懊憹而热，曰或热痛，非谓或热或不热也；谓或痛或不痛，乃带热而痛，与或无者不同论也。欲降心下之痛，行顺取法；还而肃清心中之热，行逆取法。四味药有彻上彻下之回环力，何所顾忌而不用栀、黄乎。方旨详于后。

方解：茵陈蒿汤，大黄硝石汤，非有栀子、大黄哉。彼二方，一治谷疸，一治黄疸耳，酒疸非其匹也。在茵陈汤内，则利前部；大黄硝石汤，则利后部；岂非与硝石矾石，异曲同工哉。不知茵陈蒿汤，非先煮茵陈为后盾，栀、黄必趋后不趋前，从何得小便；大黄硝石汤，非纳硝石为先导，栀、黄又走中不走下，从何得大便乎。正唯本方不求病从大小便去，但求四味药，宛转于沸腾之内，四味药遂顺逆行于方寸之地，三服则病若失，何庸计及其小便之黄不黄，大便之黑不黑乎。

四、黄家

"诸病黄家，但利其小便；假令脉浮，当以汗解之，宜桂枝加黄芪汤主之。"

按：沈明宗曰"此风多湿少，邪机向表，通治之方也。诸病黄家，乃胃中湿热酿成，而湿性下流，当从下驱为顺，故但利小便而为常法。假令脉浮，则湿少风多，而风性轻扬，邪机在表，当以汗解，不可拘利小便为常矣。故用桂枝汤和营卫而解肌表之邪，风为表虚，加黄芪而实腠理也"。

黄家即黄疸之通称，曰"但利其小便"，盖利小便，乃治黄之大法。上文治黄诸方，或吐之，或下之，有治法无治方也。除却茵陈蒿汤有"小便当利"四字；猪膏发煎，有"病从小便出"五字；硝石矾石散，曰"病随大小便去"，却分两路去也，非一路去也。曰"假令脉浮，当以汗解之"。盖脉沉，皆发黄者其常，脉浮属黄家者其偶，假令二字，是形容未见惯之词，明乎脉浮非易得也。盖沉为阴脉，须更新其阳，法当下，浮为阳脉，须更新其阴，法当汗故也。下药所以求助于阳者，阴生于阳，谓之以阳法救阴，汗药所以求助于阴者，阳长于阴，谓之以阴法救阳。太阳太阴，乃阴阳两大部，身部即太阳之范围，腹部乃太阴之范围。黄疸病，则身之表，腹之里，无两全矣。下法姑勿论，汗法则桂枝在所必行。曰"当以汗解之"，以汗解太阳者半，以汗解太阴者亦半也。桂枝汤则双方绾照矣，加黄芪以尽其法，则阳黄、阴黄无所遗，方旨详于后。

黄疸病，无所谓之阴黄、阳黄，首条"瘀热以行"四字，仲师已一口道破其病因，《伤寒论》阳明篇两言"瘀热在里身必发黄"，可引证也。喻嘉言创阴黄、阳黄之说，误会发于阴部，发于阳部二语，以为阳黄即黄而热，阴黄即阴而寒。沈目南则以气分、血分释阴阳，无非参以阴阳之臆说。不知黄疸初起，始有发于阳部、发于阴部之足言，久之则阴阳皆受病，只有阴阳疑似以

惑人。苟第从表面上观察，明知太阴当发身黄，无如太阴之气化
无存在，太阳之面目已非，从何确定其发病之始，是阴主动，抑
阳主动乎？脉合阴阳者也，篇首揭出曰"脉浮而缓"，非先写太
阴发黄之脉哉！亦本无所谓之脉沉，沉脉又为里实写照，沉为在
里，里字可为阴部注脚，太阴始终实其里，急当救里；唯有一
法以救表，转言之曰"假令脉浮"，喜其至今尚未脱离浮脉，浮
为在表，表字可为阳部注脚，太阳始终实其表，急当救表。唯
有汗救表，非一定行大黄硝石，黄疸非下利，反以四逆汤为误
治，救表则限定行桂枝，表实因发黄，仅与桂枝汤为未足。唯加
黄芪，则黄芪翻作桂枝用，收回太阳黄色，归还太阴，则太阴受
其赐；桂枝又翻作黄芪用，提升太阴之土气，复活太阳，则太阳
受其赐。所谓以阴法救之者，双绾太阳太阴之开力，实则表里两
解也。阳法阴法云者，一法化为二法耳。上文脉沉条下曰"皆发
黄"，凡发黄皆阴黄可知，盖阴病见阳脉者生，浮为阳脉故也。

五、诸黄

1."诸黄，猪膏发煎主之。"

尤在泾曰："此治黄疸不湿而燥者之法。"《伤寒类要》云：
"男子女人黄疸，饮食不消，胃胀热生黄衣在胃中，有燥屎使然；
猪膏煎服则愈。"

程林曰："扁鹊有疗黄经，《明堂》有烙三十六黄法，皆后人
所未见，唯《圣济总录》，载三十六黄，方论详明，治法始备，
今猪膏发煎能治诸黄，当是黄之轻者，可从小便而去。至若阴黄
急黄，女劳之属，岂猪膏发煎所能治乎！"

按：下文亦书"诸黄"二字，曰"腹痛而呕者"，则有柴胡
汤在。同是诸黄，已当别论，可悟诸字，非公共话头。不"身
黄"者，仲师特撇开身必发黄以立案矣。盖数之不尽之黄。故曰
诸，非必身黄与橘子色浑相若，觉毛窍之黄尤周密，无如其介于
能发黄不能发黄之间者，故约略言之曰诸黄。明乎其有诸内，而

不尽形诸外也，皆由合精之毛脉，无力以启闭其藩篱，故黄反入里。从表面观之，不过略见浅淡之黄，而看入一层，诸黄已为瘀热所反迫，且埋没其太阳于表里，宜其不呈现太阳之浮脉，则汗解无消息。此等表实与里实无异，岂桂枝加黄芪汤所能收拾乎？唯有乞灵于少阴肾，故主猪膏发煎而已。少阴肾其华在发，发亦血之余也，以乱发融入血海之中，岂徒祛瘀生新已哉。本证之机关在肾脏及膀胱。膀胱者，胞之室，方下云"病从小便出"者，端赖肾间动气为转移，血室膀胱其应耳，得小便则自去。上言利其小便，即此之由，盖气化行，则太阳无不活现之理，是亦不汗解之汗解也。

方解：猪膏半斤，乱发（如鸡子大）三枚。

上二味，和膏中煎之，发消药成，分再服，病从小便出。

沈目南谓本方为润燥之品，是针对阴黄以立方。下文柴胡汤亦主诸黄，吾得而断之曰：黄疸多数太阴病，往往不利于太阳，阳也而阴法莫违焉。篇内曰"难治"，曰"易治"，视夫疸而渴与不渴耳。总之，仲师手挥目送之视无形，当以关顾中央土之本色弊不弊为准绳，而后出其方以改换太阳为色相，此非尽人所能喻也。宜乎条内以不治为起例，三见难治二字，只有一愈字，一瘥字而已，意深矣夫！

2."诸黄，腹满而呕者，宜柴胡汤。"

《医宗金鉴》言："呕而腹痛，胃实热也。然必有潮热便硬，始宜大柴胡汤两解之；若无潮热便软，则当用小柴胡汤去黄芩，加芍药和之可也。"

按：上条诸黄，黄在毫毛一部分；本条诸黄，黄在腠理一部分，比诸毫毛又略深一层矣。于何见之？柴胡汤条下，可以证明之。伤寒太阳病，面目及身黄，则柴胡汤不中与；阳明病，一身及面目悉黄，则柴胡汤尚可与，究非柴胡之的证也。可知诸黄实非黄家之属，不过诸如此类之黄色，不属黄之属黄，依稀辨之，其诸异乎人所共见之黄，抑亦可与黄家为邻焉已。上文黄家一路无痛字，虽肚热不言痛，独酒疸一条曰"或热痛"耳。曰"腹痛而呕"，上言"发于阴部其人必呕"，明乎其脾气为主动，胃气为被动，故使呕耳。斯关腠理之黄，中焦亦瘀热之旋涡也。夫腠者，三焦通会元真之处，三焦失职，则五脏皆郁而不宣，其腹痛也，亦脏腑相连使之然。其迫而为呕也，亦呕出中焦使之然。本非柴胡证，却可与柴胡证同消息。曰"宜柴胡汤"，宜大柴胡耶，宜小柴胡耶？抑宜大柴胡而小柴胡可以代，宜小柴胡而大柴胡可以代耶？师又未明言也。师言"按之心下满痛实"，曰："当下之，宜大柴胡汤。"本证又但痛而不满也，未与小柴胡，无从证明其呕与不止也。毕竟大柴胡转入内，小柴胡转出外，大柴胡稍逊矣。况本证以开太阳为急务乎！

六、男子黄

"男子黄，小便自利，当与虚劳小建中汤。"

《医宗金鉴》中高世栻曰："女为阴，男为阳，阴主血，阳主气。男子黄，阳气虚也。黄者，土之色，阳气虚；而土色外呈，中无湿热，故小便自利，此为虚也。"

尤在泾曰："小便自利者不能发黄，以热从小便去也。今小便利，而黄不去，知非热病。乃土虚而色外见，宜补中，而不可除热者也。夫黄疸之病，湿热所郁也，故在表者，汗而发之；在里者，攻而去之，此大法也。乃亦有不湿而燥者，则变清利为润导……变攻为补，变寒为温，如小建中汤之法是也。"

按：本条语气，举黄以例劳，实则举女劳以例虚劳。女劳之黄，已为群医所公认，独虚劳病无黄字，仲师特于本条补"黄"字入虚劳，并补女劳入失精家之虚劳。曰"小便自利"黄疸病中，独女劳疸曰"小便自利"，其余小便不利皆发黄。夫谷生于精，失精则失谷，有精彩之黄，与无精彩之黄，可以欺群医，不能罔上工也。不观五劳条下之"肌肤甲错，两目暗黑"乎！二语又与黑疸相类，仲师合五劳六极七伤而约略言之，中有"房室伤"三字也。小建中汤条下，又明言"里急，股中痛，梦失精"矣。问诸食不消化之男子，有胀中急痛否乎？

幸而劳疸未呈者，尚在小便不利时期耳。似令猝然小便自利，将与腹如水状之膀胱急，同归于尽未可知。曰"当与虚劳小建中汤"，非借方治女劳也，小建中正为治女劳地步，故曰"当与"。当提前立治法，上工所为治未病也，宁以硝矾散为后盾。若防女劳已成立，则视额上之黑不黑以为定衡，此仲师保障群伦之德意。有建中汤在，就令虚劳初得病，无论男女，亦皆受其赐，非独大有造于男也，且大有造于女也。故本条特书曰"治男子黄"，侧重在男子一方面，盖男子得虚劳黄病为最多数，《易经》不云"劳乎坎"语乎？男子入房太甚，宗筋弛纵，往往得失精家之病为见惯。仲师大声疾呼。一则曰"女劳疸"，一则曰"男子黄"，可悟黄疸病，皆不慎房帷使之然。群黎当深省"慎房室"之一训一戒，不啻可作暮鼓晨钟也。岂独黄疸病唯然乎！

论二 《伤寒论》全篇七白虎汤释义

仲景著《伤寒论》，全篇三百九十七法，对于七白虎汤之阐释，尤为详审。培悉举各条，胪列于下，想醉心先圣之方者，亦所乐闻欤！

一，太阳篇"服桂枝汤，大汗出后，大烦，渴不解，脉洪大者，白虎加人参汤主之"。

二，"伤寒，若吐若下后，七八日不解，热结在里，表里俱热，时时恶风，大渴，舌上干燥而烦，欲饮水数升者，白虎加人参汤主之"。

三，"伤寒无大热，口燥渴，心烦，背微恶寒者，白虎加人参汤主之"。

四，"伤寒脉浮，发热无汗，其表不解者，不可与白虎汤，渴欲饮水，无表证者，白虎加人参汤主之"。

五，"伤寒脉浮滑，此表有热，里有寒，白虎汤主之"。

以上五条，是仲师阐释太阳五白虎之大凡。其重要处，当以渴不渴为加减人参之标准；更以恶风与恶寒，研究白虎一动一静之现象也。至于第六条阳明篇"三阳合病……若自汗出者，白虎汤主之……若渴欲饮水，口干舌燥者，白虎加人参汤主之"，此阳明白虎之要义，亦以渴不渴为加减人参之标准，而有汗与无汗，作为白虎证一开一合之说明。独第七条厥阴篇"伤寒脉滑而厥者，里有热也，白虎汤主之"。夫厥阴乃两阴交尽，仲师悍然用白虎固可骇；对于脉滑而厥用白虎，尤可骇也。殊不知仲师运用白虎汤之手眼，原无足异，异在第五条脉浮，既书表有热，复书里有寒，对于寒热相异之伤寒，竟悍然投白虎，尤觉骇之可骇者。无怪乎唐宋后注家，每疑本条表有热，里有寒；以为里有寒句之寒字，是热字之误。殊不知本条精义，寒热二字，俱宜活看；表里二字，又须揭明。夫中风外证，有汗者也；伤寒表证，无汗者也。汗与不汗，对于白虎汤，有密切之关系，不能混淆。

盖有汗则太阳病为开，有汗属外证，因宜白虎；无汗属表证，当禁白虎。故无表证可以行白虎；表不解者，不可与白虎，上文第四条已明言之矣。可悟全篇七白虎证，无一条是表不解无汗之伤寒。凡用白虎之目光，皆以得汗为前提，而以无表证为后劲也。不然，白虎汤是动药中之最动，彻除表里之热，是其专长，且功力清肃下行，一往无前，设使三阳无一隙之开，连带些须之汗信而亦新出，则虽脉浮发热，不可与也。若鲁莽误投白虎，宁勿噬脐乎！且白虎汤，何尝解里不解表也。观诸第二条曰"表里俱热"，第五条曰"表有热，里有寒"，则可互证而益明矣。所谓表里俱热，与夫表有热，里有寒，表里不能兼顾之候，正是白虎见长之地。须知白虎证，既不能压闭其表，无一隙之开，然亦不能过于全开也。表有热云者，寒邪脱化净尽之词；里有寒者，寒邪未脱化净尽之词。

白虎证最可异者，既书表有热，复书里有寒，一证翻出两层，一汤化为两用，为全论所未言及。唯热结在里一条，则主白虎加人参汤，以治表里俱热；再则无大热主白虎，书恶寒，非指背恶寒；三则无表证主白虎，书发热，显见里有热。

大抵白虎汤证，度非尚有寒在，若歧而视之，曰有热有寒；分读之，字句却分明，串读之，文义殊深晦也。不知两条要领，全在伤寒，不独发热，则热掩寒；而表寒里热，则表亦掩其寒；不独表掩其热，里亦掩其寒；于重重互掩之中，从表看入里，之后见其藩篱之固；从热看到寒，而后见其盖藏之厚也。不然，表里薄弱，寒热暴露，设竟投白虎，祸岂胜穷乎！然则第五条之两有字，与第七条里有热之一有字，语气似同而实异也。夫太阳与厥阴相终始者也，太阳有厥阴为始，则寒者热之始；厥阴有太阳为终，则寒者热之终也。故在厥阴白虎证，书表有热，不复浮而寒；在太阳白虎证，书里有寒，不复沉而热。寒字热字，是正比例，非反比例也。厥阴白虎证之一有字，殆指热气之有余，言终不言始；太阳白虎证之两有字，乃指脉气之有余，有终复有始耳。

仲景用白虎汤之真谛，无非以三焦膀胱为去路，比之腠理毫毛为青龙去路，绝不相同。故表有寒，可以行青龙；表有寒，断不可以行白虎也。表不解不可行白虎，里有寒，又可行白虎，此太阳伤寒之通例。犹乎厥阴里有热，可以行白虎也。所最解人难索者，是表有热，里有寒耳。仲师何不曰，表有热、里有热，可行白虎乎？果尔，则表里异其热，非表里俱热。试问白虎汤，可能兼顾乎？然则表热里寒，省却两有字，又何如？在阳明则四逆证矣，遑论白虎乎？里寒外热又何若？在少阴厥阴，俱主通脉四逆。表热且不得行白虎，况外热乎！内寒外热，在霍乱则主四逆，更无表里之足言，凡此皆下利清谷之明微。省却两有字，言外便是两无字，谓其有邪无正也。又可知表不患其热，有太阳以为之表，则热无所容；里不患其寒，有阳明以为之里，则寒无所容。

故白虎证，无大热，只有大烦者，以有阳气在，不为邪夺故也。白虎汤，对于表有热为正治，是逆取法，热者寒之之义也；对于里有寒为反治，是从取法，假者反之之义也。白虎治热反治寒，无异四逆治寒反治热。气寒气凉治以寒凉者，白虎汤也；气温气热，治以温热者，四逆汤也。四逆证，热字可作寒字读，却不必作寒字读，《内经》"重寒则热"之理也；白虎证，寒字可作热字读，却不必作热字读，《内经》"重热则寒"之理也。仲师竖"表有热"三字，结太阳篇之变相；竖"里有寒"三字，起阳明篇之变相，又开全论无数法门。

论三 《伤寒论》阳明篇吴茱萸汤新解

"食谷欲呕者，属阳明也，吴茱萸汤主之；得汤反剧者，属上焦也。"虽寥寥二十三字，其主眼在"食谷欲呕"四字，属阳明无疑矣。

然居中者显非清阳为政，乃浊阴为政也，寒气生浊者也。夫浊字有两义存焉，《内经》"受谷者亦浊"，谷气被阳明之化，则谷浊不为寒；谷气不被阳明之化；则寒气生浊生其变。谷寒便与胃家不相得，有不欲呕者乎！吴茱萸汤主之。降浊莫妙于吴萸，是止呕莫良于吴萸，虽剧必不剧，乃得汤反为剧，比之少阴厥阴之服吴萸，适得其反。岂少厥独乐受吴萸，阳明反恶吴萸哉！盖少厥是阴邪亲下，降浊即降邪，从下焦解，无形解也。本证是谷气不受寒，寒去谷仍在；本证之谷气先受寒，寒去谷亦去也。不有神明变化之仲景，何能创此澄清中原之汤方乎！本草称吴萸一味，能开腠理。夫发腠理者清阳也，走五脏者浊阴也，寒气生浊，热气生清，清阳受气于热，浊阴受气于寒也。吴萸之特性热而浊，与胃中之寒浊相逆从，服之当然热胜而寒负；佐以人参、姜、枣，一则调和其稼穑，一则温升其浊阴；浊阴又与寒浊相逆从，而后固有之浊气胜，本无之浊气负也。

盖食气入胃，则浊气归心，必浊阴与清阳相顺接，斯食入于阴者，长气于阳，谷气之寒则当去，谷气之浊不能去也，其得汤反剧者，不啻淘汰而出之，本方之真诠，正是留谷浊以去寒浊，还阴以还阳者也。少阴厥阴病，且乞灵于吴萸，无非彻除阴道阳道之障翳，而各还其原有之化，降浊是其专长，非可与白通四逆相调用也。大抵寒气无不浊，特寒浊与阴浊混为一，则见寒不见浊，故主姜附以温寒，上文四逆汤证为先例；若寒浊与浊阴分为二，则见浊不见寒，故主吴萸以远浊，本条吴茱萸汤为先例，此仲师治阳明与少厥之大凡，条分而缕析者也。独惜吴萸一味，徒负辛温之名，不知者，遂合吴萸白通四逆为鼎足，意以为三方可同鼎而共烹也，亦浅之乎视吴萸矣。

论四 真武汤方义

真武汤之全方，其义理与疗效，为崇中州之土运，而镇北方之水神，其机近于抽象，可冥悟，而不可即也。伯坛师有二语状之，终身雒诵之未忍忘，师之言曰："其尊严如岳峙，其镇静若渊亭。"真武汤之具体塑像，历历如画，不仅理致可掬，抑亦可观赏其全貌矣。

真武汤治水，或治浮肿，有其特具的风格，《金匮》之水肿五水，非必真武之所主也。盖真武不单纯在治水，其要旨为崇土以制水，故真武汤方中，白术不能减。犹忆曩日，为人戒烟，创用半边真武汤，用白术、生姜两味，若烟瘾五分至一钱者，姜术用二两左右；烟瘾在二钱者，姜术用两半至三两。烟瘾深者，在戒烟临尾阶段，常见水泄，因而多有不能坚持者，服半边真武汤，十之七八告痊。常谓："真武全方真义，在于姜术。"

真武汤之用茯苓，乃降天之气，天气者，肺气也，故降天气以定喘。白芍入太阴，取其养脾之阴，此遵伯坛师之教范，而自为运用者。犹记师言云："芍药殿春花之末，能收炫烂残阳。"真武汤方义之精蕴，此语已轻轻点出，传神之笔也。

太阳真武，其病机为水深火热——如水益深，如火益热也。热。少阴真武，其病机有三，肾水凌心，故头眩，寒水射肺，故喘；水邪侮土，故浮肿。

太阳有发热或汗出。一般人不敢用真武者，盖由畏其发热，殊不知太阳之真武证，其发热者，乃因于水气凌心，激动中见之热，故水深而火热；治法以去其水气为重点。少阴无发热，其用真武汤，自与太阳不同，而病能方机，在以"理肾水"三字为重点。

太阳真武，注重在水气——以其为气，无质，其义与小青龙汤证之心下有水气，正复相同。少阴真武，注重在肾水——以其为水，有质，镇其水以温其经，和其阴而复其阳也。

太阳发汗，不同于太阳病发汗，太阳病发汗，有麻桂青龙之表证；太阳发汗，在于行水散寒（生姜）而复温经（附子）。《伤寒论》云："太阳病发汗，汗出不解，其人仍发热，心下悸，头眩，身𥆧动，振振欲擗地者，真武汤主之。"（太阳中篇第八十二条文）。是则太阳病，既已发其汗，而其人仍发热者，为肾水薄于太阳之故。肾水凌心，故心下悸而头眩；水邪上泛，则太阳经气被迫，故身𥆧动而振振欲擗地。茯苓桂枝白术甘草汤条，所谓发汗则动经，身为振振摇者，与此颇近，而真武之动经与水邪，又复更深一层。太阳病发汗，其运用汗剂，手面可略宽，所谓绰绰然有余裕；太阳发汗，则务须撙节，必须固护水谷之精气，而行水散寒，丝毫不可浪费。

太阳之真武与少阴之真武，机理不同，治疗目的亦异。太阳真武，人畏用；少阴真武，人少用。然三阴三阳，真武共二条，皆不外恢复阴阳之本位。

论五　桃花汤新解

客中无侣，诗酒消磨；医界有缘，经方寻味。望长沙雨景仰，问谁手段回天；比工部之多愁，岂尽文章憎命。才非倚马，惭著千言；技等雕虫，敢云三折。喜《伤寒》之未坠，尚留贝叶心经；幸吾道之不孤，今作桃花汤解。

"渔舟逐水爱山春，两岸桃花夹古津，坐看红树不知远，行尽清溪不见人。"此王维虚写桃花源也。"去年今日此门中，人面桃花相映红；人面不知何处去！桃花依旧笑春风。"此崔护实写桃花诗也。"少阴病下利，便脓血者，桃花汤主之。"此张仲景创作桃花汤也。艳哉桃花！一经品题，声价十倍。更何幸生于仲圣之世，而著之汤方乎！夫盐梅可以调鼎鼐，桃花亦可著汤方，桃花有知，亦当含笑。古者美人香草，每深寓意于桃花，从未闻以之命方，能起少阴于危殆者。然则仲圣为少阴请命，不得不借重于桃花，亦有深意存于其间者。吾则窃取其意，补作桃花汤新解，仲圣其亦许我乎？

盖以桃花命汤，非取譬于脓血也，为少阴之阴血阴水寻其源，引寒水以归脏，引热血以归经，欲其一滴不漏，如洞里藏于密也。方中赤石脂，乃土气结成之地脉，以地脉封固其在体之脉，以土气制止其下焦之水，便与下利脓血二证，划清界限，又借粳米为养料，涵育其脏气，则热血赖以存，寒水赖以蛰矣；第佐以干姜之辛温，而不兼及寒凉者，化热之邪，脓血尽则热尽，化寒之邪，利虽止而寒未止也。半用赤石脂末者，取其先行固脱，非注意在脓血也。本方亦见于《金匮》，仍为下利便脓血而设，未有为利后便脓血而设也。凡单独便脓血证，自有白头翁汤承其乏，皆与桃花汤无涉，服之而不效，桃花汤不任其咎，就令服之而效，桃花汤不贪其功也。桃花桃花，少阴得此，无异长住温柔之乡矣。

嗟乎！仲景攻邪，偶于金戈铁马之中，寓红粉佳人之意，三味药中，其旖施温馨，固为全论所未见，亦为医林所未及知也。吾更悬想当日，仲师对于本证，其爱惜少阴心肾之阳，有如天台神女之款刘阮，但得桃花之气候一到，譬犹饭皲胡麻，少阴岂有不鱼水相欢？从兹雌伏乎。夫少阴为雌，雌者，守也，坎中之阳，肾中之水，自尔一齐静睦矣。世有桃花入命，桃花肖颜，咏之诗章，播于里巷者，皆文人故作狡狯，张大其词，均属子虚乌有耳。至于《伤寒论》之桃花汤，其生死人而肉白骨，岂能相提并论哉。噫嘻！桃花汤乎，毋亦如海上仙山，可望而不可即乎。然道在迩，不必求之远，倘能神游于物外，自能妙悟于意中。则一百一十三方，方方可作如是观也。

论六　桃花汤治下利与白头翁汤四逆散之比较

《金匮》下利门条下曰："下利便脓血者，桃花汤主之。"本条已见于《伤寒》少阴篇矣，彼证下利属脏气寒；便脓血，属经气热。故一面下利。一面便脓血，合两路为一路，是其余邪连脏者半，连经者亦半也。遂发生极寒伤经，极热伤络两病形。为络热经寒何疑义。桃花汤证，实触目皆是也。然则本证之寒热，是分两路去耶？不知直行者经，而斜行者络，经为络所阻，则热胜寒而寒不尽；络为经所阻，则寒胜热而热不尽。欲调和其经络，则经寒可以治络热，络热可以治经寒，双方皆当仰给于阳明者也。但感人处，在里寒外热，与下利清谷证不同论。诚以四逆汤证之热字、寒字，乃假定之词。形容三阳并于外，无中见之阴，是谓重阳，故以热字代阳字，形容三阴并于里，无中见之阳，是谓重阴，故以寒字代阴字。要其中上一陷，则阴阳无定位，遂划分寒热为半壁。吾谓四逆汤，主地气陷东南者此也，比较本证则似是而非矣。仲师行桃花汤。自有桃花流水之妙，令下利与便脓血，如洞里藏于密也。本方之最奇者，其制作之精，是赤石脂一斤，一半全用，一半研末，其方中干姜、粳米，与石脂三味，以水七升，煮米熟，去渣后，纳石脂末方寸匕者，乃仲师制方神妙不可测处。盖本证脓血，是绕经外而来，故以脂末为先导（仲师定例：先煎后行，后纳先行），匪独纳脓血于下利之中，并纳络热于经寒之中。令经与络合流，寒热斯从一路去也。方下云："若一服愈，余勿服。"可见收效之速矣。

《金匮》下利门曰："热利下重，白头翁汤主之。"上条下利，是寒利（经寒），便脓血（络热），不过兼带血热而已，无下重字样，少阳尚能提升于上也。本条下利，是热利便脓血，其血热气亦热，有下重字样，下重是少阳坠于魄门，脉当沉弦者也。殆渴矣乎？夫渴饮为热利所应尔。厥阴病同是主白头翁汤，条下明言以有热故，何以仲圣绝口不提个渴字乎？

欲饮，既不关于渴，宜乎白头翁加甘草阿胶汤，主产后下利虚极，无渴字矣。本证未到自愈时期，庸或欲饮者其偶，安得有渴欲饮水之望乎。少阴泄利，只有下重，不言渴；本证同是下重，岂非热利，与泄利可以混视耶？欲饮水证，与夫下利虚极证，又撇开下重二字不重提矣。然渴字能作白头翁证之标准乎？未可一概论也若必从渴不渴上比较，唯下利猪苓汤证乃有渴，此外如少阴自利而渴，仅一条；霍乱理中方下亦一见；若下利未愈而渴者，未之见也。但不能放过者，是热利泄利之分耳。白头翁汤，似专为热利立方，非为下重立方也。厥阴另一条，同是主白头翁汤，止有利字热字，无下重二字，彼证欲饮水，是阳浮热亦浮，当然无下重。厥阴篇有"微热而渴""脉数而渴""脉数有微汗出"三条，皆以"今自愈"一语欣慰之，是乐观其热之不沉耳。又曰："下利脉反弦，发热身汗者愈。"弦而不沉，当然无下重，故曰"反"，虽发热不死之互词。盖阳浮者热自发，发热二字，是为少阳写照。

下重二字，是写沉弦之少阳；反弦是写少阳不下重也。发热已属少阳至而太过，微热更为始生之少阳写照也。妙哉白头翁！其大有扶植少阳之精力矣乎。吾谓老秃翁犹矍铄，以白头翁得名者，老阳之称也。草根而木骨，花疏而茎直，临风而反静者，此翁也。佐以秦皮之软化，用能绕折回肠，包裹少阳以立起，犹夫赤子投入襁褓之中，秦皮可谓能博白头翁之欢矣。合连柏之苦，变而为清肃，自解温热于无形。吾知服药三升已尽，则少阳夜半起矣。

"少阴病，四逆，其人或咳，或悸，或小便不利，腹中痛，或泄利下重者，四逆散主之。"本条仿佛柴胡证，其可骇处在于四逆，夫少阴主阴枢者也，少阳主阳枢者也，阳枢与阴枢不相顺接，便是阴阳气不相顺接，安得不四逆乎！其或然诸证，皆由余邪激动暗潮，故有脏腑不和之状态，是亦因脏腑相连，而被其影响。何以本证不喜呕而下重耶？邪高故使呕，邪不高故使利也。曰"泄利"，非自利，亦非快利。曰"泄利下重"，亦非热利下重之比。治法不能出柴胡汤之范围，亦不能袭柴胡汤之集白，加减之中，复加减，是柴胡汤中与而未中与也。唯下重之情形，是为脓血所持。分明不利于下，用力久之，乃得泄利以偿其下，无如其见屎不见脓，仿佛热气余于血，宜其下重如故也。本方治气不治血。

白头翁汤治血兼治气，两证无非吃亏在少阳，重压少阳于下，不观其脉沉弦乎！故本证必先转阴枢，而后少阳起，白头翁汤，不能越俎也。独是柴胡证，往来寒热者居多，手温者有之，未闻但具四逆证也；手足冷而头汗出者有之，先闻四逆具而无头汗也。阴不得有汗，此殆少阴柴胡证，却非太阳柴胡证者欤。盖本证之适用柴胡，是少阳效忠于君火，且助阴枢之转，迫得放弃其本职，反令阳枢寂焉不动，故无往来寒热耳，可知少阴无主柴胡之例。本证不中与而亦与之，与其认作少阴柴胡证，毋宁谓为四逆柴胡证，毋宁不谓为柴胡证，但谓为四逆证也，方旨详于后。

本方非少阴药也，不过假少阳之力以治少阴耳，犹乎柴胡汤假少阳之力治太阳，太阳与少阴相底面也。特本条无往来寒热等症，以邪在下焦，而不在胸胁，故去参、姜、枣、芩，但取柴、甘，柴胡汤之精义犹存也。加入白芍、枳实者，用以解太阴阳明之结，令其中土不结，而后土气复灌于四旁，二味正为四逆而设也。苟无芍、实二味，试思柴、甘之缓，能转移中土之碍乎？合四味为一方，则一转而无不转矣。其各用十分者，铢两适称，则功力悉敌。可知其用散者，取散布之义，从少阴散出少阳，令阴枢阳枢一齐转，此又以少阳之药，还治少阴，一方可作两方用也。设长沙不立方，吾恐主真武者十之八九矣，真武何尝非其人或款乎？彼方加姜、辛、味，本方不仿真武，而仿柴胡，盖邪气射肺，与水气射肺，固自有别。补一法曰"并主下利"，是本方具有兼长，更不必旁及他方矣。悸者加桂不加苓，又与柴胡条下有出入，大抵柴胡证之悸，多由水道之不通；本方之悸，实由阳气之不振。小便不利，则加苓，是《伤寒》之通例，亦柴胡汤之定例，加苓利水，犹意中事。腹中痛者，何以加附子耶？

匡芍药之不逮，恐太阴被寒，则结而不开，故炮令拆，拆者开也，太阴主开者也。泄利下重者，先煎薤白，用以通上焦，上焦通，则下焦不泄；中焦通，则下焦不坠。此通因通用法，是亦匡柴胡甘草枳实之不逮也。

论七 《金匮》泻心汤别解

《伤寒》治心下痞，仲师用泻心汤则无人参，有参恐为客气所利用，泻心适成补心也。《金匮》治狐惑病，仲师又用泻心汤，则有人参，有参实为正气之凭依，泻心正以扶元也。但《伤寒》不曰甘草泻心汤去人参，看似彼方为主剂；本方不曰甘草泻心汤加人参，看似本方为主剂。命方同，而六味七味却不同，是不独一方翻作两方用，六味七味可挪开用矣。假令二症易味兼易方，则中工只知泻心汤主治心下耳；谁知自心上而至于喉，亦当从心部下手乎。泻心云者，非泻心火之谓，泻伪托其心之邪，心乃君主之官，邪弗能客也，痞既在心下，而闭在心部之表，俨有一层障碍物以替代君主之阳，仲师见微知著，何取乎多一自无而有之假心乎，泻心正以存心也。下文"吐血衄血"，曰"心气不足"行泻心，即此旨也。

在《金匮》"狐惑之为病，状如伤寒，默默欲眠，目不得闭，卧起不安，蚀于喉为惑，蚀于阴为狐，不欲饮食，恶闻食臭，其面目乍赤乍黑乍白，蚀于上部则声嗄，甘草泻心汤主之"条下共六十二字，则属未病而预见之事，苟非先发以制其惑，且夕将蚀到心宫矣。焉有为鬼为惑，而可以代君行政，仲师肯袖手旁观乎！盖心存血脉之气也，凡经气所到之处，即心气所到之处，无论蚀上蚀下，君主已心焉忧之，况心肺同居膈上，与喉部相接近乎！设投陷胸则何如？正唯其不结胸，将下胸贯膈而落，恐狐惑遂串同一气矣。故本方有人参，一以提高诸药，一以执行正气以象鬼邪，在百时无攻法者，至此师天威大振也。胡独纵狐耶！狐与惑二而一，为惑不为狐，为狐不为惑，所在多有。就使狐能狡脱于一时，仲师尚有洗法、熏法在，狐岂能漏网耶！彼未受本方之时，虽洗之、熏之无效，中工如不歧视本方也，则知所择矣。吾辈如有低首崇拜仲圣之前者，毋厌古调之独弹，错认世上无知音之人，则幸甚也。

论八　芎归胶艾汤治疗子宫出血

芎归胶艾汤治疗子宫出血之研究来源：张仲景《金匮要略》。

方剂组成：芎藭、阿胶、炙甘草各二两，艾叶、当归各三两，芍药四两，干地黄原本缺两数，唯徐、沈、尤，用六两。《千金》干地黄四两，艾叶三两，余各二两，《外台》引《集验》同。

煎服法，右七味，以水五升，清酒三升，合煮三升去滓，内胶令消尽，温服一升，日三服，不瘥更作。

按：吾侪欲明此方之功效，必先明所治之病证，及其原因，然后对其功用，自可迎刃而解矣。

主治：仲景《金匮要略》云"师曰：妇人有漏下者，有半产后下血都不绝者，有妊娠下血者，假令腹中痛，为胞阻，胶艾汤主之"。

前贤解说：

丹波元坚说："此条漏下与半产漏下，下血，是客，妊娠下血腹中痛是主。三证并列，以备考对也。但芎归胶艾汤则足以兼三证而治之矣。"

　　唐容川说："此节须分宾主，妇人有无胎即经水漏下不匀者，有半产后因下血不绝者，此两症是宾；有妊娠下血者，此一句是主……假令妊娠而下血，腹中痛者，此为胞阻也。"

　　陆渊雷说："胶艾汤治非月经性之子宫出血也。此种出血，不因妊娠者，即为漏下；其起于妊娠中者，或因半产而下血不绝；或胎不损伤，但腹痛下血，即为胞阻。苟其证偏于虚者，胶艾汤悉主之。"

　　按：所谓漏下，乃指非月经性之子宫出血；半产后续下血，是流产后之子宫出血；盖妊娠下血，为流产之前兆。凡此均为子宫出血之疾患，本方皆得而施之。

　　漏下、半产后下血不绝，中医统称之为崩漏。其来势速而出血多者，曰山崩；其来势缓而出血少者，曰漏下。至于妊娠下血，统名之曰胞漏。

　　胞漏之发病机制，中医理论有认为因冲任气虚，不能摄血；有因脾脏气滞，不能统血；有因中气下陷；有因血热妄行；有因瘀血内阻，新血未即归经等。

　　要之其所以致此者，皆由情绪之刺激，如忧愁郁怒思虑等，为最大原因；他如房事之过度，胎盘残留，均能形成崩漏之病状。

　　胞漏（胎漏）的发病机制与原因，大都与非胎孕之崩漏相同。所谓崩漏者，有如排山倒海之崩，亦如漏卮之难塞也。

　　其原因尚有症瘕之害，《金匮要略》说："妇人宿有癥病，经断未及三月，漏下不止，胎动在脐上者，为癥痼害……所以血不止者，其癥不去故也。"

　　以上子宫出血原因和机制已明，然则胶艾汤所治疗之效果究以何种出血为适宜？此须做进一步的研究。必也宜先明确治疗方剂中之药物效能，自可收巨效矣。医者宜知所择欤！

　　当归：《本草经集注》云"主治妇人漏中绝子，温中痛"。李时珍云"和血补血"。李士材云"能敛其血各归其所当之经，故曰当归"。近人张山雷云："当归是而血家气药，以辛升运行为用，以温和燠煦为功，气血虚寒者。得之则血随气行，而归其所归，此当归命名之取义也。昔人每谓身能补血，头能止血，尾能行血，全能和血，彻上彻下，可补可攻，头尾之情性不同，斯攻守之取效自别。吾国药物学之精妙，所以异乎西人之专论物质，无往而不利者，其精髓在是。寿颐谓：归身主守，补固有功；归尾主通，逐瘀自验；而归头禀上行之性，便血溺血、崩中淋带等之阴随阳陷者，升之固宜。若吐血衄血之气火升浮者，助之温升，岂不为虎傅翼，火上加油！是止血二字之所当因证而施，固不可拘守其止之一字而无投不利矣。且凡失血之症，气火冲激，扰动血络而循行不守故道者，实居多数。归之气味俱厚，行则有余，守则不足，亦不可过信归所当归一语，而有循名失实之咎。"《中国药物学大辞典》云："当归之功用，为补血活血，润燥滑肠，用作调血通经，为女科要药。"

川芎：张山雷云"劳有纹如雀脑，质虽坚实，而性最疏通，味薄气雄，功最走窜。专于气分，上升头顶，傍达肌肤，一往直前，走而不守"。

地黄：《名医别录》云"妇人崩中血不止，及产后血上薄心，闷绝，伤身，胎动下血，胎不下，胎堕，腕折，瘀血，留血，鼻衄，吐血，皆捣饮之"。

芍药：《神农本草经》云"邪气腹痛，除血痹，破坚积寒热疝瘕，止痛，利小便，益气"。《名医别录》言："通顺血脉，缓中，散恶血，逐贼血，去水气，利膀胱、大小肠，消痈肿，时行寒热，中恶，腹痛，腰痛。"

阿胶：《神农本草经》云"心腹内崩，劳极，洒洒如疟状，腰腹痛，四肢酸痛，女子下血，安胎，久服轻身益气"。李时珍云："疗吐血衄血，血淋尿血，肠风下痢，女子血痛，血枯，经水不调，无子，崩中带下，胎前产后诸疾。"李东垣《用药法象论》言："（阿胶）止血安胎，兼除嗽痢。"

艾叶：张仲景认为其主治漏血。《中国药物学大辞典》言："温气血，逐寒湿，调经，安胎，止诸血，蠲腹痛，有疏解强壮之效；用作缓性通经药。"

甘草：《中国药物学大辞典》言"专用为矫味祛痰和缓等药用"。以上各药，配伍之效用既明，则全方之用途可得而言焉。中医方剂之组成，每取复味，利用其协同和拮抗之关系，引前人之说，明之如下：

程氏云："胶艾汤主安胎，四物汤主养血，配伍得宜，且和以甘草，行以酒力，其血自能循经养胎，则无漏下之患矣。"

魏念庭云："用芎藭行血中凝，阿胶、地黄、炙甘草、当归、芍药五味，全补胞血之虚，艾叶温子脏之血，若见虚寒之极，则加干姜以除热。此方虽不及温经汤之灵，倘守服之，而子宫出血，可以止矣。干姜或火炮，乃注中所增，实不易之要药。余治妇人漏血及胎漏，屡试屡验者也，故敢僭而增入方中，不敢自秘，高明鉴焉。"

张山雷云："《金》胶艾，为真阳不足，虚寒气之神丹，补阴和血，行气温经，选药精当，不仅专治妊短之腹痛，凡气血不足，滞而作痛者，无往不宜。"

尤在泾《金匮心典》谓："妇人经水淋沥，及胎产前后，下血不止者，皆冲任脉虚，而阴气不能守也，是唯胶艾汤为能补而固之。有芎、归能于血中行气，艾叶利阴气止痛安胎，故亦治妊娠胞阻。胞阻者，胞血阻滞，血少其气不行也。"

张山雷按："血液虚寒，而气行不利，故有淋沥腹痛等。是方温和流动，补而不滞，尽人所知，而腹之所以痛者，亦由阴气耗散所致。尤在泾'阴不守'三字，大可寻味，芍药纯阴，能收摄溃散耗乱之阴气，故治淋沥下血剂，宋人《局方》四物汤，世咸知女科通用要药，岂非即从此方脱化而来。颐谓芎藭升发之性甚烈，长用阿胶，恐其太滞，故以川芎之灵通疏散者相辅而行，颇有妙用。若四物汤既去阿胶，并除炙草，则川芎性过于走窜，最宜斟酌。而世不知裁度，甚至归地芍，呆用等分，则徒读死书，真是笨伯。"

曹颖甫《金匮发微》云："地黄、阿胶以养血；川芎、艾叶以升陷而温寒；炙草扶统血之脾；归、芍以行瘀而止痛，则下血腹痛愈矣。"

黄树曾《金匮要略释义》云："胶艾汤，以阿胶为君，阿胶者，取其有止血之功；艾叶者，取其隔阴而化阳也；至地、芍、归、芎，养血行血，寒温相济；故此汤，实为调经胎前产后之总方，凡冲任脉虚，阴气不守者，皆宜之。岂仅能治胞阻而已哉！经文以无胎漏下，平产后续下血，及妊娠下血并列，殆示胶艾汤为经产阴气不守之治欤。"

张山雷又说："唯胶艾汤、温经汤二方，归、芎并重，以阿胶厚腻有余，恐其迟滞，因以血中行气者，为之疏通，庶几守者走者，得互相调剂。胶艾汤有阿胶又有地、芍，温经汤有阿胶又有麦冬芍药，腻滞之药居多，非助以归芎，则呆板不灵矣。古方之于芎藭，其用意自可想见。"

综合以上之各家意见，及结合我个人（程祖培）治疗之经验，对本方的适应证，凡出血，如崩，如漏，如半产后下血不止，以及胎漏之由于阴随阳陷而属于虚者，皆得而施之，其理可得而言焉。吾得而断之曰：以芎藭之升，提举阴随阳陷；助以胶地芍之滋，以收止血之效；同时恐胶、地、芍之滞，故以川芎之灵通疏理者，相辅而行，此可谓拮抗作用也。且六味药之合用，固有止血之功，并有养血之效。归、芍合胶、地，除能养血行瘀，又有行气止痛之能，因出血后，必有创伤作痛，苟非行本方以缓和之，何能收协同之作用耶，其用炙草者，是打入中土作用，甘以缓之也。面面周到，可谓处方之能事矣。

总结：

本方仲师先向孕妇示准绳，无怪乎胶艾六合汤，流行于市面，不过加多一味甘草，便与六合有圣凡之别。立方从阴阳动静上着手眼，非从太冲之地着手眼，止痛犹其余事。本证题珠在"假令妊娠腹中痛，为胞阻"二句。所谓胞阻者，是因瘀血抗新血，新旧交恶，令冲气不克维持，反实逼其胎，不胀亦不动，分明阻力在后不在前，故不曰"胎阻"，曰"胞阻"也。且本方主要药，在艾叶一味，艾叶一名冰台，又名灸草，古医用以灸百病，本诸《博物志》言"削冰令圆，举以向日，以艾承其影则得火，气必透过其冰者"，坎中之阳为真阳，便为既济之火写照也，是生而得天独厚者唯艾为然，其作汤也，而灸法在焉，师爱惜其脉为何若。本方是合四物汤加阿胶、艾叶，若单行地、芍，虽与静脉无抵触，而与芎、归颇有抵触也，盖川芎、当归是血分气药，微嫌其提升血逆故也。本证动静脉均无短长，得胶艾为向导，当然领诸血入胞中，不名艾胶汤者，胶力潜于艾，后纳则胶为首途，且有三升酒为七味药长，甘草又一路缓其痛，尚何阻力之有乎。方下曰"不差更作服"，犹防三剂尚未竟全功，是亦教人服汤，当坚持到底也。

论九 汉医治疗无分古今南北论

汉代医宗张仲景，著《伤寒》《金匮》二书，阐阴阳之奥秘，创汤方之神奇。读三百九十七法，一百一十三方，其中包罗万象，举凡阴阳气化，脏腑变迁，与夫温病痘疹妇儿诸方，无不包载，诚方外有方，法外有法，无论山陬海澨，用之不尽，取之不竭，何必强分南北古今为哉。惜乎后世一孔之医，管窥蠡测，对于仲景治疗，妄致疑骇，以为古今人禀赋各殊，对于麻桂柴葛芩连姜附，不无偏重之处。故世俗有谓仲景之方，宜于北不宜于南，宜于古不宜于今也。殊不知仲景医之时者也，其所处方，执中央以贯四旁，无偏无倚，不同金元四大家，与夫《温热经纬》等书，只一得之见也。

考仲景系出长沙，即今湖南长沙郡，长沙属南七省之一，非北五省可知矣。安有宜北不宜南之谬说哉！且医学治疗，只求对于治症之适宜，药剂之获效，断无趋重于南北今古之分也。况阴阳气化，赋而成形，《内经》所谓"人禀五常"，即此理也。在天为六气，在地为五行，在人为六脏六腑，错综变化，而成人体。《素问》所谓"腑与腑合化三阳，脏与脏合化三阴"，三阳之为病，属标阳病为多；三阴之为病，属本体病为多，要不离乎气化阴阳之互变耳。参伍错综而成汤方，奏治病之神效，非徒治脏腑之实质病也。

泰西医学，未从气化阴阳上着眼治疗，徒以针砭刀割为能事，此中西医学立说之不同，故治疗有工拙也。岂知仲景生于汉代，凡百学术，皆本阴阳之理，穷其奥妙，推而至于药物处方，莫不神乎其技，为后世医家所不及逮者，此汉学一大发明，故日本人至今，尚称中医为汉医也。医而至汉为极则，迨至金元为最陋，强分门户，互相水火，降至于今，将见喧宾夺主，反客为奴矣。学者倘能从气化阴阳上着眼，不斤斤于脏腑物质上较量，前事不忘，后事之师，酌古准今，一洗从前模棱蹈虚之诮，岂有不治之症，不效之方哉。吾辈生古人后，读古人书，应具远大之目光，存济世之心肠，参透阴阳气化之理，更从脏腑物质上之探讨研求，未有不跻古人之域，而合新医之理者，是所望于我医界同人。

论十 《金匮》抉微

《金匮》之名，由来已古，《内经金匮真言论》，尤远在仲圣之前，特书库无统宗，亦无厉禁，故人间匣匮，恒相埒于柱下之藏，王洙获《金匮》于残丛，孙奇遂珍之如拱璧，可见是书未入郎守之宅，但浮沉于朝野上下，故同是《金匮》，彼有一《金匮》，此有一《金匮》，其内蕴之同不同未可知。

自孙奇特奉是书以《金匮》之美名，举其平日所藏之方，别为附方，于是孙奇有孙奇之《金匮》，所附者《千金》《外台》之方为多数，而孙思邈、王焘书中，亦有曰"出《金匮》"，显见孙王之《金匮》不尽同。就如仲景亦有仲景之《金匮》，原序云"勤求古训，博采众方"，至"胎胪药录"等语，彼载籍之精英为何若，原序原文，不特无《金匮》二字，可知蠹简中之《金匮玉函方》三卷，必"卒病论"无疑。惜乎抹熬"卒病"二字，易"金匮方"三字，此古人之破绽处。毋亦造物特假手于古人，雅不欲其掠仲景之美，将以二千年来百家之石室，归入仲景撰著之范围，令后人悯卒病之亡，尚有恻恻寻求之余地。

我今认定《金匮》，为长沙所独有，凡藏书类于夺朱乱雅者，皆作杂书看。是知《金匮》之"卒"字，不能训为"杂"字。况入脏死曰"卒厥"，支饮家曰"不卒死"，两"卒"字，更一成而不易。又痉病之"卒口噤"，虚劳之"卒喘悸"，两条何尝曰"厥"或曰"死"。四饮条下，膈间有水气，曰"卒呕吐"，不过行小半夏加茯苓，此岂危急存亡之比。原文又曰"卒然遭邪风之气，婴非常之疾"，"卒"字是男妇见惯之词，不同"杂病"唯唯妇人所独有。庞安常补作"卒病论"，明是分道而行，愈觉《金匮》二字，不能代价"卒病"。《金匮》劈头一句曰"上工治未病"，"未"字针对个"卒"，防卒病于未病之时，上工所以兼有导引吐纳，针灸膏摩之长。同是上工，治"伤寒"注重在个"寒"字，治"卒病"注重在个"风"字。求合于阴阳之变化，是治"伤寒"之乎眼；求合于五行之变化，是治"卒病"之乎眼。但原序仍存"杂病"二字者，表示非歧视《金匮》，乃爱礼存羊之意。

缘《金匮》是"卒病"之代名词，"杂"字亦姑如其说以存《金匮》，张茂先所谓"神物终当有合"者此也。试读《金匮》开宗明义第一条，申言之曰"中工不晓相传"，初见一"传"字。又第二条曰"血脉相传""流传脏腑"，两见"传"字。又曰"入其腠理"，一见"入"字。曰"愈"，曰"死"，曰"卒厥"，无非明点个"卒"字，亦无非明点邪风干忤经络之所为。而波及其血脉之所为，与《伤寒论》经传二字不同论。盖《伤寒》但有经传经，而寒邪不传经；《金匮》则脏传脏，而风邪亦不传脏。

《伤寒》可以使经不传，《金匮》未易使脏不传。缘若离若合者阴阳，所以无传经之原因，寒邪为离合所阻；相生相克者脏腑，所以有传脏之原因，风邪夹生克以行。寒邪与阴阳相直接，五行为被动，其势缓；风邪与五行相直接，阴阳为被动，其势速。故"卒病"二字，《伤寒》无此名，独《金匮》有分之。但伤寒不致有"卒病"，有之，自"霍乱"始。霍训猝，卒然而乱，掩却"伤寒"，一若"卒病"为之先。故曰"本是霍乱，今是伤寒"，阴阳易，亦失却"伤寒"之本相。差后以下，皆"伤寒"过去之变相也。可悟"霍乱篇"，是"伤寒"之枢纽。仲师特次"霍乱"于"伤寒"之后，是结上冒下个"卒"字；冠"霍乱"于《金匮》之头，是承上启下个"卒"字。又可悟《金匮》从"霍乱"翻出，是明点个"卒"字；"霍乱"作《金匮》之陪客，不妨暗点个"卒"字。吾故曰：《金匮》作"卒病"观，亦可与《伤寒》联为一气，两书可作一书观也。

六、卢觉愚

医案十则

案一　阳明腑实

陈借，十五岁，潮州人，寓西环吉直街五十九号二楼。丁丑元月十四日，病热，屡医不愈，三十日晚来院留医，其症肌消，面赤，壮热，齿垢，唇焦，神识昏迷，舌绛，遍起蕾刺，俨如荔枝壳。四肢振掉，据其母述连日谵语不休，夜间更甚，扬手掷足，循衣摸床，无片刻之安。脉搏中取模糊，浮浮不清，举指无有，沉按亦绝，小便短赤，大便多日不通。据证属阳明腑实，依法当攻，唯脉象如此，能否任药，尚成问题，且温热家以谵妄神昏为心包病，药宜紫雪至宝之类，与伤寒治法相去天壤，今病势已臻峰极，苟非洞彻病源，投药稍差，死生反掌矣。

考《内经》云：今夫热病者，皆伤寒之类也……人之伤于寒也，则为病热。《难经》曰：伤寒有五，有中风，有伤寒，有湿温，有热病，有温病。其所苦各不同。《伤寒论》曰：太阳病，发热而渴，不恶寒者为温病。观此温热病原在伤寒范围之内，伤寒必先于太阳，太阳必先恶寒发热。西说之急性传染病，除急性栗粒结核及霍乱，初时未有不恶寒发热者。是故太阳病之恶寒发热为诸般急性传染病之前驱证。而阳明病则太阳病之化燥而易其病型者也。

考之西说，至 19 世纪末叶，发现伤寒杆菌后，屡经培养染色摄影（化学家所称之石碳酸之加布力克力，由煤油中提炼而出。此酸和以硝酸，则成毕克立酸。加以氧气还原则成安尼林。多种颜料即由此制成。1880 年，西医利用此颜料染着细菌而摄其影于片上。1882 年，发现肺结核之杆状菌，翌年又发现亚洲霍乱病之曲状菌。1896 年，遂发明血清注射之法，预防伤寒病。今则各种病菌，皆可用此种颜料染色而摄其影。于医届上，诚可谓辟一新纪元。今日细菌学得以自成一科，显微镜外，多借此微菌染色法，以供研究也）试验。已公认为伤寒之病原菌。此菌常由口腔入消化器，寄生回肠末端之黏膜中，故肠之变化为本病所特有。其病机与病型有相互密切之关系，病之初期肠黏膜先行充血，继而回肠、空肠、大肠之一部或多部依次充血、肿胀、发炎、渗润、坏死、剥离，终则成为溃疡。同时，病菌由肠内淋巴管吸收，以其媒介而达于肠间膜、肝、脾、骨髓、血液中，以特具之化学性质引起人体之中毒症状。毒即入血，即泛发全身证候，如恶寒发热，头项强痛，骨节疼痛等，为太阳病。继则淋巴细胞与淋巴管结集无量数之病菌，于是淋巴细胞肥大，淋巴管肿胀，淋巴液循环障碍。而见胸胁苦满，寒热往来者，为少阳病。或病菌增殖，酸化机能亢进，除肠胃症状外，因高热之熏灼，毒素之刺激，引起种种神经症状者，为阳明病。（若体虚，抵抗力不足，机能低减，心脏衰弱，则为阴病。热虽高而脉细数或虚数，甚至每分钟脉搏达一百三十至以上者危，其并发肠出血、穿孔性腹膜炎者多死。）太阳以解肌发汗，少阳以和解，阳明以清下，皆所以排除病毒者也。故阳明病之神昏谵语，不过脑神经之官能变化。病灶实在肠中，肠为病本，脑特间接受其影响者耳。故治法不治脑而治肠，唯须审其虚（指无燥屎言）而施方法，此白虎承气所由分也。推而广之，神昏谵妄为脑病，循衣摸床，撮空理线，四肢振掉，亦为脑病。

神昏谵妄为知觉神经之兴奋，循衣摸床，撮空理线，为运动神经不随意之动作。四肢振掉，为末梢神经之痉挛。病变虽属神经，而病源则因肠胃而起之自家中毒。此病舌芒舌、腹里、便结，皆肠胃热实之候。《伤寒论》所谓胃家实者也。知乎此，则病之当从阳明而治，确然无疑矣。至于阳证阳脉，人所共识，唯此案之脉，模糊不清，最易误认。其实脉沉而迟，或沉而弦软，甚则涩滞模糊，更甚则隐匿不见，为阳明病所常有。亦为临床习见之事。所以然之故，殆因病菌毒素作用，致自家中毒。心肌营养障碍，心筋变性，或因肠胃反射作用，脑内压增加，迷走神经中枢兴奋，抑制心脏功能，血量不能如常输至桡骨动脉，若果属虚证，脉道无所壅遏，必呈现于指下，而濡弱微细，纵使心脏因代偿兴奋，机能亢进，应指洪大，亦必按之虚豁，或硬而无神，富经验者，当能辨之。

故此案若以为阳证阴脉，用温补固死，疏散发汗亦死。即用犀、羚、麦冬、地黄滋液息风者，亦必延迁而死。唯承气汤一法。真火坑中之杨枝甘露也。今证虽恶，幸未至直视喘满，或下利而厥。是死候未形，脉象模糊，乃闭塞过遏伏之象。正当乘时下之，但得下后脉渐应指，证随转机者，尚可生也。二月一日，投小承气汤，傍晚七时，得大便一次。二日，脉略应指，再服原方，下午复得大便一次。夜间谵语减，人略安静。三日，两脉皆应，舌略润，齿垢渐净，神识稍清，口渴甚，改用生脉散，齿垢转厚，余热复炽，仍用小承气汤。五日，凉膈散。六日，连得大便，余热未清，凉膈散去硝、黄、蜂蜜，舌苔转黑，舌质红润，脉弦软，约六至，神清能静卧，诸症渐退。八九两日，凉膈散去硝、黄。十日，诸症俱退。苔化而质绛，口渴脉数，竹叶石膏汤。十一、十二、十三日，竹叶石膏汤。十四日，热象尽退，能进饮食，改用生脉散。十八日，痊愈出院。

案二　阳明经病

丙寅夏，天旱酷热，人多疾病。六月二十日，永安街振昌匹头店司事何炎祖，四十二岁，患热病来院，据述病起半月以前，初延西医某某，继入铜锣湾某医院，其后返家，另延西医某某，皆无效。病势加重，亲友劝易中医，乃来求治。

其症壮热汗出，恶寒，头痛甚剧，口苦而渴，面垢，齿干，舌甚红，苔黄厚，夜间热剧，天明稍退。合目则谵语，脉洪滑，卧床不能起，大便旬日未解，小便清长，此为阳明经病。恶寒未罢，犹带表证，仲景以头痛有热、小便清为表证，然阳明实热，亦间有小便清长者。盖肾脏血压高，机能亢进，利尿增加。尿中杂质，得充分溶解故也。至苔黄厚而大病不通，似为腑病，然腹不痛，脉不沉实，非可下之证。此案壮热，体温甚高，在例应见数脉，盖寻常体温升高一度，脉搏约增八至，脉搏与热度，常依比例为增减，然亦有例外，如肺炎脉搏常多于体温。伤寒（typhoid fever）则脉搏常少于体温，在伤寒，热达一百零二度以上，脉搏常不逾百至。故仲景于白虎证，只言脉洪大，于承气证，言脉弦滑迟实，盖因病菌毒素作用于心筋及心脏中来自迷走神经之制止神经，非常兴奋故也。

此案脉与证相应，阳证阳脉，治苟得法，虽危可愈。陆九芝以温病属阳明，而以葛根黄芩黄连汤为温病主方。抉盖温病家缭绕之弊。所著《世补斋医书》，鞭辟入里，与并剪哀梨，同其爽快，其曰："温热之与伤寒所异者，伤寒恶寒，温热不恶寒耳。恶寒为太阳主证，不恶寒为阳明主证，仲景于此，分之最严，恶寒而无汗用麻黄，恶寒而有汗用桂枝，不恶寒而有汗且恶热用葛根，阳明之葛根即太阳之桂枝也。所以达表也。葛根汤中之芩、连即桂枝汤中之芍药也，所以安里也。桂枝协麻黄治恶寒之伤寒，葛根协芩、连，治不恶寒之温热，尤重在芩、连之苦，不独可降可泄，且合苦以坚之之义，坚毛窍可以止汗，坚肠胃可以止利，所以葛根汤又有下利不止之治。一方面表里兼清，此则药借病用，本不专为下利设也。"又言："葛根芩连汤为阳明主方，所用者宏，所包者广。方中芩、连二物，非独仲景黄芩汤、黄连汤，诸泻心汤，皆本于此。即后世升麻葛根汤，柴葛解肌汤之类，虽似变局，亦皆不外此方之成法。凡由太少阳陷入阳明，为阳邪成实之证，不论有下利、无下利，皆以此方为去实之用。以轻去实，病即化大为小，且不定需乎白虎承气，而阳邪不实，阴何由阳，病必去矣。"言至透辟，本以治病，屡著成效。此案壮热恶寒，为阳明已见，太阳未罢之候。则葛根芩连汤，乃为正治。拟方葛根八钱，黄芩三钱，黄连三钱，甘草三钱，一剂。恶寒解，而热壮汗多烦渴未已。易方人参白虎汤，生石膏用八两，早晚各服一剂。如此两日，热汗俱减，诸症渐退，依方每日服一剂，石膏用四两，连得大便，热大退，唯小溲反短赤。溺时茎中灼热。两日后，石膏又减至二两，更数剂，热解病退，改用竹叶石膏汤，又二剂，病愈出院。

事后何君奇石说愚曰："此病得愈自属难能，唯药量太重，易招疑忌，病愈自佳，设有不讳，恐或怨谤丛至，枝节横生矣。医虽以救人为务，而环境迫人，有时亦当知权变，此后药量，似宜斟酌。"愚肃然受教，然当时以病势危重，职责所在，故竭心殚智以治。绝无丝毫规避之意也。何君精治伤寒，曾见其以乌梅丸加减煎方，愈一濒死之厥阴证，具见卓识，其为人诚笃敦朴，深于世故，与愚共事有忘年之雅，此番关注，自可感也。

案三　阳虚发热

育才书社英文教员陈君实，寓荷李活天宝华染房二楼。戊辰春，患发热，晨起即作，午后更甚，入夜始退，必至深夜，乃得入寐，已月余。因难于请假，故仍勉强返社授课，辛劳特甚。初服陈某药，炮干姜、炙甘草、生甘草各一两五钱，七剂无效。转服区某药，桂枝龙骨牡蛎汤，五剂，亦无效，杂治经旬，依然如故。乃凭友介绍来诊，察其体质清瘦，面黄白，唇淡，舌白滑，脉浮而弦细，阳虚证也。甘草干姜汤原治肺寒，虽后人借其治血，然以之治此证，殊不合拍。桂枝加龙、牡，阴药占其半，其力不专。他如苏医之圣愈汤，王医之当归补血汤，亦皆不中的，宜其无效，因订大剂附子理中汤，浓煎冷饮，明日热遂不作，嘱再服一剂，随以黄芪建中汤继之，并着注意卫生及多食血肉有情之品，以资补养。

适值清明例假，返乡省墓，日夕劳顿，疲倦异常，及搭夜船来港之夕，复发壮热，烦躁难耐，口渴不止，比抵埗时已属子夜矣，不及归家，即乘手车诣院，敲门求诊。观其神气憔悴，切其脉如梨园之急板鼓，按之无根，持之甚细，为之骇然。询其壮热中，兼凛凛恶寒，急处桂枝人参汤加附子，令即归煎服。

竖早九时，陈复诣院，一见即笑曰：昨晚服药后即酣睡达旦，既醒，诸症悉愈，精神爽朗，与在船中之苦况，真如天壤之别云。切其脉已和缓，但仍不任按，因坚嘱着意调摄，以理中汤、黄芪建中汤，为之善后。遂愈。

案四　肺热

荷李活道五十二号东方日报社，校对苏梦余，二十年前旧友也。其长公子启荣，七岁。丁丑秋末患发热，延迁四十余日不退，苏之泰水与西医叶某相识，偕往就诊，饮药三瓶无效。停药待之，亦无进退。十月二十八日，苏偕之来诊，其症午刻发热，继至夜半，天明稍退，唯热并不剧，较常人体温略高而已，面色白中带青，舌罩薄苔，略有咳，唯脉甚数。大便二三日一行，愚谓此是肺热，而兼肠胃积滞之病。以小柴胡汤加减与之。

明日再来，谓昨夜身热反壮，且微渴。前此所无，恐药不对证，察其脉如故，令再服原方一剂。翌日又来，云夜间热更甚，力请转方。愚曰再服一剂，明日易之可也。十一月一日四诊，夜热仍甚，唯舌苔已化，质转红润，乃以苇茎汤，桃仁易杏仁，加桑、菊、芩、翘等与之，两剂热退咳止，遂愈。此病日夜微热相续，服小柴胡汤转为壮热，为体功反应增强之故，实为佳兆。前此邪正胶附流连，使非正气得伸，病安从解，待其滞消苔化，直清肺热，先后之间，不容紊也。至苏之频请易方，实畏惧柴胡，此不独常人唯然，医家亦多此弊。

自张凤逵有"柴胡竭肝阴，葛根涸胃汁"之语，叶天士王孟英辈，先后祖述。时师震于叶、王之名，而奉为圭臬，畏柴、葛如虎，其间当用不用，坐失病机而偾事也，当不鲜矣。考《本草经》曰："柴胡主心腹肠胃中结气，饮食积聚，寒热邪气，推陈致新。"《别录》曰："除伤寒心下烦热，诸痰热结实，胸中邪逆，五脏间游气，大肠停积，水胀，及湿痹拘挛。"《珍珠囊》曰："除虚劳，散肌热，去早晨潮热，寒热往来，胆瘅，妇人产前产后诸热，心下痞，胸胁痛。"《本草纲目》曰："治阳气下陷，平肝胆三焦包络相火，及头痛眩晕，目昏赤痛障翳，耳聋鸣，诸疟，及肥气寒热，妇人热入血室，经水不调，小儿痘疹余热，五疳羸热。"统观上说，柴胡为去实解热之要药，经验一致，无论胥同，有此成规，尽堪取法。盖柴胡除虚证之外，用途至广，佐使配合，轻重咸宜。如柴胡桂枝汤伍桂枝，解肌汤伍葛根，大柴胡汤伍大黄，小柴胡芒硝汤伍芒硝，人参败毒散伍羌独活，补中益气汤伍参芪，补阴益气煎伍归地。他若小柴胡汤、四逆散、逍遥散、参胡三白汤，皆寻常日用之要方。而温胆汤、解毒汤、白虎汤、二陈汤、平胃散、四物汤、五苓散、异功散、枳桔汤、小陷胸汤、益元散等，依据脉证，皆可配合，非他药可及也。曩读叶氏《临证指南》，王氏《医案》，所载温热病案，皆以清解苦降取效。一似柴葛果为温热病所忌。然陆氏《世补斋医书》，切言也之温热病实范围于《伤寒论》，所谓温热病即阳明病。又本《难经》"伤寒有五"之说而畅论之。其说甚精，所录温热病方二十二首，而葛根芩连汤、四逆散、升麻葛根汤、肘后葛根葱白汤、节庵柴葛解肌汤、局方柴葛升麻汤、荆防败毒散，共七方，皆用柴葛。孙东宿《玄珠》，滑伯仁《枢要》，虞天民《正传》，所载温热病治案，皆以伤寒热病，少阳阳明合病论断，所述症状，与叶、王诸案，十九类似，用药如小柴胡合白虎汤、小柴胡合解毒汤、加味升麻葛根汤、加减柴葛解肌汤，皆不离柴葛，诸书具在，可资核按。第患其不肯读书耳。

愚自乙丑年任职东华医院，至今历十二年，每日诊治留院患者，施赠外证，及私人诊务，用柴胡之方最少三十首，以年计之，逾不剂外，用量轻剂四钱，重剂八钱，幼小孩童亦用三钱，并无所谓动肝阳，竭肝阴者。虽然，柴胡非能统治各病也，药皆有宜忌，岂独柴胡，个人经验，凡：一虚寒无阳者，二阴虚液涸者，三并不关淋巴淤塞、血分瘀热、肠胃积滞者，皆禁用。此虽未敢以为定例，然守此以行，不中不远。

案五 脑脊髓膜炎

西营盆福寿里十二号，苦力卢兴之子锦泉，十二岁。丙寅六月十日，患脑脊髓膜炎病来院，身热无汗，头项强直，脚挛急，全身皮肤作红薯色，神昏谵妄，手足心灼热，便结多日不通，小溲黄赤，脉俱沉细而迟，不及五至，据其父述病起已七日，初时诉后脑疼痛，发热而呕，服药无效，病加重，现人事不省者已三昼夜，厉声高喊，无一刻之安，咬牙之声习习，旁观者皆意其必死矣，按此病脉象沉迟，为脑压增加，迷走神经兴奋所致，病之初期，类皆如此，若在末期，迷走神经由兴奋而麻痹。脉搏转形虚数，病乃棘手矣。医者不识，以病热脉迟，为阳证阴脉，漫投温补，动辄杀人，目击心伤，诚堪浩叹，至厉声呼喊，在西借名为"脑水肿性号叫"，原因为脑部充血，液体渗润增加，吸收障碍，多量液体，潴留于其皱襞回转组织中，而压迫其神经所致，此在脑膜炎亦为常见之证。西法于第二腰椎棘状突起附近刺穿之。抽出脊髓中混浊之液体，使脑压减低，自得暂时轻快，然不久液体再行潴留，病复如故。若于抽出液体后，注以相当剂量之"脑脊髓膜炎抗菌血清"，成绩较佳，但效果仍难满意。东邦医者，尝用走马汤峻下之，亦能排除积液，减低脑压，但未经实验耳。

唯此案舌白而厚，湿未化燥，凉润之药，自不宜早投，因先授吴又可三消饮一剂，服后微汗，诸症依然。次诊，舌苔渐黄，另授金汁水四两，溶化万氏牛黄清心丸一颗灌之，无效。三诊，面垢苔黄，腹筋挛急结实，用杨玉衡升降散去黄酒，作煎方与之，服后得大便少许，诸症如故。四诊，眼睑为凝眵所蔽，睫毛胶着不解，拨眼视之，眼球结膜遍布红丝，鼻翼端孔头粟立，鼻孔煤黑，唇吻焦裂，径投大承气汤一剂，午后大便一次，下燥矢累累。傍晚再下一次，状如污泥，臭恶刺鼻，皮肤溱溱微汗，是晚始得宁静。竖晨，五诊，人事稍清，脉软弦滑，口渴索饮，尚时作谵语，投凉膈散一剂，又得大便一次，诸症渐解，唯耳已聋闭。六诊、七诊，凉膈散去硝黄，诸症皆退，左足躄不能行，改用小剂异功散，八珍汤调理之。七日后，病愈出院，步履如常。唯耳聋竟不复聪，虽大声呼唤，不闻如故。此因听神经领域之炎灶蔓延于内耳，而毁坏其组织故也。其母为菜贩度活，每日沿街唤卖，远见愚过，辄高声呼先生，尝谓夫妇年老仅得此子，今番嗣续有赖，胥出所赐，惜家贫无以报德，唯有扬声高呼耳云云。然越人自言"非能生死人也，当生者，能起之耳"。愚何人斯，敢自以为功耶。

案六 肠痈

次儿启钊，五岁。戊辰六月十日，晨起，忽泄泻两次，视之，别无寒热，脉亦如常，愚谓此殆腹部感寒所致，若不发热，当无碍也。讵午后身渐，入夜加甚，恶寒，无汗，指尖微冷，脉搏浮数，即处葛根汤与服。夜半得微汗，热渐退，翌朝，体温已复常度，不料予食太早，十二日诸症复作，且增右腹角一点痛，右脚不能伸，卧则踡膝，行则提踵，舌苔白滑，寒热未罢，此外感夹食，照古法当先解表，后消食积，方为正治。与解表药，得汗，寒解热退，痛仍在，十三日，午后复热，舌苔起白砂点，唇红，舌底亦红，大便二日不解，与柴胡汤加减，三日无效，其热晨减午增，镇日出汗，而热不退，舌苔由白转黄，润而不干，亦不渴，起病至今已一星期，内子忧虑甚，频促与他医会商。因偕往医院先求同事李学平诊之，案云，不渴，脉数无力，屡服清凉消导药无效，腹痛按之即止，虚证无疑，主甘温除大热法，订当归补血汤，愚深不谓然，病虽多日不愈，而神气、面色、脉象（滑数）皆非虚候，痛处按之渐止，因痛有休止时，非按之而止也，温补必误事。

又转商于黎端宸先生，云是实热，主麻仁丸作汤，愚谓麻仁丸与热无关，今痛在一处，牵引右脚不能伸，似属肠痈。《金匮》云："诸浮数脉，应当发热，而反洒淅恶寒，若有痛处，当发其痈……肠痈之为病，其身甲错，腹皮急，按之濡，如肿状……时时发热，自汗出，复恶寒。"脉证悉合，但身未甲错耳，审视再三，知确为肠痈。翌日书大黄牡丹皮汤（大黄三钱，芒硝三钱，丹皮三钱，桃仁三钱，冬瓜仁五钱）午前煎服，傍晚得大便一次，如胶如酱，中有物一团，大如小拳，拨视之，中如天津之粉丝状，杂以黏液胶质血丝等，愚大喜曰病根拔矣，腹果不痛，脚亦能伸，大汗如雨，即为拭干，覆以薄被，未几，汗收热退，入夜再泻一次，别无他异。热已退，调养之，数日康复如常。

考肠痈即西说之盲肠炎，与盲肠周围炎，大肠之首端，有一段如密底之小囊，长约二英寸许曰盲肠，底部更接一粗如笔杆长短不一之小管曰阑尾，而大肠接连小肠之处，不在囊之基底部，而在其上侧。此囊遂形成凸出之赘余，为肠内容物所不需经过者，若误入之反不易出，而发酵腐败，且引起其发炎溃疡化脓，医者更其名处曰蚓突，曰虫样垂。盖状其形也。

病之起因，由肠内异物刺激，酿脓球菌侵袭，炎性机转，或感冒，此病即因感冒而起，盖感冒之时，消化机能障碍，肠内容物误入盲肠，遂成此病也。服大黄牡丹汤得效，必其容留之异物，得药物之力驱逐而排出，炎性转机，随之消散，所以得愈，因知初病时，用解表药原不错，其后转为盲肠炎时，诊断稍迟，遂几误事，尚幸病灶未化脓，体力未虚，得下而愈。然而徒薪曲突，不免焦头烂额矣。又凡实热证服芩、连不苦，犹虚寒证服姜、桂不辣，药病相得故也。此病所用皆劣味之药，如大黄、芒硝、芩、连等，愚闻其药气，尚不可耐，而儿持碗自饮，甘之如饴，此亦实热之确据也。

案七　脚气

医院询问处工友洪佳，三十六岁，苍黑而瘦长，向患干性脚气，时轻时重，然仍工作如常。唯病重时必来请诊，为处加味四物合吴萸木瓜汤，或加减独活寄生汤，数服辄效，然畏服药，稍愈即停，旬日半月间又病，病又再服药三两剂，如此者三月矣。

丁丑腊月八日，病发委顿，难于步履，始行请假调理，其症膝胫以下麻痹软弱，从大腿至腹部，亦微感不仁，腓肠筋紧张压痛，膝腘关节屈伸不便，复因腓骨神经麻痹，足尖及外缘，斜垂向下，行时欲使足尖不著地面，此即所谓内翻马足也，上肢十指尖最麻，放散至手背，唯前膊及上膊未起病变，大鱼际肌、小鱼际肌亦未萎缩，上肢气力虽减而不甚，最苦下肢顽痹，行时以手挨壁助力，登梯级时，更必两手把栏木，始得逐步而升，面部只环唇四周略麻，唇干，舌红，不渴，膀胱、直肠无变化，二便照常，病发即不欲食，呼吸不变，胸无苦满，脉弦大，一息五至，为处古今录验续命汤，三剂麻痹减，五剂行步稍觉得力，胃纳转佳，食量大增，十剂痹全减，操作如故，十八日销假复工。始终服续命汤，未易一药，用法实根据《千金方》而来。

《千金》于脚气首推竹沥汤，其第一竹沥汤，治两脚痹弱，或转筋，皮肉不仁，腹胀起如肿，按之不陷，心中恶，不欲食，或患冷，药用竹沥、甘草、秦艽、葛根、黄芩、麻黄、防己、细辛、桂心、干姜、茯苓、防风、升麻、附子、杏仁，第二大竹沥汤，治卒中风，口噤不能言，四肢缓纵，偏痹挛急，风经五脏，恍惚恚怒无常，手足不随，药用竹沥、独活、芍药、防风、茵芋、甘草、白术、葛根、细辛、黄芩、芎䓖、桂心、防己、人参、石膏、麻黄、生姜、茯苓、乌头。第三竹沥汤，治风毒入人五内，短气，心下烦热，手足烦疼，四肢不举，皮肉不仁，口噤不能言，药用竹沥、防风、茯苓、秦艽、当归、黄芩、人参、芎䓖、细辛、桂心、甘草、升麻、麻黄、白术、附子、蜀椒、葛根、生姜。

张石顽曰："脚气多由湿著于经，是以首推竹沥汤，次第三方，咸本南阳麻黄附子细辛汤，而兼麻黄，越婢及大、小续命等方之制……首治方张，用法贵专而擒纵须留余地，次临坚垒，非长驱戮力，何以克敌重围，向后邪势稍平，即当验其虚实，击其堕归，故无取于峻攻也，三方次第，可见一斑。"何观论中所云："脚气之病，多由气实而死，终无一人服药致虚而殂，其方中用参，咸为助力攻邪而设，殊非补虚之谓，若执迷药性，用方者，请毋事此。"说甚明畅，然《千金》诸方，原统治脚弱，不专治脚气，盖脚气必脚弱，而脚弱不尽为脚气。

观诸方下所云，每多中枢神经病变，自非脚气专治，然古人用药，是对证的，非对病的，方随证用，证同则治同。脚气原因，为末梢神经炎性病变，以局部运动知觉障碍，循环障碍而起，与脊髓中枢神经病变当然不同，然神经疾患，证多类似，就中如痿病、痹病，更易于干性脚气相混，唯症状类似，方治从同，所谓是对证的，非对病的也。《古今录验》录续命汤，治中风痱，身体不能自收持，口不能言，冒昧不知痛处，或拘急不得转侧，盖亦末梢性与中枢性神经病变之治。脉证符合，用之何疑。唯寒热虚实大纲，不能稍有迁就耳。且续命汤只可借治干性脚气，而神经性、水肿性、心脏性等脚气决不能治，此临床用方，当知所变通也。

案八　痛痹

外戚老妇徐珍，六十八岁，寓西营盆福寿里四号四楼。乙丑四月十日，患痛痹，初不我闻。及势剧，遣人来告时，病已三日矣。

初起恶寒发热，现仍微热相续，骨体剧痛，由足趾上至胫、膝、大腿，延及腰臀，复由肩膊、肘节、手腕，延及指部，走注疼痛，膝盖、手腕关节更红肿灼热，不可触近，痛处如刺如啮，仰卧在床，不能转侧，便溺需人，大渴而喜热饮，粒食不进，面色萎黄，唇淡舌白，脉弦大而缓。

据云小溲短少而热如沸汤，起病至今，不得少睡，昼夜呻吟，至欲求死，痛势之剧，固属少见，然参合脉证，实即寒湿痛痹。《伤寒论》："风湿相搏，身体疼烦，掣痛，不得屈伸，近之则痛剧，汗出短气，小便不利，恶风，不欲去衣，或身微肿者，甘草附子汤主之。"实对其为良剂也。病者闻用附子，即表示不敢服，并云平素不任温热，一片生姜亦不入口，何况附子。

愚乃反复开解，力保必效。且愿坐待服药，肩负全责，始允试服，订方附子一两，白术八钱，桂枝尖六钱，炙甘草四钱，服后痛势依然，唯小溲较畅，口渴略减。翌早再诊，照服原方，更二剂，痛乃渐解。五剂，略能行动，便溺始不需人。七剂，痛止泰半。十二剂痊愈。始终未易一药也。

考西说有关节偻麻质斯（即痛痹，俗称风湿）为一种流行性传染病，属运动器疾患，唯病原尚未发现。另有尿酸性关节炎（痛风），属新陈代谢疾患。前者有急性，有慢性，多因感冒受湿而引起。后者多属遗传的慢性病，虽有急性者，亦必转归慢性，其病原为尿酸物质代谢异常，血液中蕴藏多量之尿酸盐，沉着于关节及周围而起，故治法一方当使其物质代谢反常，一方须将尿酸由排泄系排除之。故湿家身烦疼，可发汗之麻黄加术汤，病一身尽疼，发热日晡所剧者之麻黄杏仁薏苡甘草汤。风湿相搏，身体疼烦，不能自转侧，不呕不渴，脉浮虚而涩者之桂枝附子汤。大便坚，小便自利之白术附子汤。诸肢节疼痛，身体尪羸，脚肿如脱，头眩短气，温温欲吐之桂枝芍药知母汤。皆发汗利尿之剂，足资佐证，唯关节偻麻质斯，与尿酸性关节炎，病原虽不同，症状固有相类者，治法当可相通。此病据脉证，当是急性关节偻麻质斯。然小溲短赤混浊，服甘草附子汤，渐转通畅清白，诸症随罢。又似尿酸尽去而病愈，然则急性关节偻麻质斯者，尿酸中毒，亦为其病原之一种欤。又考《本草经》以白术主风寒湿痹死肌，《别录》主消痰水，逐皮间风水结肿；附子主寒湿，踒躄拘挛，膝痛不能行步。《伤寒论》以术、附并走皮内，逐水气。《药征》以附主逐水，术主利水。义盖本此。故甘草附子汤之药效，徒可知矣。

案九 吐血

加咸街二十二号南昌米店李时考，曾患吐血，甚剧，愈后仍不时举发。丙寅九月十日复狂吐鲜血，喷薄而出，仰卧不敢动，并不敢言，延医进以血门套药，无效。

西医李某胡某注射止血针，亦无效。十七晚延诊，其时病者面无华色，唇白，舌淡，口渴，无苔，右脉微细欲绝，寻之别有脉管动在腕侧，所谓反关也，按之细滑，左脉沉细，尚有根蒂。不大便三日，小便短赤，自经西医注射后，反增发热，此证失血过多，面无华泽，脉虚不待言。然则此乃热病也，古人云血证虚在血分，实在气分，气壅上行，血即随之，非降气无以止血，非清热无以降气，能清热兼能降气之药，首推大黄。苏伊举谓："蓄血妄行，迷失故道，不以迅药利下，则以妄为常，何以御之。"今既止复吐，愈而再发，其内脏组织间，必有瘀血蓄积，非澈底搜逐，无以拔除病根，姑息养奸，必贻后悔。拟《金匮》泻心汤（大黄五钱，黄芩三钱，黄连二钱）煎服，血势即缓。

十八日天尚未明时，用即以舆乘之来院，谓店内湫隘，空气恶浊，不宜调养，故来留医。且以利便愚之诊视云，是日晨午照原方略减其制，服二剂。另以生附子、麝香捣贴涌泉穴，血遂尽止，唯胸胁腹背隐隐微痛，此瘀血将下而未下也，十九日，照原方加花蕊石五钱，服后得大便一次，甚胶黑，痛少缓。二十日，血虽不吐，而咳出痰块甚多，杂以胶痰，然面色已见红活，唇有润泽意，舌苔渐生，黄中带黑，投花蕊石五钱，秋石丹五分，凉水调下，傍晚再进泻心汤一剂。又略减其制，二十一日，改用三一承气汤加桃仁，午后得大便一次，先下坚粪，继下胶黏，腥臭异常。是日痰色已净，瘀块全无，舌苔渐退，脉转柔和，已出险境矣。因坚嘱家人小心将护，诚勿行动，勿劳神思，宁心静养，略进猪肉、稀粥、银耳、燕窝、牛乳、鸡蛋、面包之类。口渴饮以洋薏米汤。二十二日，仍投小剂泻心汤加生地、当归。二十三日后，以清燥救肺汤、紫菀汤、异功散，缓缓调理。如此半月，病愈出院。

案十　产后痢

西营盘荔安里二号，广升隆沙藤店，有戚黄氏妇，居二楼。丙子冬，产后半月，患泄泻，或令煎粟壳石榴皮等止之，数日后，渐觉腹痛里急，欲便不解，用力努挣，致肛门括约筋缓，发生脱肛，头凸出，红肿如杯。痒痛难忍。寝食俱废，恶寒发热。遍体痠疼延谢某诊之。审为产后，第一日用小柴胡合当归补血汤，第二日用小柴胡合四物汤，皆不应。

第二街民乐接生社区秀文介绍延愚往诊，时病已七日矣，其症唇红舌干，略有黄薄苔，口苦脉数，后重至剧，数至圈而不能便，类似干性赤痢。然病灶在直肠者，必下利频数；在肠之上部作伤寒型赤痛者，则下利次数较少；犯盲肠及回肠者，成反有便秘，如此者，必另有自觉、他觉症状可据，且愈后多不良。

今里急后重为病灶在直肠之征。虽困无害，特以曾服敛涩之药，与病相悖，气机逆转，致肠内容物壅遏而不得去，病毒当去不出，以是努挣求通，因而脱肛，后因痛苦之极，废寝绝食，以致寒热交作，其实非外感也。仲景云：热利下重者，下利而渴者，白头翁汤主之。是其药已，以白头翁汤加葛根、地榆、猬皮、贯众、甘草煎服，外以黑醋五斤，浓煎了哥王，瓜子菜入痰盂内。乘热坐而葱之，并取以洗患处，如言，痛减热退，当夜即得睡，洁朝，更得大便一次，连日未能举步，饭后竟能至愚寓就诊，神气开朗，与昨之愁容憔悴者不矣。前方减其制而变通之，及依法熏洗，三日痊愈。

医论十则

论一　古书之遭割据

古之医籍，其湮没既久，为后人所得者，每窃其言，参以己意，冒为自作。亦有流传既远，版已残缺，而忘其著者之真名，误以为别人之书者。如喻嘉言《尚论篇》，多方中行《条辨》之语。黄元御之新方，则窃自《松峰说疫》书中。张元素著《保命集》，后人伪撰序文，混入《伤寒六书》中，不知者，竟属之刘河间，又《脉因证治》，乃秦皇士所著，而刻本则属之朱丹溪。《景岳全书发挥》，人尽知为叶香岩之书，亦有谓是姚颐真所撰者。余外见于《冷庐医话》《世补斋医书》者，辨正尤多。至于《东垣十书》《薛氏医按》《陈修园七十二种》等，多非本人自著。

《四库提要》医家类，谓坊贾务新耳目，滥为增入，以足卷数，此则显而易见者也。

论二　麻桂两证

桂枝证之自汗，麻黄证之无汗，其所以然之故。医者聚讼纷纭，靡所依归。

余考泰西生理诸书，谓饮食入胃，赖消化作用变成乳糜，由小肠之微管吸收之，回归吸收系，流入回血管，入心过肺，与氧气化合，生出热度，以维持体温。复赖心脏循环作用，使血液周流全体，于是各脏器即就血液中吸收滋养料，以维持其生活。而血液又吸收各脏器之废料，运往各排泄器官的排除之。彼皮肤之汗液，口鼻之碳气，与乎粪、溺、涕、唾皆是。此所谓新陈代谢作用，无须臾之停者也。皮肤有无数之汗孔，为废料排泄之路。若一旦感受寒气，则皮肤收缩，汗孔闭塞。初则凛凛恶寒，继而体中热度不能排泄于外，则积而发热。且因其汗孔闭塞，汗液不能通至皮肤，故始终无汗。此麻黄证也。若桂枝证，虽同为皮肤感寒所致，不过汗液尚能通至汗孔，而热度之蒸发，自能随汗液外泄，故发热不比麻黄证之甚，而恶寒亦较减。故杨素园谓此证虽一月半月不解，仍无变证者也。反观麻黄证，因热度与汗液不能排泄而郁结于里，故变证恒多。至于表证之解与未解，全在恶寒上别之。世医生多能辨此，唯有里热已发，恶寒未尽解，虽遍身大热，日日出汗，寒自不动。周学海谓宜扶正气，兼用行血通络之品，乃能发疹而愈，非只表散能治。此同中有异，故附录之。

论三　宣通之义

方有七，大小缓急奇偶复也。剂有十，宣通补泻轻重滑涩燥湿也。王好古补寒热二种，其用乃备。顾俗医多以宣为泻剂者，抑不思十剂中已有泻剂。又以宣为通剂者，抑不知十剂中已有通剂。举世皆曰春宜宣，以为下夺之药。抑不知仲景曰：大法春宜吐。《内经》曰：高者因而越之，木郁则达之。宣者升而上也。以君召臣曰宣，义或同此。伤寒邪气在上，宜瓜蒂散。头痛葱白豆豉汤。伤寒懊恼，宜栀子豉汤。皆涌剂也。乃仲景不传之妙，故以宣训吐，确而有理。因节录子和之说以明之。

至于通剂，王荆公曰："治法云，诸痛为实，痛随利减。世俗以利为下也。假令痛在表者实也，痛在里者实也，痛在血气者亦实者也。故在表者，汗之则愈；在里者，下之则愈；在血气者，散之行之则愈；岂可以利为下乎？宜作通字训则可。"此说虽非因通剂而发，然以通释利，义亦明显，可互参也。

论四 上下异治

仲景诸泻心汤，寒热并用，开后人无穷法门。盖寒热之邪交结不散，药难偏用，非此不可也。然病或有上下虚实不同，寒热攻补不一者，又当另求治法矣。

闲尝阅昔贤医案，颇多成法可遵。如孙文垣治陈松弈"五更胸膈胀痛，寒热温凉，遍投不效，诊之右寸软弱，左平两尺亦弱。病属肺肾两经不足，法当补而敛之。用人参、鹿角霜、故纸、葵肉、杜仲、巴戟、山药、苓、车前以鹿角胶酒化为丸，空心淡盐汤送下。又以玉米壳、煨诃子、陈皮、蜜丸，五更枕上服之，白汤送下，一月而愈"。王潜斋谓："人参鹿角之丸，佐以茯苓、车前，是寻之下行。以敛虚气之上逆，故不用蜜丸，而送以盐汤。粟壳、诃子之方，丸之以蜜，服于枕上，是使其留恋胸膈，以敛肺化痰，用药之法，_丝丝入扣_。"

又陆养愚治陆前川"素患肠风便燥，冬天喜食铜盆柿，至胃脘当心而痛，医以温中行气之药疗其心痛，痛未减而肠红如注；以寒凉润燥之药疗其血，便未通而心痛如刺；屡易医而技屡穷。其脉上部沉弱而迟，下部洪滑而数。乃胃中积冷肠中热也。先以润字丸三钱，以沉香末三分，衣其外，浓煎姜汤送下二钱。半日许，又送一钱。平日每服寒凉药，胃脘必痛如割，今两次丸药胸膈竟不作祟，夜半便行，极坚，但不甚痛，血减平日十之六七；少顷又便一次，微痛而血亦少，便亦不坚，清晨又解一次，微见血而竟不痛矣。唯心口之痛未愈，因为修合脏连丸，亦用沉香为衣，姜汤送之，以清下焦之热，而润其燥。又以附子理中料为散，以温其中，饴糖拌吞之。取其恋膈，不使速下，不终剂而两病并愈"。卢绍庵谓："其妙在丸散异治，盖丸者缓以达下，不犯中宫；散者，过咽即消溶，不犯魄门之热；更妙在沉香饴糖，合成其功。"

其又治"陈曙仓妻，咳嗽吐痰有血，夜热头眩，胸膈不舒，脚膝无力，医用滋阴降火药，已半年。饮食渐少，精神渐羸，其脉两寸关沉数有力，两尺涩弱而反微浮，乃上盛下虚之证。上盛者，心肺间有留饮瘀血也。下虚者，肝肾之气不足也。用人参固本丸，令空腹时服之。日中用贝母、苏子、山楂、丹皮、桃仁、红花、小蓟，以茅根煎汤，代水煎药，服十剂，痰清血止。后以清气养荣汤与固本丸间服，三月后，病痊而受孕"。卢绍庵谓："上盛下虚之证比比，治之见效者寥寥。盖此证必下虚培之，上盛抑之，并行不悖，乃能随施取效耳。王潜斋治程芷香，春日病温而精关不固，旬日后，陡然茎缩寒颤，医欲以参附补之。王谓其平日体湿，厚味酿痰，是以苔腻不渴，善噫易吐而吸受风湿，即以痰湿为山险，乘其阴亏阳扰，流入厥阴甚易，岂容再投温补，以劫液因邪，而速痉厥耶。乃于午后进肃清肺胃方以解客邪，蠲痰热而斡枢机。早晨投凉肾疏肝法，以静浮越，搜隧络而守关键，病果递减。奈善生嗔怒，易招外感，不甘淡薄。反复多次，每次必茎缩寒颤，甚至齿缝见紫血斑。指甲有微红色，溺短而浑黑极臭。幸其上焦已清，中枢已运，极宜填肾阴、清肝热，以西洋参、二冬、二地、苁蓉、花粉、知、柏、连、楝、石英、斛、芍、三甲、阿胶、鸡子黄之类。相选为方，大剂连服二十余剂，各恙渐退，继以此药熬膏晨服。午用缪仲醇资生丸，各品不炒，皆生晒研末，竹沥为丸，枇杷叶汤送下。服之入秋，始得康复。杨素园谓此乃四损症之最重者，治法稍不善，即变症纷如，便不可保关。"

王氏又治屠敬思"素属阴亏，久患痰嗽，动则气逆，夜不能眠，频服滋潜，纳食渐减，稍沾厚味，呕腐吞酸，其左弦而微数、右则软滑兼弦。病由水常泛滥，土失堤防，肝木过升，肺金少降，良由久投滋腻，浊湿内蟠。无益于下焦，反碍乎中运，左强右弱，升降不调。以苁蓉、黄柏、当归、芍药、熟地、丹皮、茯苓、楝实、砂仁研为末，藕粉为丸，早服温肾水以清肝。以党参、白术、枳实、菖蒲、半夏、茯苓、橘皮、黄连、蒺藜生晒研末，竹沥为丸，午服培中土而消痰。暮吞威喜丸，肃上源而化浊，三焦分治，各羔皆安"。徐然石谓上下分治，原有矩矱，当随证而施，如此案是也。徐灵胎批《叶案》，亦谓医能煎丸异药，上下异方，则治无不顺，故此等法，医者所当博考也。

论五　表里相通

《素问·咳论》曰：皮毛者，肺之合也。《灵枢·本输》曰：肺合大肠，又曰肾合膀胱。膀胱者，津液之府也。少阳属肾，肾上连肺。故将两脏，生理学谓皮肤与肺脏同营呼吸作用，所以排碳气而吸氧气者也。而皮肤又与肾脏之泌尿机能，有密切之关系纯知肺司呼吸，而不知皮肤于排汗之外，其吸力亦最强；徒知皮肤有排汗功用，而不知其与肾脏有盈亏关系者；是皆未了然人体脏器之生活状态者也。人身体温，无论冬夏，皆能保持常度。并无增减，其有自觉寒热者，不过感触天空气体之殊常耳。故夏热则人身之血液流往肌肤者多，而排汗亦多。冬寒则皮肤收敛，汗液排泄于外者自少。此类之废料仍随血流返肾脏，赖其泌尿作用，将之滤出，由输尿管下输膀胱为溺。故夏月汗多而冬日溺多。何梦瑶谓夏日阳外泄，则汗出而内涸，冬日气内敛，则化水而阴充，亦是此义。

又考外感诸证。肌表不通，碳气容积于里者等。势必影响于肺脏之呼吸，观桂枝证之鼻鸣，麻黄证之干呕，麻杏石甘汤证之气喘可知。不特此也。表证未解，影响于肾脏者亦巨。彼膀胱蓄水五苓散证，血结精室之桃核承气、抵当诸证。虽有表里先后不同，何莫非由肤间接波及乎。若汗液不能排泄于外，表证仍属未解。肾脏又不能将血液中之水量，滤而为溺，于是此应排泄之水量，乃渗入大肠而下利，则又葛根证矣。察其夹热，则葛根芩连。夹寒，则人参桂枝。虽寒热不同，而病因则一。若不下利而但呕者，则又气体上冲所致。彼葛根证原有不下利但呕者之文。故不必治利，不必治呕，但察其由表病未解而转属者，一解其表，而利与呕自止失。于此足其皮肤与肺、肾、膀胱、大肠之相为表里。而亦可见病传之必有所因。彼之头痛医头，脚痛治脚者，安足语此。

论六　平脉病脉

今世盛行之《脉诀》，乃高阳生所撰。而伪托王叔和之名者。元季戴启宗同父曾著《脉诀刊误》一书以正之。汪石山为之外正，并附所撰《矫世辨惑论》于后而为之叙。略为俗间所传《脉诀》。辞鄙浅，非叔和本书，殊不知叔和所辑者，《脉经》也。当叔和时，未有歌括。此盖后人特假其名以取重于世耳。摭为韵语，取便讲习。故人以能口熟脉诀为能，而不复究其经之为理也。同父因集诸家之论，正于歌括之下，勒为成书，诚诊家之至要云。明李时珍复撮举其父言闻《四诊发明》，著《濒湖脉学》一卷，释论二十七种脉象，颇为精核，并载崔嘉彦及诸家考证《脉诀》之说，以互相发明；《四库提要·医家类》谓：是书一出，《脉诀》遂废，其廓清医学之功亦不在启宗下也云。然诊脉必先知常，乃能通变，能熟习平人之脉，即易辨病人之脉。故用功在平日，不在临时。周梦觉三指禅曰：二十七脉，以缓为极平脉，余二十六为病脉；定清缓脉，方可定诸病脉；精熟缓脉，即可以知诸病脉。

脉之有缓，犹权度之有平定星也。夫缓者，不浮不沉，恰在中取。不迟不数，正好四至，欣欣然，悠悠然，从容柔顺，圆净分明，微于缓者即为微，细于缓者即为细，虚实长短，弦弱滑涩。无不皆然。至于芤革紧散，濡牢洪伏、促结动代，以缓为权度，尤其显而易见者也。又程观泉《诸脉条辨》，乃衷辑景岳、士材之书而成。言颇简切，如谓浮脉轻手便得，非必中沉俱无；如崔氏云：有表无里、有上无下则脱然无根，混于散脉矣；洪脉只是根脚阔大，却非坚硬，若大而坚硬，则为实脉矣；濡脉浮软，与虚脉相类，但虚脉形大，而濡脉形小也；濡脉之细小，与弱脉相类，但弱在沉分，而濡在浮分也；树以根深为牢，盖深入于下者也；监狱以禁锢为牢，盖深藏于内者也。但仲景云，寒则牢坚，又有坚固之义；以牢脉与革脉对论，则革浮而牢沉，革虚而牢实，脉象不同，为病亦异，不可混也。紧脉热为寒束，故其象绷急而不觉舒。实脉邪为火迫，故其象坚满而不柔和。微脉模糊难见，细脉则显而易见，故细比于微，稍稍加大也。阴寒之证，脉必见迟，然与缓脉绝不相类，盖缓以其形之宽纵得名，迟以至数不及为义；医者于各种脉象，必须严为分别，不可稍有含混，否则认脉既差，为治亦误矣。

论七　脉之虚实

仲景论脉：以浮大滑动数为阳，沉弱涩迟为阴。柯韵伯以六法释之，无余蕴矣。然脉与证宜合参，脉证相应，辨治弗难，第病情隐伏，头绪纷繁，脉理渊深，推测匪易，先以虚实言之，证虚脉虚，证实脉实，其常也。若证则实矣，而脉似虚；或证则虚矣，而脉似实；其将何说以通之？不知脉证讵有相反之理，盖所谓病实脉虚者，其脉或隐伏难寻，或至数模糊，或涩滞不利，虽似乎虚而非虚也。昔丹溪论涩脉曰：人之所借以为生者，血与气也，或因忧郁，或因厚味。或因无汗。或因补剂，气腾血沸，清化为浊，老瘀宿痰，胶固杂糅，脉道阻涩，不能自行，亦见涩象。若重取至骨，来似有力且带脉，以意参之，于证验之，形气但有热证。当作痼热治之。叶香岩论闭喉曰：暴病暴死，皆属于火，火郁于内，不能外达，故似寒证。经络不通，脉道不行，多见沉涩无火之脉，非虚也。易思兰曰：凡遇极微之脉，久久寻之而得于指，稍稍加力，按之至骨，愈坚牢者，乃伏匿之脉，阳郁极矣。岂可以作虚寒？凡此皆气机郁滞、脉道不利所致，切忌误作虚治。若证虚而脉似实者，或浮大而数，按之豁然，或鼎指洪盛，而重取即绝。乃阳气浮散于外，而里虚所致。此则似实而非其也。至于虚实不相应，脉证悉相反者，自非佳兆，又不可并此同论矣。

论八　伤食脉涩

仲景以脉滑者、迟实者、紧而转索无常者主宿食，夫人而知之；唯脉浮而大，按之反涩，尺中亦微而涩，亦主宿食，则知者鲜矣。张石顽治汪五符"夏月伤食，六脉模糊，寻之似有如无，自认阴寒而服五积散，病遂剧。叶阳生以为伤暑，而与香薷饮，遂头面汗出如蒸，程郊倩以其证大热，而脉息模糊，按之殊不可得，以为阳欲脱亡之候，欲猛进人参、附子。沈明生以阴证无汗出如蒸之理，脉虽虚而证大热，当用人参白虎。相持未下，乃取决于石顽。诊之六脉虽涩弱模糊，而心下按之大痛，舌上灰刺如芒，乃食填中宫，不能鼓运其脉也。以凉膈散下之，一下神思大清，脉息顿起，当知伤食之脉。虽气口滑盛，若屡伤不已。每致涩数模糊，乃脾不消运之兆。此证若非下夺而与参、附助其壮热，则顷刻立毙矣。

论九　战汗脉伏

伤寒邪不内传，其人胃气复，则汗解而不战，胃气虽复而未充。邪气将退而未散，邪正搏结，血气交滞，其脉必伏，及搏结渐通，郁滞渐散，始战汗而愈。

滑伯仁曰：伤寒家，服药后，身热烦躁，发渴冒瞀，两手脉忽伏而不见，恶寒战栗，此皆阴阳氤氲，正邪相争，作汗之征也。魏玉横曰：病有脉双伏，或单伏，而四肢厥冷，或爪甲青紫，欲战汗也。吴又可曰：发汗之理，自内以达表，若里气壅滞，阳气不能敷布于外。即四肢未免厥逆。又安能气液蒸蒸以达表，譬如缚鸟之足，乃欲飞升，其可得乎？盖鸟之将飞，其身必伏，先纵足而后扬翅，方得升举，此战汗之义也。又欲作战汗之时，慎勿以药扰之，故张石顽主热姜汤，助其驱邪之力，义可见矣。

论十 温病谵语

陆九芝《世补斋医书》，论温病谵语，归本阳明，一以硝黄为正治，深叱叶香岩逆传心包之非。学者多宗之。青浦陆士谔曰：温病谵语，有阳明、厥阴之别。阳明证，断不能投厥阴剂。厥阴证，断不能投阳明剂。一主硝黄荡涤，一主犀角开透，误投者皆有弊害。辨别之法，凡厥阴心包之谵语，是昏不识人，虽唤之不醒，是神明已蔽之铁证。阳明之谵语，呼之即醒，呼过仍谵语如旧，足征神明未尽蔽也。虽同属谵语，而两证判若天渊。足见九芝专以硝黄为治者，仍未尽善。然阳明谵语以胃家实为本，柯韵伯谓：只因有胃家实之病根，即有胃家实之病情是也。若厥阴心包之谵语则以传热营分、痰敝清阳为主，亦必各有本证可辨。罗伯臾曰：温邪传入气分，热结胃腑，腹满谵语，舌苔黄厚焦燥，脉沉实，宜荡涤邪热，承气汤主之。若热邪入营，血液受劫，舌色纯绛，神昏谵语，宜清营热，佐以宣窍，犀角地黄汤加味。送至宝丹、牛黄丸等主之。余谓《伤寒论》"三阳合病，腹满身重，难以转侧，口不仁而面垢，谵语遗尿汗出，白虎汤主之"一节，亦是阳明证，特承气则责在燥屎，此责在热气耳。故温病谵语，不独有厥阴、阳明之别，即同属阳明，亦有承气与白虎之分。他如叶香岩治湿热作痞，神识如蒙，有泻心法。王潜斋治痰热交结，闭塞心包，有小陷胸合蠲饮六神法。皆宜博考，至若杂证中谵语，仍当以杂法治之。又不可与温热门中谵语同论也。

七、钟耀奎

医案五则

案一　痰饮

叶某，男，58 岁。

病史：患咳喘多年，每受风寒则发，最近发作已 1 周。

症见：喘咳不得平卧，坐以待旦，痰多白沫，喉中痰鸣，无汗，口淡，胃纳差，形体消瘦，下肢微肿，舌淡，苔白滑，脉弦滑。诊为支饮，证属脾胃虚弱，风寒外束，内有伏饮。治宜散外寒，除内饮。

方用小青龙汤加味。处方：麻黄 9 克，桂枝 9 克，白芍 9 克，炙甘草 9 克，干姜 9 克，细辛 9 克，法半夏 15 克，五味子 9 克，瓜蒌仁 18 克。每天 1 剂，水煎服。

连服 2 剂后，汗出，喘息大减，可以平卧。第 3 天再诊，因已汗出，喘息减，是表寒已解，不宜再行温散，以免耗伤津液，故改用降气化痰汤加减，使在健脾燥湿化痰的基础上达到平喘止咳的作用。处方：茯苓 15 克，法半夏 15 克，炙甘草 9 克，陈皮 6 克，桑白 12 克，瓜蒌仁 18 克，北杏仁 12 克，紫苏子 12 克，款冬花 12 克，紫菀 12 克。照方连续服 15 天，喘咳基本消失，但早晨喉中仍有痰鸣，胃纳未复。乃改用陈夏六君汤加桔梗，以益气健脾燥湿祛痰作善后。连服 5 天，喉中痰鸣消失，胃纳增，精神恢复可以出勤。

钟敏莹等按：钟耀奎对咳喘证的治疗强调必须分清标本轻重

缓急，辨证施治。本例患者水饮停聚胸膈，闭阻气道，肺失肃降，则上逆喘咳不得平卧，坐以待旦，喉痰鸣，痰多白沫；无汗是风寒外束肌表；口舌俱淡，胃纳差，形体消瘦，下肢微肿，是脾胃虚弱，不能运作，苔白滑、脉弦滑是寒之候。病之早期见风寒闭阻，先用小青龙汤疏解寒邪，解表化饮。汗出后，表气开，为免过于汗解耗伤心液，改用降气化痰汤。善后调理注重培土生金、益气健脾燥湿祛痰为法。可见钟耀奎治疗咳喘，并非恪守一方不变。根据病情，审时度势辨证用方。

案二　胸痹

陈某，女，58 岁。1992 年 7 月初诊。

病史：患者既往有高血压病史 5 年，平素经常觉口干，眩晕，肢体发麻，1 年前出现经常觉胸闷胀满，心烦善躁，时觉恶心及胸闷感，难以忍受，劳累后明显加重。失眠，每晚难以入睡，睡后多梦，逐渐发展，难以坚持工作，曾在某医学院附属医院诊治及住院治疗，确诊为高脂血症、高血压、冠心病。经治疗。症状曾一度好转而出院，出院后病情反复。

症见而色暗红，声音低微，失眠严重，不能入睡，白天昏昏沉沉，胸闷胸痛，稍加活动或思想紧张时加重，伴有心悸、眩晕，肢体麻木，胃纳差，舌红、唇红、脉结代。

诊为心阴不足，肝肾阴虚，水不涵木。治以养心宁神、清热除烦、和中缓急之法以解其失眠之苦。处方：酸枣仁 30 克，柏子仁 21 克，川芎 9 克，知母 15 克，炙甘草 9 克，茯神 12 克，浮小麦 30 克，大枣 4 枚，百合 30 克，丹参 30 克。每天 1 剂，水煎服，连进 7 剂。

二诊：自诉睡眠明显好转，每晚能睡 5 个小时左右，眩晕、胸闷减轻，但仍觉胸痛时有发作，唇面俱暗，大便稍干，口稍干，肢麻，心悸仍存在，舌红，脉结代。治以益气养心，滋肝养肾，活血化瘀。处方：党参 30 克，麦冬 21 克，五味子 9 克，生地黄 15 克，山茱萸 15 克，柏子仁 21 克，夜交藤 30 克，丹参 30 克，三七末 3 克（冲服），珍珠母 15 克（先煎），僵蚕 10 克。每天 1 剂，连服 7 剂。

三诊：服药后胸痛及胸闷感安静及活动量不大时已消除，心悸明显好转，睡眠正常，精神好转，但如中等度活动时仍觉胸闷隐痛，舌淡红、苔白，脉结代。以后在上方的基础上去僵蚕加郁金、枳实，以消除胸中之气郁，症状日渐消失。随访至今，病情稳定，嘱其服天王补心丹善后治疗。

钟敏莹等按：本例为心阴不足伴有肝肾阴亏、水不涵木所引起的胸痹证，应治以益气养心、滋养肝肾之法。但初诊时失眠严重，这应是卒病。钟耀奎认为，应先给予解决，后治其痼疾。但同时虚烦不得眠，为何不用栀子豉汤而选用酸枣仁汤加味呢？钟耀奎认为，病因不同故也。本例患者乃因心阴不足、水不涵木致肾水不能上济于心，心肾不交而致不寐，故治以酸枣仁汤，并借用了《金匮要略》治疗妇人脏躁之甘麦大枣汤，治疗百合病之百合知母汤，诸方合用，共奏养阴滋水、宁心安神、心肾交泰之效。而栀子豉汤出于《伤寒论》，原治伤寒发汗、吐、下后，虚烦不得眠。方中栀子苦寒清心除烦，淡豆豉具升散之性，宣泄胸中郁热，两药合用，具有清热除烦之效。但本例无明显热象，故不合用。待失眠改善，本虚明显，改用益气养心阴、滋养肝肾之剂，达到明显的治疗效果。

案三　不寐

田某，男，34 岁，1991 年 10 月 26 日初诊。

病史：2 年来失眠，入睡困难，睡后多梦，经各法治疗均无效。

症见：面色晦暗，精神萎靡，通宵达旦辗转难眠，虚烦不宁，口干，大便稍硬，胃纳差，精神不济，短气，神疲健忘，易惊，微干咳，唇略干红，舌边尖红、苔微薄黄，脉细数。神经系统检查无特殊；脑电图报告示轻度异常脑电图，无定位体征。中医诊为不寐，证属心阴亏损，心神失养，心火不能下交于肾，肾水不能上交于心，使心火独炽，遂产生虚烦，不眠惊悸，唇红，舌边尖红，脉细数等症。

治以养心除烦，宁神安睡。处方：浮小麦、百合、酸枣仁各30克，炙甘草、川芎各9克，茯苓12克，知母15克，石斛10克，大枣4枚。每天1剂，水煎服。连服4剂。

复诊：药后自觉症状好转，虚烦及精神亦好转。仍早醒、夜梦多，间作怔忡。因久病且面色不华，证属血虚失养。故原方茯苓改茯神，再加丹参30克，柏子仁20克，何首乌15克，酌兼养血宁神。如法连服7剂，症状大有改善。后以此方稍化裁继续治疗1个月，患者能安然入睡，每晚可熟睡7小时左右，精神爽利，诸症消除。

钟敏莹等按：不寐证候繁多，《类证治裁·不寐》说："阳气自动而之静，则寐，阴气自静而之动，则寤；不寐者病在阳不交阴也。"据本病临床表现，钟耀奎认为，证属阴阳不交，兼胃气不和。治以调和阴阳，交通心肾。方用生酸枣仁敛虚除烦；知母清热安睡；茯苓之降取其下交于肾；川芎上交于心以交通心肾，上下相交以达安睡。此外，借用《金匮要略》的百合知母汤，取其调和百脉；甘麦大枣汤以调和胃气。三方合用，则可交通心肾，调和胃气以使"阳气自动而之静"，人静眠自安。

案四　头痛

朱某，男，45岁。

病史：患头痛3年，时作时止，发作时，或左或右，痛无定处。

症见：4天前因受凉，当晚右侧头部掣痛，时轻时重，短气，懒言，精神疲乏，胸闷，恶心，常吐清水，面白，口淡，不思饮食，大便时溏，舌淡、苔白润，脉弦细无力。

西医诊断为偏头痛。

中医诊断为头痛，证属脾气虚寒，寒气上逆。

食少，便溏，短气，胸闷，口舌俱淡，是脾气虚寒。恶心，常吐清水，是寒气上逆，寒主收引，因而产生头部掣痛。治以益气健脾，温中散寒，方用吴茱萸汤加味。处方：吴茱萸30克，党参18克，生姜18克，大枣4枚，白豆蔻9克。每天1剂，水煎服。连服2天后，头痛、恶心、吐清水等症减轻。再照方连服3天，诸症基本消失，食欲增加。乃改用黄芪30克，桂枝18克，白芍18克，生姜18克，炙甘草12克，大枣4枚，当归30克，川芎9克等益气养血、调和营卫之品，以巩固疗效。连服7天，日渐恢复健康。

编者按：食少、便溏、短气等症正是脾气虚寒之征。恶心、常吐清水是寒气上逆，即《内经》所云"诸病水液，澄澈清冷，皆属于寒"。以寒性主收引，故头部掣痛亦如是因。治以益气健脾、温中散寒之法，以吴茱萸汤加白豆蔻更添温中止呕、散寒行气之力。服2剂症减，再服3剂诸症基本消失，知方对法效临近收功。后改用黄芪、桂枝、白芍、生姜、炙甘草、大枣、当归、川芎等品，可视为桂枝汤合当归补血汤加川芎，总不离和营卫、补气血为法以善后防复。需要特别注意的是，因医家所处时代，本案中吴茱萸使用剂量远超《中国药典》推荐剂量，为保留医案原貌未修改。

案五　泄泻

何某，女，32岁。

患者诉3天前因事远行，途中暑热太盛，渴甚，饮凉水2杯。返家翌日下午开始发热、腹痛、泄泻、里急后重，连续泄泻5次，随即转为泻下脓血，过去无痢疾病史。症见发热，腹痛下痢，里急后重，每天20余次，红白相杂，赤多白少，肛门灼痛，口干而渴，不欲食，肢体倦怠，精神疲倦，小便短赤，手足反凉，无头痛恶寒等表证,舌红、苔焦黄、脉濡数。钟耀奎诊后,认为本案应诊为痢疾,主要由于暑湿侵袭,阳明湿热熏蒸,迫伤大肠,因而导致湿热痢。本证无表证,而腹痛后重是邪壅聚于下焦,以致脾胃不能转枢而湿热炽盛。治宜着重清热解毒,转枢肠胃。

处方:白头翁 12 克,黄连 9 克,黄柏 9 克,柴胡 12 克,白芍 12 克,秦皮 12 克,枳实 12 克,炙甘草 9 克,冬瓜仁 60 克,地榆 12 克,薏苡仁 30 克。水煎服。

翌日再诊,自诉服药后夜半开始退热,腹痛、里急后重、疲倦等症俱减,口渴已止,今晨下痢 1 次,且带有粪便,小便已长,精神亦增,舌苔转为黄润,脉象略见和缓。此邪势已挫,仍须清理余邪,照上方去薏苡仁加火炭母 12 克,连服 3 天而愈。

编者按:《伤寒论》云"热利,下重者,白头翁汤主之","下利欲饮水者,以有热故也,白头翁汤主之"。诸症正合白头翁汤主治,故以白头翁汤为主方;合柴胡、白芍、枳实、炙甘草即四逆散以疏导转枢,调和肝脾;再合大剂冬瓜仁、薏苡仁增强排脓之力,地榆收敛止血之功。服药 1 剂后,诸症俱减,知已方对法验;照上方去薏苡仁为病邪稍缓,略轻其药以防太过;加火炭母清肠祛湿颇具岭南用药特色。此为经方与岭南地域草药有机结合之创新之举。

医论五则

论一 六经的相互联系

钟耀奎指出,《伤寒论》虽然分为六经的证脉并治,但并不是把三阴三阳截然地区分,而是相互联系、相互制约的。因为病变的进行,病情的变化,可以相互转变,又可以交叉出现别经的证脉,甚至还有几经合病、并病等复杂的病情。在治疗上又可以相互影响,例如改善本经的功能,可以解决别经的病,所以对六经的证脉并治,不能把它孤立起来看。至于六经之所以能够相互关联，是因为有多方面的表里关系把它连贯起来。其总的表里，是三阳为表，三阴为里，但三阴三阳又各自有表里，手三阳为三阳之阳，又为三阳之表，足三阳为三阳之阴，又为三阳之里；手三阴为三阴之阳，又为三阴之表，足三阴为三阴之阴，又为三阴之里。

陈伯坛言："三阴三阳相表里，六腑六脏相表里，夫谁不知。乃注家徒以十二经为表，十二脏腑为里，以阳经为表之表，阴经为表之里，以六腑为阳之里，六脏为阴之里，以经络、脏腑之交为半表里，不知经络、脏腑乃有形不易之表里，三阴三阳是无形活动之表里。太阳行表中之表，太阳又有太阳之表里；少阴行表中之里，少阴又有少阴之表里；阳明行里中之表，阳明又有阳明之表里；太阴行里中之里，太阴又有太阴之表里；少阳行表中之半表里，少阳又以太阳为表，阳明为里，厥阴行里中之半表里，凡里可以变表，表可变外，外亦变表，里可变内，内亦变里。勿依注读作寒邪中经为传表，入腑入脏为传里。"

钟耀奎认为，六经的相互关系还有三阴三阳的对待和底面，以及本标中见的表里，而使六经得以相互贯联，其他阐述在每一表里之后，力举一些原文说明以强调要根据该表里的配合，才能认识该原文的意义。

1. 三阴三阳对待的表里

太阳和太阴对待配合，称为三阳、三阴；阳明和少阴对待配合，称为二阳、二阴；少阳和厥阴对待配合，称为一阳、一阴。

钟耀奎认为，阳病治以阴，阴病治以阳，识对待而后识治法，所以如不识对待，对论中的治法常会误解。如太阳篇第12条本来就是阳病治以阴的例子，可是注家没有从对待表里去分析，只是抓住（第53、54、95等3条）营卫不和为根据，因而分析不够恰当。如成无己说："阳以候卫，阴以候营，阳脉浮者，卫中风也，阴脉弱者，营气弱也，风并于卫，则卫实而营虚，故发热汗自出也。经曰：太阳病，发热汗出者，此为营弱卫强者是也。啬啬者，不足也，恶寒之貌也，淅淅者，洒淅也，恶风之貌也，卫虚则恶风，营虚则恶寒，营弱卫强，恶寒复恶风者，以自汗出，则皮肤缓，腠理疏，是亦恶风也，翕翕者，熇熇然而热，若合羽所覆，言热在表也，鼻鸣干呕者，风拥而气逆也，与桂枝汤和营卫而散风邪也。"《伤寒论》原文未曾提及营卫两字，自从成氏提出此说，此后注家多拾成氏之牙慧，以营卫立说为依据。按本条一开端便说"太阳中风"，可知是太阳发于阳之中风。又说"阳浮者热自发，阴弱者汗自出"，即有发热汗出，本来应属太阳已开之外证，可症见"啬啬恶寒，淅淅恶风，翕翕发热，鼻鸣"。"啬啬恶寒"是指太阳欲阖之状；"淅淅恶风"是指太阳欲开之状；"翕翕发热"是指太阳难开难阖之状。啬啬淅淅相合，是形容患者有阵发性毛窍松然恶寒、恶风，也即太阳乍阖乍开，旋静旋动之状。啬啬淅淅不已而翕翕，是患者感觉其热是从风而发，不是从寒而发。又何以导致太阳乍阖乍开？原因是太阳和太阴是对待之表里，太阳外主一身毫毛，手太阴肺也是外合皮毛，鼻为肺之上窍，本证因手太阴肺阖而不开，肺气不宣，上窍不利，吸入多而呼出少，则通塞有声而鼻鸣，并闭阻其表外之太阳，太阳不甘其闭，虽极力以开而不得，因而乍阖乍开。所以如要开太阳，则要先开太阴，且太阴是善于开的，故假太阴之开力以开太阳。但有汗之太阳属已开之外证，宜解外，故主与桂枝汤。桂枝汤加芍药则入腹，取其开太阴；去芍药则出胸，取其开太阳；不加不减，从本方的"将息"所说来看，可知用以解已开之太阳外证，"须臾"则一方可作两方用。因为太阳正开之外证则汗出，汗为心液，解外则不能重耗其汗，故用桂枝汤。服桂枝汤的"将息"是"适寒，温服"，服药未及"须臾"，此时药气还静而未动，桂枝则可以结合太阴之静而翕，借翕力以阖太阳，便可收回皮毛之汗，还入肌理。至"服已须臾"，此时药气将动，则"啜热稀粥"，振作是太阴之动力，使足太阴举稼穑的精气上升，鼓动手太阴，手太阴则可以助太阳以开，桂枝则又可把肌理之汗续出皮毛，取"微似有汗"而解。所以陈修园说："若一服汗出病差，停后服，不必尽剂；若不汗，更服依前法；又不汗，后服小促其间，半日许，令三服尽；若病重者，一日一夜服，周时观之，服一剂尽；病证尤在者，更作服；若汗不出者，乃服至二三剂……解肌还借粥之功。"从后面所说"汗出""不汗""汗不出"来看，可知依照"将息"服用桂枝汤，是先阖而后开，即一方可作两方用。

又太阳篇第35条："太阳病……无汗而喘者……"也是由于手太阴肺之不开，肺失肃降，因之而喘，并闭阻其表外，太阳因之不能开，故也须假太阴之开力以开太阳之不开，主与麻黄汤。用麻黄、杏仁升降手太阴，使皮毛开，则太阳也可固之汗出而解。

这两证都是假太阴之开力以开太阳，即阳病治以阴。

2. 三阴三阳底面的表里

太阳之底是少阴，阳明之底是太阴，少阳之底是厥阴。

钟耀奎认为，认识底和面，然后认识阳病当见阴，阴病当见阳。前人又说："识底面而后认病形。"因为病情变化，表面病常可翻作底面病。例如太阳篇第61条："下之后，复发汗，昼日烦躁，不得眠，夜而安静，不呕不渴，无表证，脉沉微，身无大热，干姜附子汤主之。"本证是因误下虚其里，复发汗虚其表，一误再误，剥削太阳之气太过，表里俱虚，阳气衰微，阳旺于昼，太阳欲回复其位，但虚不胜邪，故不得回复其位，正邪交争，故昼日烦躁不得眠；夜而安静，但不可把其安静看作是好转之兆，因阴旺于夜，阴旺阳虚，不能与邪争，故暂为安静，其实还有余邪留伏在太阳的部署中，使太阳难以回复其位，但不过因余邪不浮，故证不具。不呕，不渴，是无里热，也无表证，而脉沉微，是太阳已微沉在里，也就是太阳病已翻作少阴病。其证虽属身无大热，而具有烦躁，可知尚有微热存在，但此微热本来是卫气起以持续希望挽回其残阳，而不致亡阳，正如柯韵伯说："幸此微热未除，烦躁不宁之际。"但如不及时处理，此微热恐怕很快便被悍气排除，故唯有急于更新太阳，使太阳自太阳，少阴自少阴，主与干姜附子汤。方中取附子重温太阳本气之寒，使其回复为阳寒；干姜宣发太阳之标气和中气之热，使其回复为阳热，太阳本标和中见之气得以更新，太阳才得回复其位。

3. 三阴三阳的本标中见

钟耀奎指出，《内经》所论六气本标中见之气，深邃难测，近世以此说属于虚渺，注家已多不取纳。但它虽然玄虚，而古代医家把它作为说理工具之一，《伤寒论》也不能例外，故有些原文如不根据它去分析，是很难理解其中的奥妙。正如陈修园说："六气之本标中气不明，不可以读《伤寒论》。"因此，学习《伤寒论》最基本的还是要知道它的配合和作用。

前人认为，风寒湿热燥火为岁时之六气，配在人身之六气，其正常之气是可以御邪的，例如治热逆以寒，以人身之寒，可以胜天地之热，治寒逆以热，以人身之热，可以胜天地之寒之类。配在人身之六气，为脏腑之气，以六腑之气为阳气，六腑化半气与三阳，三阳之气所从出，太阳、阳明、少阳为三阳，配以寒、燥、火，六脏之气为阴气，六脏化半气与三阴，三阴之气所从出，太阴、少阴、厥阴为三阴，配以湿、热、风为六经之气。三阴与三阳相合有底面的表里，从该表里所主的二气合化为本标之气，即该经内蕴的正气，也是御邪的主气，该表里又是互为中见之气，所谓中气，是起着代偿的作用。试举太阳来说，太阳和少阴是底面的表里，太阳之寒气和少阴之热气相合，即太阳内蕴的正气，寒从热化，化为太阳之标阳，热从寒化，化为太阳之本阴，中见之气也是少阴之热，本标之气即正气卫外之太阳，太阳之势力强，则正气不出与邪气争，太阳之势力弱，邪气则乘虚而入与正气争。气是化之本，化是气之标，化宜盛不宜衰，气宜藏而不宜露。这是太阳本标中气的配合，余经可作参考。

4. 本标中见的配合

太阳之本是寒，中见是少阴之热，其标也是少阴之热；少阴之本是热，中见是太阳之寒，其标也是太阳之寒；阳明之本是燥，中见是太阴之湿，其标也是太阴之湿；太阴之本是湿，中见是阳明之燥，其标也是阳明之燥；少阳之本是火，中见是厥阴之风，其标也是厥阴之风；厥阴之本是风，中见是少阳之火，其标也是少阳之火。

此外，《素问·至真要大论》又说："少阳、太阴从本，少阴、太阳从本从标，阳明、厥阴不从标本，从乎中也。"所谓"从"，即从气，是含有对拒邪起着主要作用的意思。如：

太阳、少阴从标也从本，因太阳、少阴的标本是寒热。如从寒治热，是与阴相得则从阴；如从热治寒，是与阳相得则从阳。太阴之本是湿，阳明之中气是湿，阳明、太阴皆从湿，因湿可以耐寒，燥不耐寒而亢寒，故相得在湿之阴，而不在燥之阳。

少阳之本是火，厥阴之中气是火，少、厥均从火，因火可以御寒，风不御寒而助寒，故相得在火之阳，而不在风之阴。上述是本标中见及从气的配合。在病情的变化，可因内蕴的正气虚衰，不足以御寒，往往要靠中见之气起着代偿的支持，其虚衰之气尤以厥阴病较为多见。如不从本标中见去分析，则不能理解该原文的主要内容。例如厥阴篇第333条："伤寒脉迟六七日，而反与黄芩汤彻其热。脉迟为寒，今与黄芩汤，复除其热，腹中应冷，当不能食，今反能食，此名除中，必死。"

钟耀奎认为，注家对本条多不是根据本标中见去分析，因而对"除中"的认识不清。例如成无己说："伤寒脉迟六七日，为寒气已深，反与黄芩汤寒药，两寒相搏，腹中当冷，冷不消谷，则不能食，反能食者，除中也，四时皆以胃气为本，胃气已绝，故云必死。"方中行也跟成氏把"除中"指胃气来说谓："反能食者，胃欲绝，引食以自救也，中以胃言。死谓万物无土不生也。"喻嘉言也以胃气来说谓："今胃中冷而反能食，则为胃阳发露无余，顷即去，故为必死。"

综上三家均不知"除中"是除去厥阴中见少阳之热，三家都指胃气来说，而方氏则更说"中以胃言"，都是望文生义，而方、喻二氏无非是拾成氏的牙慧。唯张隐庵说："夫厥阴得中见之热化，其病可治，医不知此，而反与黄芩汤彻其内外之热，夫上文脉数为热，此脉迟为寒，今与苦寒之黄芩汤，复除其热，夫热除则腹中应冷，腹冷当不能食，今反能食，此名除中，不必食以索饼而知其必死也。"

钟耀奎认为，张隐庵此说比较近理。因为本条只说"伤寒，脉迟，六七日"，记述病情太简，确实使人很难认证。但细作研究考虑，脉迟为寒，当是寒邪充沛，厥阴定为邪气所操纵。但厥阴之中见是少阳，又从手少阳，故幸有其中见之少火起着代偿的作用，以维持其残阴，但医者只见脉迟而不具其他见证，可能误认为阳明篇第 208 条也是脉迟，而卒有潮热，为外欲解，尚可攻里，又或疑是热郁未发，故误以黄芩汤彻其中见少阳之热，服黄芩汤后，其热已浮，病形毕露，仲景即告之以脉迟为寒，但医者仍不以脉迟为戒，更不知其热是中见少阳代偿的少火，又可能误以为阳明脉迟不是寒，且前（第 332 条）又有"热气有余"四字，遂以厥阴脉迟也不是寒，反以为其热是热郁已发，于是一误再误，今复与黄芩汤除去其中见少阳之热。中州是相火游行之处，既除去其中见代偿之少火，则阴霾满布中州，腹中应冷，当不能食，今反能食，此名除中，少阳已归无何有之乡，故说必死，即少阳先死，厥阴后死。

黄芩汤原是针对少阳而设的。陈伯坛说："缘黄芩汤为太阳少阳合病而设（第 172 条），实针对少阳以立方也。不然，除热之剂，讵独黄芩？下文（第 350 条）厥而热主白虎；（第 371 条）下利有热，主白头翁，长沙曾不顾虑及之者，白虎、白头翁是除有热，非除其热。就如（第 359 条）干姜黄连黄芩人参汤，明言有芩矣；（第 357 条）麻黄升麻汤，且有芩、芍、甘；（第 379 条）

小柴胡汤亦有甘、枣、芩，长沙仍不顾虑及之者。独黄芩汤与无病之少阳有抵触，便与其热有抵触。"

钟耀奎认为，研究《伤寒论》不能把六经孤立起来望文生义，应要从各方面的表里研究分析，才可理解原文的内容。

论二　脏腑与脏腑的关系

关于人体脏腑之间的关系，前人借用五行学说，根据脏腑的不同生理分属五行，如心属火、肝属木、脾属土、肺属金、肾属水。因为五行具有相生相克的作用，从而说明人体内脏之间互相生化和互相制约的生理功能，和发生病变以后的太过和不及的病理关系。人体在健康的时候，其脏腑各司其职，互相协调，便成为一个活动的整体。人体一旦受到外邪或内伤以致某一脏器太过或不及时，就会产生疾病。在疾病产生以后，如果未能及时治愈，其发展的结果，可以影响到和它相关的脏器发生病变，这是相克的道理。反过来说，如果某一脏器的功能发生病变时，和它相关的脏器却是很健旺的，便可促进它恢复正常，这就是相生的道理。钟耀奎将五行生克理论说明中医学之病理和指导临床辨证施治概括为：

1. 脏腑生克

金生水：钟耀奎认为，肺和肾是母子关系，两脏功能正常，就不会发生病变。如果任何一脏的功能发生病变，日久不愈，可以引起两脏发生病变。如肺结核病，初期病在肺，其病变发展可以耗伤肾阴，便产生阴虚火旺，所谓"母病及子"，由于火克金，虚火炽盛，则肺阴更受灼烁，可以使病情加深。在治疗上，应以滋阴清热、润肺化痰为先，用百合固金汤。待阴火消除后，即宜改用调养脾胃，用四君子汤。脾土是肺金之母，使"土旺金生"，身体自易恢复健康，所谓治其母则可安其子。又如肾阳亏损，不能主水，水湿浸渍，寒水犯肺，引起喘咳痰多，即子病及母，所谓水冷金寒，治宜温阳逐水，方用真武汤加干姜、细辛、五味子，所谓治其子可安其母。

水生木：肾和肝是母子关系，如肾阴不足，肝木就失去肾水的滋养，即水不涵木。肝性刚强，若肝阳亢盛，则引起眩晕、脑涨，如高血压之类，治宜育阴潜阳，用杞菊地黄汤之类加减。反过来说，若肝气郁结，甚则耗伤肝阴，也会损及肾阴，如无黄疸性肝炎（肝阴虚型），治宜滋阴疏肝，方用一贯煎之类加减。

木生火：肝和心为母子关系，肝藏血，心主血，如果肝血虚少，可以使心血不足，治宜养肝益血，方用四物汤之类。又如肝血不足，肝阳偏亢，可以引起虚烦不眠，心悸盗汗，治宜养血安神、清热除烦，方用酸枣仁汤之类。此外，如热性病耗伤心气，心阴衰竭，可以引起肝风内动，产生瘛疭、痉厥，方宜滋阴息风，方用三甲复脉汤。

火生土：心主血，脾统血，脾是生血之源。如果心血虚少，往往引起脾气虚弱，即母病及子。由于脾阳不振，运化失常，则生血之来源不足，以致心血更虚，治宜健脾养心、益气补血，方用归脾丸之类。

土生金：脾主运化水湿，如果脾气不运，不能把胸膈痰浊运化，痰浊阻滞气道，则肺气不降，产生痰饮而喘咳、痰鸣。治宜运脾燥湿化痰，方用二陈汤、苓桂术甘汤之类加减。反过来说，如肺部的病变日久，往往会耗伤脾胃，产生运化功能失常，不能运化痰浊，以致病情日久不愈。尤其是肺结核病，日久耗伤脾阳，不能运化，大便时溏，脾气不能运化水谷精微，生血来源不足，使全身营养缺乏，引起病情加重，可用泄泻丸：白术、茯苓、莲子、芡实、橘皮、白芍。泄泻甚者，加诃子、肉豆蔻；五更泄者，加补骨脂。

金克木：如肺结核病阴虚火旺，容易动肝火而发怒，治宜滋阴清热、润肺化痰，方用百合固金汤之类。

木克土：肝气郁结，不得疏泄，可以横逆乘脾，引起肝脾失调，治宜疏肝调脾。实证者，用四逆散、柴胡疏肝汤之类。如属虚证则用逍遥散。

土克水：如脾气运化功能失常，湿郁化热，湿热下注引起肾与膀胱气化失常，小便淋沥，治宜清热利湿通淋，方用八正散。偏寒者用萆薢分清饮之类。

又如脾肾阳虚水肿，往往治用温补脾阳，可以使肾气行水。又如肺结核脾肾两虚，温暖脾阳，往往也可以使肾阳得以强健。

水克火：如肾阳亏损，不能主水，水湿浸渍，发为水肿，水气凌心引起心阳衰弱，治宜温阳逐水，方用真武汤加减。又如肾阴不足，水火不济，火炽盛，治宜滋水济火，方用六味丸之类。

火克金：如肺结核阴虚火旺，耗伤肺阴，则使病情加重，治宜滋阴清热，润肺化痰。

2. 脏腑相表里

肝—胆：肝胆相表里，肝胆互济，如肝气郁结，往往可以引起胆的病变，如黄疸性肝炎，治宜运脾燥湿，疏肝利胆，方用四苓散加郁金、鸡骨草、土茵陈之类。反过来说，如胆火炽盛，可以引起肝的病变，治宜疏肝清热利胆，方用龙胆泻肝汤加减。总言之，平肝是以利胆，利胆可以平肝。

脾—胃：胃主腐熟水谷，脾主运化水谷，脾为胃行其津液，两者分工合作，所以任何一方有病，都会相互影响。钟耀奎认为，治疗应两者兼顾，不能偏重一方。

肺—大肠：大肠是传导之腑，但要借肺气下降，大便才正常。如习惯性大便秘结，要利肺气才可降通正常，可用北杏仁、沙参、玉竹、白芍、炙甘草、枳实、火麻仁、肉苁蓉之类。

心—小肠：心和小肠经络互通于心，如心火盛，产生舌边尖红，口舌糜烂，小便短赤，治宜养阴清热利湿，方用导赤散，加黄柏。

肾—膀胱：小便由肾气运化，又要藏于膀胱，才正常地排泄。如小便不利的，要辨别虚实，辨证施治。如属虚寒的，要温肾和助膀胱气化，用真武汤之类；如属阴虚的，要滋肾阴，通利

膀胱，用地黄丸之类；如属湿热的，用八正散、导赤散、五苓散
之类。

论三 《伤寒论》六经与脏腑的关系

《伤寒论》由后汉张仲景所著，为中医学第一本辨证施治的
专书。书中所论的理、法、方、药，为后世历代医家的理论依
据，因而又可以说《伤寒论》既是一本临床基础书，还是一本中
医学理论基础书。由于该书的文字深奥，后学阅读不易，虽经历
代不下百家注家的解释，尚未取得统一的意见，各执己见，互相
指驳，难怪陈伯坛说："一仲景产生出无数仲景。"钟耀奎认为，
争辩总是好事，真理将愈辩愈明。注家中有些缺乏临床实践，专
研理论就会闭门造车，附会曲解，其中不少是颇为不当的；有些
注家对这一部分虽说得欠妥，但在另一部分却具有独见之处。钟
耀奎在学习《伤寒论》时注意选择一些认为较为正确的注家意
见，并结合自己的学习心得去理解、阐述。如他对《伤寒论》六
经与脏腑的关系的论述即融汇了古今医家的观点，并提出了自己
独特的见解。

钟耀奎认为，《伤寒论》以三阳三阴的名称分为六篇脉证并
治，后世把它简称六经，注家对此多根据《素问》所论六经的内
容作注释。但从原文来看，他觉得从这方面去认识《伤寒论》六
经是不够恰当的。山田氏说："按先贤之说皆谓太阳为膀胱之经，
然仲景所立六经之名，非以经脉言也，假以配表里脉证耳。故除
五苓散之证及阳明胃实之外，少阳及三阴病，并未有云其脏腑者
也。若必以经脉言之，则其云脏腑，何唯太阳阳明，而不及三阴
病，则其非以经脉言也明矣。"于此可知，注家对《伤寒论》六
经的看法是有争论的。

钟耀奎认为，仲景著述《伤寒论》，是把伤寒发病过程中出
现错综复杂的证脉并治归纳起来，假借六经之名，分为六大证
候群，又可以说是六个阶段。其内容是分述中风、伤寒等外感

热病，与《金匮要略》所论的杂病不同，使后人在临床辨证施治方面容易掌握。仲景虽然撰用了《素问》《灵枢》，但其所论已把《素问》作了进一步的阐述，故《伤寒论》中的六经和《素问》所述的是有异同的，三阳的内容有些与六腑相结合，有些不是与六腑相结合的；三阴的内容有些也与六脏相结合，有些也不是与六脏相结合的，因而不能说三阳完全指六腑，也不能说三阴完全指六脏。正如陈伯坛说："三阳与六腑相离合，三阴与六脏相离合。"又说："非六腑之方面即三阳，非六脏之方面即三阴。"又说："但病发于手太阳，非发于手太阳之小肠；病发于足太阳，非发于足太阳之膀胱。原文不过将手足之阴阳互看：阳病则宜阴，阴须走手以荣阳；阴病则宜阳，阳须走足以荣阴。仅说到手足上，未说到小肠膀胱上。读太阳之为病句，勿依注读作手太阳之小肠病，足太阳之膀胱病。"

钟耀奎认为，如果太阳确实是指膀胱，为何太阳的主证没提到膀胱？且太阳的主方桂枝汤、麻黄汤均不是膀胱药，直至《伤寒论》第106条（赵开美本，以下均同）才有"热结膀胱"一证。且不但太阳篇可以出现膀胱的病变，少阴篇第293条也有"热在膀胱"，厥阴篇第340条也有"此冷结在膀胱关元也"。于此可知，太阳不是专属于膀胱的，而是邪气伤及膀胱，不论在任何阶段，都可以产生膀胱的病变。正如陈伯坛说："不知论中凡经络脏腑皆是被动病，三阴三阳方是主动病。"

此外，由于注家心中怀有六经是配套脏腑经络的思想，因而又分有经病、腑病等说，不知《金匮要略》才有中经络、入腑、入脏等说。本论分六经为三阴三阳，太阳篇只有"太阳之为病""太阳病""太阳中风""太阳伤寒"等，阳明篇也只有"阳明之为病""阳明病""阳明中风""阳明证"等原文，从未见有经病、腑病之类，可知这是注家的臆说。所以陈伯坛说："经乃阴阳往来之道路，即日日所行之经，得病到几履日，纪病期者经，当病欲解时，转病机者亦经。纵有欲作再经之殊，究非中阳溜经之比。原文显然划分病还病、经还经，读太阳之为病句，勿依注读作太阳之经病。"

钟耀奎认为，由于旧注多采《素问》以释六经，因而附会穿凿，不但曲解六经，甚至用《金匮要略》脏腑经络相传之说混淆《伤寒论》的病机。所以陆渊雷说："《伤寒论》中太阳、少阴等六经之名，源虽出《内经》，意义已非《内经》之旧，不宜以彼释此。"又山田氏说："盖伤寒以六经言之，古来医家相传之说，不可遽易者也。夫人之常情，每信于其所习见，而疑于其所未尝习见者，故仲景氏亦不得已而袭其旧名，实则非经络之谓也。"因而学习《伤寒论》，首先要弄通什么叫六经病，才能理解《伤寒论》原文的精神。

论四　伤寒传经浅议

伤寒传经是注家有争论的问题之一。例如喻嘉言对太阳篇第8条的解释谓："七日而云以上者，该六日而言也，六日传至厥阴，六经尽矣，至七日当再传太阳，病若自愈，则邪已去尽，不再传矣。设不愈，则七日再传太阳，八日再传阳明，故针足阳明以竭其邪，乃得不传也。在他经则不然，盖阳明居中土，万物所归，无所复传之地，邪易解散故耳，然必针以竭其邪，始得归并阳明，不犯他界也。"

黄元御说："伤寒传经，一日太阳，二日阳明，三日少阳，四日太阴，五日少阴，六日厥阴，日传一经……伤寒、中风原无里邪，不必定传脏腑，阳旺而后传腑，阴旺而后传脏……太阳经所谓伤寒一日，太阳受之，脉若静者，为不传，此不传三阴之脏也；伤寒二三日，阳明、少阳证不见者，为不传，此不传阳明之腑也；少阳篇所谓伤寒三日，少阳脉小者，欲已也，此不传阳明之腑也；伤寒三日，三阳为尽，三阴当受邪，其人反能食，不呕，此为三阴不受邪，此不传三阴之脏也。伤寒、中风不传脏腑则有之，无不传经之理。"

　　钟耀奎认为，太阳篇第 8 条"以行其经尽故也"的"行"字，是指经气运行的"行"字，而不是"传"字，但喻、黄两氏均误把"行"字读作"传"字，因而杜撰伤寒传经是日传一经如经气之运行不息，喻氏更谓"至七日当再传太阳"。原文有六日，六病其经，周而复始，循环不息之病？如谓正气之传，又哪有六日六主其气？这完全是臆说。黄氏则更杜撰所谓传腑、传脏之证，原文何尝有传腑、传脏之证？他还说："伤寒，中风无不传经之理。"不知三阴、三阳的中风，是直接受邪，无须太阳的转属，可知他们不解伤寒的病机，因而杜撰种种臆说，所以柯韵伯针对这些臆说提出批驳的意见。

　　柯韵伯说："旧说伤寒日传一经，六日至厥阴，七日再传太阳，八日再传阳明，谓之再经，自此说行，而仲景之堂，无门可入矣。夫仲景未尝有日传一经之说，亦未有传至三阴而尚头痛者。曰头痛者，是未离太阳可知。曰行，则与传不同，曰其经，是指本经，而非他经矣。发于阳者七日愈，是七日乃太阳一经行尽之期，不是六经传变之日。岐伯曰：七日太阳病衰，头痛少愈有明证也，故不曰传足阳明，而曰欲作再经，是太阳过经不解，复病阳明，而为并病也，针足阳明之交，截其传路，使邪气不得再入阳明之经，则太阳之余邪亦散，非归并阳明，使不犯少阳之谓也。本论传经之说，唯见于此。盖阳明经起于鼻额，旁纳太阳之脉，故有传经之义，目痛鼻干，是其证也。若脚挛急，便非太阳传经矣。阳明经出大指端，太阳经出小指外侧，经络不相连接，十二经脉足传手，手传足，阳传阴，阴传阳，与伤寒之经先阳后阴，先太后少之次第迥别，不知太阳传六经，阳明传少阳之说何据乎？细审仲景转属，转系，并病，合病等义，传经之妄，不辩自明矣。"

　　钟耀奎认为，柯氏抓着"行"字与"传"字是不同的，并说明"其经"是指本经而非他经，以及七日是太阳本经行尽之期，不是六经传变之日等为根据以辨之，颇为合理。柯氏又以"太阳过经不解，复病阳明"，并在下文接着再说："本论传经之说，唯见于此。"所说似是指阳明篇第 184 条"无所复传"的意思。最后他更说："不知太阳传六经，阳明传少阳之说何据。"钟耀奎赞同柯氏所说，并认为这是根据原文的精神提出的独特见解，有一定的参考价值。

钟耀奎认为，黄氏杜撰传脏腑之说，是把《金匮要略》混入伤寒，因为《金匮要略》以脏腑相传启发后学，所以《金匮要略》在第一篇的"脏腑经络先后病脉证"中，第一段便首先提出"见肝之病，知肝传脾，当先实脾""中工不晓相传，见肝之病，不解实脾，唯治肝也"。第二段又指出"血脉相传，壅塞不通"，"适中经络，未流传脏腑，即医治之"等，是阐述了《难经》所谓"七传相克者死，间传相生者生"的意义，示人要注意杂病的递传，以予治其未病。因此，伤寒和杂病是不能相混的。

钟耀奎认为，其实伤寒无所谓传经，由于注家误把《素问》"二日阳明受之"等说，太阳篇第 4 条也有"为传也"三字，遂结合太阳篇第 8 条"若欲作再经者"六字，作为传经立说的根据。但不知太阳篇第 4、第 5 条均有"为不传也"等四字，且第 8 条说："若欲作再经者，针足阳明，使经不传，则愈。"于此可知伤寒是以不传，如果足阳明偶有所偏如欲作再经的，"再经"不是指邪传经，而是经传邪，但针足阳明则又可以使经不传则愈。且论中只有在这里提出"经不传"三字，而不是说不传经，此外本论更没有传经二字，又可知所谓传经，是完全没有根据的。钟耀奎同时指出，阳明篇第 184 条更明确地指出"无所复传"，假若再经，极其量不过只是传至中土而止。此后，全论便没有传字。"传"字在《伤寒论》与《金匮要略》是有区别的，伤寒有传又有不传，更有无所复传，因为三阴三阳没有胜和不胜之分，如或传邪不过是偶然的。五行则是传，于其所胜，传之不已，而死于其所不胜，传邪是经常的。可是注家不从《金匮要略》传脏上观察，偏从伤寒传经上观察，反而把《金匮要略》和《伤寒论》混淆起来。

但伤寒不传，寒邪又怎能波及六经？要知道六经病，不是"邪传三阳，三阳始为病"，也不是"邪传三阴，三阴始为病"而是原文指出的"受"字和"得"字，即三阳受之，三阴受之，受邪不辞则为病；又三阳得之，三阴得之，得邪不失则为病。同时，太阳篇早已提出一个"属"字，如第97条"服柴胡汤已，渴者属阳明"，而不是说传阳明。又阳明篇第181条："可缘得阳明病……亡津液，胃中干燥，因转属阳明……此名阳明也。"钟耀奎认为，"属"字含有连续之意，即承前继后之义，"转属"即西医所称之"转归"，即凡是继太阳之后续得其病的，称为"属"或"转属"，但不要跟注家把所有"转属"二字读作传经。所以，柯韵伯说："细审仲景转属、转系、并病、合病等义，传经之妄，不辩自明矣。"

钟耀奎认为，至于伤寒的"转属"，也并不是中风、伤寒都待"转属"才有六经病。因为中风发于阳，阳在外，手三阴、三阳与邪直接，故不但太阳有中风，而且又有阳明中风、少阳中风、太阴中风、少阴中风、厥阴中风，都是直接受邪，无须待于"转属"才得病。伤寒发于阴，阴在内，足三阴、三阳与邪多间接，多须待于"转属"才得病，但伤寒"转属"，又不是如注家所说的传经，由太阳传至阳明，再传少阳以至厥阴有规律性地依次传递，而是太阳之方面转阳明，是属阳明，转少阳，是属少阳，太阳之方面转太阴，是属太阴，转少阴，是属少阴。此外，又有使太阳之病不能出的，是入少阳，还有使太阳之病不能去的，是系在阳明和系在太阴，更有不系不属的也有阳明病，因阳明居中，主土，万物所归，故有转属。又有中寒虽不转属而又可直接伤寒，独厥阴全篇没有属厥阴三字，因足厥阴为绝阴，手厥阴为绝阳，绝阴绝阳，与太阳不相顺接，故无须待太阳的"转属"，且厥阴又因脏寒，所以直接伤寒而无须待"转属"。以上所述是伤寒"转属"的概括情况，不要再受传经之说所惑。总言之，在临床上，观其脉证，审其"转属"何经，察其受邪不受邪，随证治之。

为了使后学在学习理解《伤寒论》伤寒传经的原意，钟耀奎更是节录《伤寒论》足太阳把邪"转属"，或"转入"和"系在"各经的脉证原文，以便于后学者研究参考。

1. 转阳明而属阳明的

第 48 条："太阳初得病时，发其汗，汗先出不彻，因转属阳明。"

第 97 条："服柴胡汤已，渴者属阳明，以法治之。"

第 181 条："太阳病，若发汗，若下，若利小便，此亡津液，胃中干燥，因转属阳明……此名阳明也。"

第 185 条："本太阳初得病时，发其汗，汗先出不彻，因转属阳明也。伤寒，发热、无汗、呕不能食反而汗出濈濈然者，是转属阳明也。"

第 240 条："病人烦热，汗出即解，又如疟状，日晡所发热者，属阳明也。"

第 243 条："食谷欲呕，属阳明也。"

第 244 条："太阳病，寸缓关浮尺弱，其人发热汗出，复恶寒，不呕，但心下痞者，此以医下之也。如其不下者，病人不恶寒而渴者，此转属阳明也。"

2. 转少阳而属少阳的

第 256 条："伤寒，脉弦细，头痛发热者，属少阳；少阳不可发汗，发汗则谵语，此属胃，胃和则愈。"

3. 转太阴而属太阴的

第 277 条："自利不渴者，属太阴，以其脏有寒故也。"

第 279 条："本太阳病，医反下之，因尔腹满时痛者，属太阴也。"

第 282 条："少阴病，欲吐不吐，心烦但欲寐，五六日自利而渴者，属少阴也。"

第283条："病人脉阴阳俱紧，反汗出者，亡阳也，此属少阴。"

4. 转入少阳，令太阳之病不能出的

第266条："本太阳病不解，转入少阳者。"

5. 系在阳明，令在太阳之病不能去的

第188条："伤寒转系阳明者，其人濈然微汗出也。"

6. 系在太阴的

第187条："伤寒脉浮而缓，手足自温者，是为系在太阴。"

第278条："伤寒脉浮而缓，手足自温者，系在太阴。"

论五 《伤寒论》辨证观点分析

钟耀奎指出，六经的基本概念及各经间的相互关系是张仲景吸收前人的经验，结合自己的临床实践观察，并加以概括提高而求得的理性知识，所以六经是符合伤寒热病发生发展的规律的。学习《伤寒论》就要学习张仲景求得这种规律的观点、方法，学会了观点、方法，就有了打开伤寒热病错综复杂矛盾的钥匙。就张仲景辨证方法的整理分析，钟耀奎提出了自己的观点。

1. 异中求同

钟耀奎认为，异中求同是张仲景对客观存在的千头万绪、错综复杂的疾病现象，进行研究、分析、综合，寻找普遍规律的方法，伤寒六经就是经过这样一个过程得出的关于伤寒热病发生发展的普遍规律。从其中选出一个证候群来分析，亦是这样。譬如太阳病有太阳中风与太阳伤寒，它们一为表虚一为表实，在证候上表现有，伤寒脉浮紧无汗，与中风脉浮缓自汗的差别，但都是太阳病，均有脉浮、头项强痛而恶寒的证候，张仲景以此作为太阳病的提纲，这就概括了两者的共同性，即表证。在认识了表证的特征以后，进一步区别表虚、表实的性质就较容易了，所以从这个意义上说，异中求同的方法，是认识疾病性质由浅入深、执简御繁的方法。

2. 同中求异

钟耀奎认为，虽然认识了疾病矛盾的普遍规律，但毕竟共同性不得代替个性，还必须对每一种具体疾病进行具体分析，找出它们各自的特殊性，这就是《伤寒论》六经辨证的同中求异。如上所述的太阳中风与太阳伤寒，表证是它们的共性，但虚实又是它们的个性。这种虚实迥异的性质，就构成了它们各自的特点。又如阳明病的三承气证，它们同是胃家实的里热证，症状上都有身热汗自出、不恶寒反恶热、心烦谵语、便秘的特点，但它们又有程度的不同，调胃承气汤证燥实而不满，小承气汤证满而不实，大承气汤证则燥实痞满，这种程度上的差别，也是疾病矛盾特殊的一种表现。

3. 分清主次

钟耀奎指出，临床表现往往不是单一的，有合病，有并病，有兼病等，这就构成疾病矛盾的复杂性，对这种复杂的疾病矛盾，必须要有全面的分析，不然就会顾此失彼，因为各个矛盾都对整个病理机转起着一定影响，但是又要抓住其中主要矛盾及其主要方面。例如"伤寒医下之，续得下利清谷不止，身疼痛者，急当救里；后身疼痛，清便自调者，急当救表。救里宜四逆汤，救表宜桂枝汤"，这时疾病同时存在表虚及里寒证，里寒证是主要矛盾，因为里寒，则没有能力抗拒外邪，若不解除里寒，则表邪又必乘虚入里，这时阳气的虚颓，是构成疾病的主要方面，所以首先要温里回阳，主以四逆汤，待清便自调后，再以桂枝汤解肌发表。又如"脉浮紧，发热恶寒身疼痛，不汗出而烦躁"，这个证候群不同于太阳伤寒者，乃多一烦躁症，这一烦躁症所表示的疾病性质是内有郁热，故虽然这时疾病性质基本上仍是表实证，应予发汗，但又不可忽视内热烦躁的一面，不然，内热必伤气耗津。所以仲景特立大青龙汤，倍麻黄加大发汗之力，借汗出而泄内热，增石膏直清里热。这体现了注意整体病理机制，进行全面分析的重要性。

4. 新旧兼顾

钟耀奎认为，张仲景辨证注意病者有无旧病，素有某种疾患而又新感寒邪，造成新旧疾病矛盾兼夹者，这时病者固有的疾病在决定整个疾病性质与确立方法起很大作用。如病者有太阳表证，但又有干呕咳嗽，发热不渴，或喘等症状，这是病者心下有水气、水气凌肺的证候，遇到这种疾病，就当追查病者是否素有水气症，在治疗上除了解表，又加以温寒散水法，予小青龙汤。又如太阳桂枝证作喘者，则当掌握作喘这一症候，针对喘家新感作喘，张仲景特立桂枝加厚朴杏子汤，以宣肺降逆。太阳篇中，张仲景还指出，素有满病或痰疾者，或衄血或亡血者，不可发汗。这说明，注意从证候上发现特异点，追查疾病与既往的联系。

5. 辨别真假

钟耀奎认为，寒证、热证在诊断上是比较容易鉴别的，一般有发热、烦躁、口渴等症的属于热证，有恶寒、嗜睡等衰退症状的属于寒证。张仲景也概要地提出了区别阴证、阳证的一般规律。他说："病有发热恶寒者，发于阳也，无热恶寒者，发于阴也。"但是体表的寒热有时是种假象，这就要辨别真假，追求本质。张仲景指出："病人身太热，反欲得衣者，热在皮肤，寒在骨髓也，身大寒，反不欲近衣者，寒在皮肤，热在骨髓也。"这里指出了真寒假热、真热假寒的实例。少阴篇通脉四逆汤证，"少阴病，下利清谷，里寒外热，手足厥逆，脉微欲绝，身反不恶寒，其人面色赤"，这是在里之阴寒太盛，阳气被其格拒，发越于外的证候，"身反不恶寒，其人面色赤"是外之假热证，"下利清谷""手足厥逆，脉微欲绝"才是疾病的本质——里寒的真相。这说明了四诊合参、全面分析、精确判断的重要性，即提示我们不要为假象所迷惑，要透过现象看本质。

总之，这些观点要求得准确辨证，以施于有效的治疗。有是证则用是药，如少阴篇，少阴寒证的主方是四逆汤，但属表属热的太阳证，若误治出现虚寒下利脉微的证候，则疾病的性质也就发生了质的变化，由太阳证变为少阴证，也当用四逆汤。

钟耀奎指出，张仲景所提出的这种法则，正是中医整体观点、四诊合参、全面辨证的具体表现。仲景是以客观事物本身的规律为前提的，而不是凭臆测写出《伤寒论》的，这就决定了仲景医学思想朴素唯物主义的实质，他的这种观点、方法，值得我们深入学习，并进一步提高辩证唯物的观点来认识，以丰富它，发扬它。

八、马云衢

医案十五则

案一 脏结

邻乡马和，中年人，中秋节前，午餐后因食果饵而引起腹痛，发自两胁，下趋少腹，自申至戌，疼痛如掣，辗转呻吟，举凡内服、外敷之药均不应，乃着其兄到舍请诊。见其面色青黄，额上微汗，言而微，呻声已转弱，当时由于疼痛过甚所致。手足冰冷，舌白无苔，脉沉微，意其外肾必收缩，探之果然。以三阴经脉，相交于腹胁，阳气衰微，阴寒凝聚，厥阴为风木之脏，其性向下，阴筋受凝寒惨慄之殃，此为脏结之危候。仲师曰："病胁下素有痞，连在脐旁，痛引少腹入阴筋者死。"其阳虚当非一日，舌白已露一斑，果饵之食，特诱因耳。除着其炒老姜、葱头热熨外，即予通脉四逆汤，炮天雄一两，干姜七钱，炙甘草三钱，嘱其连服两剂，归后拈书复对，《金匮要略》谓："入腑者愈，入脏者死。"入腑入脏，为气机之转变使然，因无定律，系念不已。越晨，闻敲门之声甚厉，着妇出应，知复邀诊，当下心戚戚，意其病必入脏而成定局，操刀之咎，恐难窒谗人之口，急问其病情何若？对以能睡，病况好转，逖听之下如释重负。复往诊之，已能起行，只有余痛未泯耳！与真武加龙牡之轻剂而愈。

编者按：所谓外肾即外阴，阴器为宗筋所系，以其受寒则凝缩，故知其必收缩。以其阳衰阴盛、经筋受累，诸症正为脏结之候。前贤云舌为五脏六腑之外候，以其色白则知内寒有日，故知阳虚当非一日。以老姜、葱头热熨为温通之外治，以通脉四逆汤为温通之内治，内外兼施，冀能急急回阳以使生机回转。马君犹恐操刀之咎乃是病家本为不治之候，医家断其危督而不置方药自是与人无尤，一凭慈心着手而未能回春，则谗言蜂起讥为医杀，此医家之难也。得知病况好转，心石可下。马君复往诊之，见病家已能行走只有余痛未消，则知其一阳来复，气血冲和而无危矣。再与真武汤以壮肾阳，加龙、牡意为真阳既生而使能潜存，妙之于此乃得轻剂而愈。

案二　气厥

金某，男性，成年人。卒病僵直、仰卧，昏不知人，面呈土色，闭目，口张，下颌紧，推之不能合，呼吸喘促，两手指微弯。据谓病者于工作时间，与人牴忤，被对方推倒所致。曾施针刺，既苏复昏；继注强心剂，数度无效，失去知觉，已逾六小时矣。余诊其脉，浮而数，趺阳脉，萦如丝，断其为"气厥"。按病虽重，经时虽久，仍有可为。盖生机未至全绝也。乃由李某老师先用针治，余即处方，并着先煲水以候煎药。针后稍苏，但不久复瞑。余着即服六神丸少许，即予拟方药连续灌进，精神复苏，遂约明日再诊。处方如下：紫石英六钱，寒水石四钱，龙骨四钱，石膏六钱，桂枝三钱，牡蛎八钱，大黄二钱，白石英七钱，干姜二钱，赤石脂四钱，滑石六钱。越晨按时往诊，病者可蹒跚行，见其色稍润，其神已清。自云：服药后能宁睡，小便黄赤，未有大便，今早已啜粥，但觉头晕，胸中不舒。聆其声，低沉，舌色微红，脉来徐而不疾，一切有向愈之机。再处方如下：云苓一两，白术八钱，龙骨一两，桂枝六钱，牡蛎一两，春砂花四钱，炙甘草六钱。煎服。越日而精神复康，不复再诊，并已能照常工作矣。

马云衢按：该证经针治而复厥，注射而不兴，似已等于油尽灯枯，无可挽回之余地。从整体以观，肺主气，肾不纳气，上逆则喘，成将脱之象。肝主筋，藏魂，属风，以虚羸之体，受此顿挫，愤火中燃，风火交煽，气逆伤肝，一怒而魂为之夺。神受其殃，其昏也有由。脾开窍于口，口张则脾绝。风火闭而不泄，沿太少之经脉以上干，目则合，此皆已陷于不治之候。其所能治者，脾主四肢，手指弯而非撒，脾之未尽绝可知。喘而非息高，生气之根源犹在。目合而非上视，肝气未至极致。具此者，故断为可治之候。兹再从针、药言，则针非不能苏，但不能持久，如星光石火，瞬息自灭。昔越人治虢太子，先使杨属磨砭石，随调药治，尸厥得复，千古如照，此事非昔比，拟虽不伦，但能挽其天事已去之候，吾何为不豫哉！

案三　痉病

马起，年十二。盛暑时，偶发热，连日不休，继而卒口噤，背反张，两手紧握，目上视，气粗以喘，经抢救半天无效。予应诊时，已失溲，全不知人，断其为痉病之危候。缘少阳之火，借厥阴之风，风乘火势，火借风威，干及督脉与太阳、阳明之经，经脉遭殃，故有脊强反折，口噤、上视，紧握之状。热伤于气，上逆作喘；其最险者，露出肾气将绝，不能约膀胱之气而失溲。急与小柴胡汤去姜、夏，加入葛根、天花粉、竹茹、犀角等，以小柴清少阳之火，火清则风势杀，以葛根、天花粉、竹茹入经输与润燥，犀角泻肝祛风退热，共戢其如焚之势，病自霍然。煎妥后，药难入口，乃以竹片撬开牙齿，少少灌之，吞下半服，闻呻气声，续灌后半，目徐徐正视，手逐渐放松，脊转软，气得平，嗓然哭出声，不哭则举室之人皆涕泪，一哭则举室之人皆幸庆。盖伊父十年作客，顾此宗祧，仅存一脉之血胤，嫡后嗣续，绝处逢生，那不额手欣欣者。再与轻剂之小柴则如常矣。

编者按：马君已释方药证治，学者自能参悟。死生反掌之间而活人寿算，此功莫大焉。

案四　阳明悍热

一日，微明，马政来，云其客栈中有岑某之妻，不知如何感触，忽而号哭中宵，似不识人物，旅客皆为之不宁，恐其神经病，故来请诊。及至，岑某当门招呼，妻居夫后，执祛不放手，声悲如猿啼，多方询问，置若罔闻。岑某谓她素无疾病，只日前自称微热不适及无大便耳。对立移时，无法就诊，细心观察，觉其眸子朦眊，举手示意，其目不瞬，唇口深红，俨涂丹泽，余无他象。思其年壮体健，虽长哭而气不衰，唇红为血热之征，显然露出阳明经多气多血之端倪，不大便为胃家实，外微热为热在里，地气冒明，邪害空窍，乃不识人物。《伤寒论》谓"目中不了了，睛不和，无表里证，大便难，身微热"之实证是也。慓悍滑疾之气，别走阳明，胃上注于肺，肺在声为哭，哭亦足以泄热，即投与大承气汤，化糟粕、运精微而制其太过之气。大黄五钱，川朴六钱，枳实四钱，芒硝四钱，一服霍然，主人称颂，旅客称安。

编者按：马君云"思其年壮体健，虽长哭而气不衰，唇红为血热之征，显然露出阳明经多气多血之端倪，不大便为胃家实，外微热为热在里，地气冒明，邪害空窍，乃不识人物"，所谓长哭不衰即为实证，不大便胃实为"阳明为病"，地气冒明、邪害空窍为经腑浊邪上干清窍，唇红血热、露出阳明经多气多血之端倪即阳明胃经环绕嘴唇，以其多气多血之性，邪热一迫则征象随出，无以伏隐。况以病家眸子朦眊、其目不瞬即"目中不了了，睛不和"，余无他象即"无表里证"，微热不适及无大便即"大便难，身微热"，当遵仲师训言"此为实也，急下之，宜大承气汤"，马君即投与大承气汤，一服即愈。叹仲圣之垂文，今古对照如斯。

案五　肺气热盛

乡人马藻之子，年十二，无故嚎然大哭，访方饵诱娱心，不能化其涕泪，继以严呵叱责，亦不得遏其声张。旋以为嬉笑啼哭，乃童年之常，则亦听之。继见微热且咳，一日午刻，忽奔出门，时值雨丝风线，田水没胫，而该童立在水中央，噤若寒蝉，家人便追回，意以为染狂且之陋习。乃于疏忽间又乘隙逸去，仍立田间，乃合力兜回，帘拢锢禁，以防再遁。后疑其或受惊吓，请往诊治。察其神光似凶而带呆，唇颊皆红，舌色黄燥，饮食无多，小便黄，大便少，不见疳虫，胸腹平伏，其脉数急，断其当由嬉戏过甚，伤肺所致。伊母乃云："其自天明至夜昏，嬉戏不停，饮食不顾。"果符所诊。《内经》云："喜乐无极则伤魄，魄伤则狂。"又云："肺者气之本，魄之处。""在声为哭，在变动为咳。""肺热病者，右颊先赤。"皆足为该病之佐证。脉数为热，唇红舌燥，乃热盛之象，其得水则宁者，尤枯木之逢雨露也。即与竹叶石膏汤去半夏加桑白以清热养阴、生津益气，一服愈半，再服康宁。

编者按：孩童若情志为病，以其天真烂漫之性少有忧思之疾，多为受惊恐、过嬉戏之因。马君察其"神光似凶而带呆，唇颊皆红，舌色黄燥，饮食无多，小便黄，大便少，不见疳虫，胸腹平伏，其脉数急"，不见疳虫即非虫积；胸腹平伏即无阳明燥屎，大便少为因其饮食无多而使上少精微、下少糟粕；如该童为受惊恐，"恐则气下"其脉当迟，其证当虚寒。而其脉数急、其唇舌等症均示为实热，故马君断其当由嬉戏过甚、伤肺所致，并援《内经》为证。马君谓热盛水宁亦即《内经》"热者寒之"之旨，故以竹叶石膏汤去半夏之温燥加桑白皮以泄肺热，共奏清热养阴、生津益气之功。或读者记起丹溪翁"气有余便是火"之论，则有疑曰：既是热盛之证何以益气？岂非助邪之长？王雨三先生之语可解之惑，其云："考之《内经》，皆谓气之不足而生火，未有气有余而生火者。是则丹溪之说，不能无惑焉。凡属火证，皆属气之不足，决无气有余之理。故李东垣谓参、芪、甘草为泻火之圣药。又古贤之制外感发热方中，都用人参、炙甘草、大枣以补气祛邪。如参苏饮、人参败毒散、再造散、消风散、小柴胡汤、麻黄人参芍药汤、升阳散火汤、导赤各半汤等。又仲景治热入阳明证，用人参白虎汤、竹叶石膏汤。治误下之虚痞，用半夏泻心汤。治热伤津液，用复脉汤。以及黄龙汤之治阳明实火证，无不皆用人参补气以泻火。足证丹溪之说，不可恃也。夫既感外邪，又或内伤，则必发热。热即是火，火而即谓气之有余。如欲熄其火，必须大破其气，是何异操刀使割，而所伤必多，安可以不辨。或谓丹溪此说，以邪火入于阳明血分，甚至言发狂，登高而歌，弃衣而走，而为气有余者。故仲景制大、小承气汤，用枳、朴以导气宽肠。要知此非气之有余，因其气不能运行于下焦，致气进于上，故用枳、朴以疏利之，盖有所不得已也。此外，无论何种热病，皆属气之不足，断无气之有余者。苟为不然，何以《内经》。"

案六　柴胡加龙牡汤证

马黄氏，年三十许，偶以口角关系，为同乡人马某所殴，此旧社会时之恶俗也。经外科调治，但小腹处之伤痛未止，转见午后潮热、谵语，憔悴日甚，仰卧难动，昏不知人。医者谓其"死血落孔"，术穷听天。其家翁为办身后事，购备草席，请余决旦暮以易箦。斯时黄氏之面色青黄、目闭、唇微红，气咻咻然，声虽微而詈申申，力虽弱而手提提，其有蕴结于中，而形于外可知。脐下痞满，瘀肿未消，按之，其容有蹙。据其亲属云：事起月余，不见潮信，小便少，数日不大便，灌水可入口，时似畏缩，又或喝骂状。脉之，则小紧，断其为伤后正虚邪实、错杂混淆之坏证，所幸未绝者。以气短而非喘，小便少而不遗，脉小紧而未乱耳。冲任二脉，起于胞中，胞为血海，邻于厥阴，因伤而血不荣，则经水断。肝在志为怒，怒时而作骂。肝之病发惊骇，骇之状为畏缩。肝开窍于目，内郁而目闭。青黄为土受木克，土燥故不大便。阳明旺于申酉，故午后潮热，甚则谵语。病久气虚，故无力与不知人。少阳经脉行身之侧，邪气互结，则卧而难动，此虚实互糅于周身。《伤寒论》谓"胸满烦惊、小便不利、谵语，一身尽重，不可转侧者"此也。即与小柴胡加龙骨牡蛎汤入桃仁三钱，去半夏之辛温，以辰砂易铅丹，参、枣养正气，柴胡推陈致新。服后，腹中辘辘声转，下黑色臭秽之溏便盈碗，声大呻，腹满消，谵语止。再服，去桃仁、大黄，热退神气清。转用芍药甘草汤加丹皮、丝瓜络、柴胡，已能起床，复服丽参数次而愈。

编者按：马君已释证治之理，其中言"土燥"应为阳明胃土而非太阴脾土，所谓"脾喜燥恶湿，胃喜润恶燥"，以胃中津少不能下行无水舟停"故不大便"。方用柴胡加龙骨牡蛎汤去半夏加桃仁易铅丹，以和少阳、通阳明、散郁结、去积聚、镇惊悸、泄热逐瘀，故得服后下臭秽、声大呻、腹满消、谵语止。其中，马君言柴胡推陈致新，即《神农本草经》云其"主心腹，去肠胃中结气，饮食积聚，寒热邪气，推陈致新"，可知马君解药证本于《神农本草经》之旨，以求合于仲师原意。再服去桃仁、大黄意为初服已使瘀去腑通，当中病即止，勿令攻伐太过而伤正，正安邪去而能热退神气清。后转用芍药甘草汤以酸甘养阴，加丹皮、丝瓜络、柴胡以清余热，通脉络，畅枢机，再以高丽参补元气、填虚损善后而愈。

案七 热入血室

热入血室，连年叠见者，仅得一遇。缘有开平县朱某妹者，待字闺中。一日，黄昏，突谓伊嫂曰："有人内入房去。"嫂氏为之错愕，于是集众搜索，而事迹渺然。彼则东张西望，似有所见，刺刺不休，终得达旦，始行睡去。入夜，则故态复萌，连日如此，其长辈患之，请予诊治。见彼神气呆滞，不言不笑，唇口微干，不思饮食，脉之则弦。据称日前外感风寒，且值经期适至。按此病既非大热烦渴，且二便自调，当非阳明实热。谵语出于日暮，非在申酉，更非潮热。其经水适经，血室既空，热邪得以乘隙而入。"最虚之处，便是容邪之所。"肝者罢极之本，魂之居。心者，君主之官，神明所出。昼属阳而主气，气胜则神清，论谓昼日明了。暮属阴而主血，阴胜则神明为之萤惑，故暮谵语。肺主气而藏魄，魄掩其魂，故无所见而如见鬼状者，总由热沿经行，肆行扰乱所致。处与小柴胡汤加丹皮、竹茹、丝瓜络等。方中柴胡推陈致新，黄芩彻热，丹皮、竹茹、丝瓜络除血分与脉络间之热，人参、炙草、大枣以扶中，生姜通神明，一服则病愈半，再服霍然。

越年，某日，微明，北坑乡有黄姓者请出诊。既至，则赫然朱某妹在。主人谓："新妇入室，遽占疯魔，彼妹曾承医治，敢请一劳，昨晚在亲朋道贺间，妇忽狂笑；掷簪弃袍，徘徊瞻眺，烛烬未残，竟生乖戾，如何了得。"细询伴娘，探其月信，果符旧证，乃依前方入茯神、辰砂。翌日再诊，已神色清明，垂首燃带，转以四君加龙、牡而痊愈。

编者按：以小柴胡汤治热入血室前贤多有治验，马君以之加减前后相治均获效验，后治既得效灵又转以四君加龙、牡培中安镇之法而使病家痊愈，足见马君圆融诸法。其中马君释言生姜通神明，即《神农本草经》云"久服去臭气，通神明"，陈修园释之曰："久服去臭气通神明者，以臭气为浊阴之气，神明为阳气之灵，言其有扶阳抑阴之效也。"

案八 伏热

某岁夏日，予与黎少庇医师同诊一伏热证。缘有患者某氏，年四十许，台山人。诊时微热，神气呆，面色焦躁，齿干，舌黄黑，不渴，心烦，四肢厥冷，苦热，频频易其坐鼠处，两手反复置石桌，使人扇风不稍停，目不交睫者十余日，无胃，大便少，小便黄，无脉。迭经医治，为病日笃。诊下，知其为内蕴大热而有假象，恰如灰掩红炉，所谓不得火之明，而具火之烈者，乃作二方为分治法。一与白虎汤日服，以清肃其伏热。另与栀子豉汤夜服，使坎离交后而能睡。分头消杀，免其炎烈沸腾，致有一发而不可复遏之势。一诊稍宁，三诊告安。

马云衢按：该证之热气一团，不难分别。《内经》谓："心者生之本，神之变，其华在面，其充在血脉，为阳中之太阳，通于夏气。"又谓"阳胜则热"，可知阳热之变端矣。热生火，火气上形于面而面焦，内蕴于心而心烦，有扰其神则神变。舌为心之外候，火热熏蒸故出现黄中带黑。肾主骨，齿为骨之余，热入阴分故齿干。四肢为诸阳之本，阳热内归，故手足厥冷。热迸于心则苦热，而有去温就凉之象。论中三阳合病，口不仁而面垢，手足厥冷，可作互勘。肝开窍于目，目合属阴而开属阳，风火上走空窍，故目不交睫，俨然露出突中烟霞，实为泄热之一端。独以其热盛如焚之势，症当大渴引饮，而口竟不渴，脉当洪大有力而反无，此最令人炫惑者。盖明曜之气，屈伏不伸，外微热而具火内伏，故有是象。倘一动则火焰飞扬，亢龙有晦矣。非具肃杀之劲气无以消其暴，非擅水火之相交则无以导其机。两方交叉服用，分道扬镳，各专其成，此双清法也。恰三诊愈而如三伏象，何其巧耶！

案九　喑哑

喑哑之因于热者易愈，其势暴，其情急。苟能清肃金气而散其热，使治节得行而闭者开，金空则鸣，喉舌利而语声了了矣。余治此不少，而以患者陈氏为最著。陈氏年将半百，业油炸饼饵，红炉烈火，釜沸声喧，职掌不离，畴昔不戴口罩，毫无防范，一任烈气之攻冲，呼吸定息，感受在前。而上让油炸之

物，馨香可口，一再试尝，便婴音病。初觉喉舌干燥，继见音吐
不利，寖假而声嗄，气粗以喘，虽经多方调理，不特罔效，竟且
语言难出。诊时，手指足画，目语眉张，若哑羊僧，幸其亲属偕
来，得闻底。察其两之下，殷红特甚，毫毛色焦，舌上黄燥，断
为热淫所胜，肺气焦满。《内经》谓"诸气膹郁，皆属于肺"者
此也。主以麻杏甘石汤。盖皮毛为肺之合，卫外之气，浑然充于
一体，兹则玄府密闭，无隙以通其阳热，即无津液以泽其毫毛，
故焦枯。商声主西方之金，金受火克而声夺，迫于会厌则音哑。
肺开窍于鼻，热拥于肺，上攻而气喘，颊属于肺，热呈于外，故
颊红。方中麻黄通泄阳热而开皮毛，杏仁利肺气以主喘，石膏质
重而辛凉、肃清在里之热，炙甘草主持中土。俾诸药遂其升降启
闭之功，故其效至宏。一服如周昌期期，再服则语言流利，金声
不振矣。

编者按："得闻底"为粤俚语，为得知平素体质之意。喑哑
一症凡医多专治咽喉，马君返本还源从音声之源肺金着手论治，
深得因机证治之妙，其本《内经》推求，处仲师方药之理已自
释，自不待言。陈修园言"肺如钟、撞则鸣、风寒入、外撞鸣、
虚劳损、内撞鸣"，为无论内外因，若伤肺气与肺阴，则现咽痛、
语怯乃至喑哑等疾之意。以此推之，凡咽痛、语怯、喑哑当首关
乎肺。由马云衢、陈修园二君斯语可见熟谙仲师学说者，其临证
见解必超然于俗矣。

案十　大青龙汤证

论中麻黄用量之最者莫若大青龙汤，但必要去节，症之重者
当加外治法，其效乃宏。余曾照方令其去节外，复加鸡蛋清治
法，病方除却。该病之初起，为头痛寒热，不以为意。再冒风
雨，其头益痛，寒热益甚，无汗，转生烦躁，舌苔微黄，不渴，
气喘，频以手自抓其胸，座间如坐针毡，卧时如芒刺背，辗转无
或稍宁。此受风寒之搏束，皮毛密闭，郁蒸为热，热化太过，内

扰于心而心烦，现出无可奈何之象。风淫末疾，风胜则动。而手足躁扰，自顶至踵，其外廓全为风热所劫持，致令全体毛窍，无一隙可通达之余地，迫使娇嫩之脏真，上涌而作喘。幸在里阴之气，未为大亏。足滋于上而不渴，只露出微黄舌苔为热之端倪，与汗出后水火相离之烦躁，自有霄壤之别。虽一再以麻黄发表，石膏清里，无如卫气固闭，潜龙勿用。乃以鸡蛋清和糯米粉，调若团泥，在其胸前、背后、腰脊等处，慢慢搓之，于玄府中引出盈寸之粗毛，若剥茧抽丝，殊足骇人。旋而汗出溱溱，通体凉快，安然入睡。人之汗，以天地之雨名之。立说者，必曰飞龙在天，云行雨施，尽涤亢热之气象矣，夫岂无因。继以芍药甘草汤加丝瓜络、吉林参等及糜粥自养，痊愈。

编者按：马君谓"论中麻黄用量之最者莫若大青龙汤"，即《伤寒论》中麻黄用量最多的一方是大青龙汤之意。"于玄府中引出盈寸之粗毛……旋而汗出"意应为通毛窍而汗得出，但按马君说法之现象，笔者未得见证。又以天地云雨之象比释汗出机理，与陈伯坛、程祖培释义之法一致。"继以芍药甘草汤加丝瓜络、吉林参等及糜粥自养"与案六后转用法相类，可见马君治证后期重视养阴扶正、兼清余热，又暗合何梦瑶"余热可清"之法。足见岭南伤寒学派治学经验一脉相承。

案十一 五苓散证

马某伦，男，体健硕，因外出饱食归家，呕吐狼藉，旋而头痛寒热，心烦作渴，饮后复吐，气逆上冲，彻夜无眠，初服成药，继而延医，医迭更而病日甚，水药皆不能入口，坐卧不宁，历四五日，精神萎顿不堪。诊之，其气咻咻，舌上黄燥，腹微满，膀胱苦急，小便不利，脉浮，断其为水逆证。骸症寒热头痛，仍属太阳范围，气咻由于腹满，腹满由于小便不利，无非水气不能敷布所致。柯韵伯谓：邪水结于内，水饮拒于外，既不能外输于玄府，又不能上输于口舌，更不能下输于膀胱，此水逆之所由来云云。即以五苓散与之，无何，急足至，谓所服之药仍不纳，奈何？余悟此闻之五苓虽对，但属汤剂，汤，荡也，既为水逆，以水济水，安得不拒？即着将药研幼末，以白饮和服，由一钱而二三钱，服后令饮暖水以助其四布，如法以施，其气渐降，汗稍出，小便稍利，寒热暂退，表里之症俱除矣。散、散也，易散为汤，仍有未善，可见用药之灵变，有如此者。

编者按：病家见症与《伤寒论》第71条"……小便不利，微热消渴者，与五苓散"，第74条"……不解而烦，有表里证，渴欲饮水，水入则吐者，名曰水逆，五苓散主之"相类，属太阳蓄水证，以五苓散处之正合其治。然马君循惯例处之五苓散作汤方而不效，故论及虽处五苓对证，但改散作汤，剂型虽稍异，毫厘之差而至效信无灵。可见仲师昔日订方拟法之神妙。

案十二　宿食

某氏，体健，因恣食肥甘，饱食后工作，全身不适，胸腹尤甚，数日不大便，腹满而痛，数更医而病日剧，彻夜不能眠，诊时仰倚，形容憔悴，面赤而暗，气咻咻，视物不明，腹胀满，按之则痛剧，舌色黄燥，渴不多饮，有微热，午后热盛，脉弦而实，断为宿食所致。痹论谓饮食自倍，肠胃乃伤是也，即与大承气汤主之。大黄四钱，川朴八钱，枳实五钱，芒硝四钱，嘱其依法煎服。至下午不见泻下，乃着其照方再服。翌晨再诊，仍无大便，仅放屁数次，腹略见松，痛稍减。按其腹较软，仍以前方用川朴一两，大黄五钱，芒硝、枳实各五钱。服后腹中数有响声，入夜仍不泻下，知其宿食所积过甚，未能卒下，仍主前方效黎庇留治黄某舫法，用药渣半敷脐上，加冰片、甘遂末半敷谷道，并用猪胆汁加白醋灌入肛门，移时，腹中雷鸣，先下坚粪数枚、黑而韧，而溏便，下如胶漆。一下而身轻快，乃去外敷之药。越晨作诊则腹馁欲食，但倦怠殊甚，其面部及唇四白，已无晦色，舌润，视物了了，热退神清脉和。转与平胃散，着其糜粥自养而愈。

大承气汤仅云分温再服，又云得下余勿服，足见用法之慎重处。该症前后数服，且药量增加，导法与外敷以促其下通之门，始能奏效。阳明旺于申西，《伤寒论》谓面合赤色，其午后热盛及面赤而暗，已是阳明之见端，又谓腹满不减，减不足言，当下之；又谓腹满痛者，急下之，宜大承气汤，足见诸症已具，显然大下之条，视物不明，即《内经》谓"地气者冒明""邪害空窍"，脉弦而实，为唯一宿食之明微矣，故投剂而愈。

编者按："黎庇留治黄某舫法"实为治黄菊舫之次子舟恍（即腹痛载目峻下例）之案，应为笔误。黎君为马君之师，马君效法师之经验也。黎君之案已载于前，与此互相参照自知。

案十三　口眼㖞斜症一

梁某，女，62 岁，工厂职工。

一诊：1971 年 7 月 3 日。右眼㖞斜，流口水，四肢软倦，指、趾麻痹，晨起口干，舌黄白腻，脉迟，屡医未效。处方：云苓六钱，生龙骨五钱，生牡蛎六钱，生姜三钱，炙甘草三钱，桂枝四钱，白芍四钱，大枣四只，熟附子三钱，防风三钱。二剂。

二诊：1971 年 7 月 5 日。㖞斜已正，麻痹、口干减，趾仍冷。处方：照上方加五味子钱半。二剂。

1971 年 7 月 7 日再复诊，依法加减获愈，其后虽有加减，仅随变易。

案十四　口眼㖞斜症二

郑某，男，36 岁，农场职工。

一诊：1972 年 3 月 30 日。嘴向右歪，左眼不能闭合 4 日，发病前觉左耳后痛 6 日，无耳鸣，听力如常，耳无流脓史，无发热抽搐、偏瘫、失语、复视、牙痛等症，大便数日一次，小便正常。处方：柴胡四钱，钩藤四钱，防风三钱，丝瓜络四钱，生牡蛎六钱，大黄四钱，炙甘草一钱半，寒水石三钱，生石膏五钱，竹茹二钱。

二诊：1972年4月1日。嘴歪减，左耳后痛，舌淡，脉紧。处方：同上方再加云苓五钱，龙骨五钱，紫石英四钱。

4月6日、10日，如上方加减，16日再来诊，口眼㖞斜基本恢复正常。

案十五　口眼㖞斜症三

池某，男，9岁，小学生。

1972年5月2日初诊，病孩于去年10月21日右眼闭不合，右口角歪斜，经针灸好转，今年左眼闭不合，左口角歪斜，历经中西医各法施治无效。舌质淡红，苔薄白，脉弦紧。处方：柴胡三钱，生牡蛎三钱，滑石二钱，紫石英二钱，寒水石二钱，桑枝四钱，白石英二钱，大黄一钱半，钩藤三钱，生龙骨三钱，石膏二钱，炙甘草一钱。三剂。5月4、5、6日处方照上加减。

5月10日来诊，左口角上斜，双眼可闭合，照上方去桑枝易桂枝钱半。三剂。

5月15日吹气时只觉口角微有未正，患腹痛，寝、食、二便调。予丝瓜络二钱，龙骨三钱，炙甘草一钱，大黄一钱，白芍四钱，牡蛎三钱，桂枝钱，柴胡三钱，云苓四钱，葛根三钱。

5月17日药后溏便一次，食量增加，口眼㖞斜已基本正常，寝安，舌质红，苔黄薄，脉弦。处方：瓜蒌根三钱，柴胡三钱，龙骨三钱，牡蛎三钱，紫石一钱半，桂枝一钱，寒水石一钱半，炙甘草一钱，钩藤二钱，白石英一钱半，云苓三钱。

马云衢按：口眼㖞斜症，中医古籍早有记载。"卒口僻，急者目不合，热则筋纵，目不开"，"颊筋有寒，则急引颊移口"，"足阳明与太阳之筋急则口目为僻，眦急不能正视，贼邪不泻，或左或右，邪气反缓，正气即急，正气引邪，㖞僻不遂"。按本病由于血液既亏，内风易动，寒热交乘，缓急失其平衡，故形成㖞僻。第一例（案十三）属风寒，其症状脉象显而易见，故用附、桂壮阳，芍、草维阴，姜、枣和胃，龙、牡镇虚，防风、钩藤祛风，合而调之，具有祛邪镇痉扶正之力。第二、三例（案十四、案十五）属风热，脉证自别，故用石膏、柴、芍、桑枝清热养阴，大黄荡涤风火，舒筋络以丝瓜络、竹茹，入心肾以紫石英、寒水石，合龙、牡以敛分弛之浮动，炙甘草和中，使风热息而归正。其异同方治，从辨证始。

九、何汝湛

医案五则

案一 肾炎一

陈某，男，35岁，农民。1984年9月27日初诊。

患者于上月中旬起病，晨起见颜面浮肿，日尿量800～1000mL，身倦乏力，偶有咳嗽、心悸。即到某医院诊治。查尿常规：蛋白（＋＋＋），白细胞（3～4），红细胞（1～2），颗粒管型（1～2）。血常规：白细胞10300/mm^3，杆状核细胞2%，中性粒细胞比例79%，淋巴细胞比例15%，伊红4%。红细胞310万/mm^3，血红蛋白9.5克%。血清白蛋白1.8克%，球蛋白2.6克%。诊为慢性肾小球肾炎。经用昆明山海棠、速尿、激素等治疗未效。诊时见全身浮肿，面色暗晦，体倦乏力，腰酸，腹胀，纳欠佳，舌淡苔白，脉细。

证属脾肾两虚，水湿浸渍。处以补肾行气利小便方药：桑寄生、金狗脊各24克，怀牛膝、黄芪、枳壳各12克，川厚朴10克，桑白皮、车前子、白茅根各15克。服药14剂，尿量增多，浮肿减轻，但尿蛋白未见好转。10月11日因患感冒，咳嗽、气促、心悸，全身浮肿加重，日尿量约500mL。化验尿素氮23毫克%，非蛋白氮53毫克%。查咽充血明显，咽后壁滤泡增生，针对结合治疗咽喉炎症，处以滑石、土牛膝各24克，桔梗10克，紫地丁、玄参、车前子各 15 克，大腹皮、佛手、枳壳各 12 克，金钱草 30 克。服药 7 剂，症状明显改善，尿蛋白减少至（＋）。

继以上方加减调治 2 个月，尿检：蛋白、管型均阴性，白细胞（0～1），红细胞（0～1）。血清白蛋白 3.67 克％，球蛋白 3.33 克％，尿素氮 9.3 毫克％。水肿消退，肾功能基本恢复正常。

案二　肾炎二

潘某，女，35 岁。1985 年 1 月 23 日初诊。

患者自 1984 年 10 月妊娠并见全身浮肿、尿少。经市某医院诊断为慢性肾小球肾炎，住院治疗 1 个月。服中药和地塞米松、潘生丁、氢氯噻嗪等，尿量增加，浮肿减轻而出院，但尿常规仍见蛋白（＋＋＋＋），管型（10～15），红细胞（2～5），白细胞（2～3）。全身轻度浮肿，小便量每日 1200mL，腹胀、胃纳欠佳，大便溏每日 2～3 次。咽喉有异物感，查咽后壁滤泡增生明显，扁桃体无肿大。舌质淡、苔白，脉弦滑。

证属脾肾两虚、湿重热轻。治以健脾补肾、利水祛湿。处方：党参、金狗脊、猪苓各 24 克，车前子 15 克，金钱草、桑寄生、生薏苡仁各 30 克、牛蒡子 10 克，桔梗、佛手、茯苓、枳壳各 12 克。停服西药，激素逐渐减量至停用，以上方加减服药 3 个月，查尿常规蛋白（±），管型阴性，红细胞（0～3），白细胞（0～5）。查咽后壁滤泡增生不明显，咽异物感消失，浮肿消退，继续服药以巩固疗效。

案三　肝炎

周某，男，7 岁。1984 年 11 月 27 日初诊。患儿于 1984 年 6 月体检时发现谷丙转氨酶 260 单位，HAA（乙肝病毒抗原）阳性。

曾在当地卫生院诊为慢性迁延性肝炎，并服用云芝肝泰、联苯双酯及中药治疗 5 个多月，未见明显好转。11 月化验肝功能，谷丙转氨酶280单位，HAA阳性。患儿无任何自觉症状，查扁桃体肿大（++）。咽充血，肝脾肋下未扪及，舌边尖红、苔薄黄，脉弦细。

证属肝胆郁热，治以疏肝清热利咽喉。处方：白芍15克，川楝子、山栀子、丹皮、郁金各6克，鸡骨草18克，玄参、牛蒡子、夏枯草各9克，金银花、旱莲草各12克。以此方加减调治2个月，复查肝功能，谷丙转氨酶100单位以下，HAA阴性。查扁桃体肿大（+），咽未见充血。一个月后复查肝功能，谷丙转氨酶100单位以下，HAA阴性。其他各项也正常。

李颂华等按：何汝湛老师擅治肾炎、肝炎，尤以治肾炎见长。何老师在治疗肾炎、肝炎中，注重诊察咽喉，指导治疗用药。

临床上部分慢性咽喉炎、扁桃体炎患者局部常无疼痛或灼热感觉，只有微感喉痒不适，甚至不出现咽喉症状，往往容易被忽视。同时，这类患者的阴虚症状常不明显，如口虽干而不多饮，舌边尖不红，脉不现细数等。但只要见到咽喉部有炎症存在，往往以清利咽喉、养阴之法治之，常能收到满意效果。对于这类患者，诊察咽喉指导临床用药时可不受常法辨证限制。

对于肾炎的治疗，咽喉并发感染对病情的影响是很大的。由于咽喉感染病灶的存在，且热淫于内与水湿互结，使本来属于阳虚或阴虚的证候易转化为热毒证，只要咽喉炎症存在，清热利湿解毒常贯穿于治疗的全过程。此外还必须指出的是，部分慢性肾炎患者临床常呈现一派似脾肾阳虚征象，如面色㿠白、形寒肢冷、神倦、浮肿、舌苔薄白、脉沉细等。但一经诊察咽喉，见充血炎症者，治又非温补脾肾所宜，而只能以清利咽喉、养阴利尿为主。若要治以温补，必是咽喉没有炎症方可投药，否则后患无穷，可招致病情的恶化和尿检指标的迅速加重，这类患者在临床上很常见，这是由于忽略对咽喉的察诊误治造成的，应特别注意。

慢性肝炎（包括HAA阳性者）临床上往往有胁痛、肝大、口苦口干、心烦尿赤，并伴有咽喉炎症等长期存在，这些都是湿热毒邪残留的见证。在临床上还有一些无自觉症状而肝功能异常的慢性肝炎或 HAA 阳性的"无症状携带者"，这部分患者特别是小儿，主要表现为慢性扁桃体炎或咽喉炎，当这些慢性炎症存在时，肝功能往往也很难恢复正常，HAA 阳性也很难转阴。上述两种情况都是湿热毒邪缠绵难去和蔓延流注造成的，治疗时必须除湿解毒务尽，方能提高疗效。

咽喉炎症使机体免疫功能异常，与肾炎、肝炎的发生发展有着密切关系。根据"有诸内，必形诸外"的道理，强调诊察咽喉炎症变化是治疗肾炎、肝炎指导用药的重要依据，只要咽喉炎症存在，清利湿毒法就要贯穿治疗的全过程。如此既能消除咽喉炎症，又能恢复和提高机体免疫功能，既治标又治本，以达到治疗肾炎、肝炎的目的。

案四　乳糜尿一

毕某，女，40 岁，工人，1986 年 12 月 30 日初诊。

患者于 1985 年 11 月间无明显诱因出现晨尿白浊，查乳糜尿试验阳性，服"灭滴灵"治愈。1986 年 9 月复发，晨尿和午睡后尿浊如牛乳，再度服"灭滴灵"未效。查淋巴造影显示胸导管阻塞。刻诊：面色略苍白，下肢微肿，尿量 1000mL，大便每日 1 次，尿检蛋白（+++），红细胞（++），白细胞 1～4，上皮细胞（+），乳糜尿试验阳性，舌暗红、齿印、苔白腻，脉沉。证属湿浊瘀阻，先以排浊为务。处方：射干、木防己各 15 克，怀牛膝、桑寄生各 30 克，狗脊 20 克，威灵仙、台乌各 10 克，瞿麦、猪苓、荔枝核各 24 克，小茴香 5 克，车前子、泽泻各 18 克，4 剂。

1987 年 1 月 4 日复诊：尿浊如前，时有腰酸，尿检蛋白（+++），红细胞（++），乳糜尿试验阳性，舌暗、苔白齿印，脉弦。气虚湿阻，宜益气排浊。处方：黄芪、党参、射干、车前子、旱莲草、白芍、金樱子各 15 克，生牡蛎、金钱草各 30 克，猪苓、怀牛膝各 24 克，木防己 12 克，七剂。

1 月 9 日三诊：尿浊减，尿液略呈青绿色，双下肢仍有轻度浮肿，时有腰酸，舌暗红、苔薄黄，脉沉细。益气排浊，兼以养肾。处方：桑寄生、牡蛎、益母草、荠菜各 30 克，猪苓 24 克，狗脊、泽泻、金樱子各 19 克，莲须 9 克，黄芪、党参、白芍各 15 克，7 剂。

1 月 16 日四诊：服药 18 剂，尿转清，是日尿检蛋白（+），红细胞（0～2），白细胞（1～4），乳糜尿试验阴性。两日来腹痛，大便泄泻，日 3～4 次，舌苔白，脉缓。急则治标，应调理胃肠为主，兼以清泄尿路未尽之瘀积。处方：大腹皮、木棉花、猪苓各 24 克，香附、枳壳、秦皮、车前子各 12 克，泽泻 15 克，藿香、橘皮各 6 克，益母草、荠菜各 30 克，4 剂。

1 月 20 日五诊：腹痛已愈，大便正常，食增，小便略浊，间有腰痛，舌暗红，尖边齿印、苔白，脉弦。予通补兼施。处方：猪苓 24 克，泽泻、射干、黄芪、党参、金樱子各 15 克，佛手、枳壳各 12 克，益母草、荠菜、生牡蛎各 30 克，莲须 9 克，7 剂。

1 月 27 日六诊：尿清，双足肿消，尿检正常，乳糜尿试验阴性。唯觉腰酸，余无所苦。遂以益气固肾之剂调理 1 个月，并嘱服用黄芪煲生鱼佐膳。8 个月后随访，小便正常，面色红润。

案五 乳糜尿二

张某，男，52 岁，干部，1986 年 6 月 14 日入院。

患者于 1971 年寄生虫病普查中发现丝虫病，服"海群生"治愈。1980 年感冒发现肉眼血尿伴小便白浊，并有尿道热痛，排尿不畅，送中山大学附属第一医院确诊为丝虫病，乳糜血尿，经 1 个月治疗好转出院。此后常于每年夏天复发乳糜尿，用前方法治疗未效，遂于 1983 年在中山大学附属第一医院行腹股沟淋巴吻合术，症状消失。一年后发病如初，屡治不愈。近年来病情加重，尿检蛋白（+++～++++），红细胞（++++），以丝虫病、乳糜血尿收住院治疗。住院期间发现同时患有冠心病心肌劳损，经用补中益气、固肾摄精及清热化湿中药配合辅酶A（COA）、肌苷等治疗95日，尿检如前，出院就诊于何汝湛教授。

9月17日初诊：症见形神疲倦，时有心悸，腰酸耳鸣，听力下降。纳一般，大便正常，尿液混浊，舌暗、苔微黄，脉虚。尿检蛋白（+++），红细胞（+++），白细胞（+），乳糜尿试验阳性，血胆固醇164毫克，甘油140.6毫克，β－脂蛋白383毫克，心电图示左心肌劳损。精血久耗，元气大伤，遂予益气利尿、固精摄血之剂：黄芪、党参、藕节各24克，益母草、荠菜、猪苓各30克，莲须9克，泽泻、金樱子各18克，佛手、枳壳各12克，覆盆子、杜仲各15克。7剂。

9月26日复诊：尿中混浊物减少，余症如前。舌红、苔微黄浊，脉弦细，仍宗上法，续服7剂：益母草、荠菜、桑寄生各30克，猪苓24克，泽泻、黄芪、党参、菟丝子、金樱子各18克，莲须9克，覆盆子、杜仲各15克，白术、台乌各12克。服完7剂，患者照方续服7剂，共服药14剂。

10月10日三诊：服完上药后尿道微感刺痛，舌红、苔黄，脉微细。知补药滞邪，遂减补益之品，加重消利之药，处方：益母草30克，金钱草、牡蛎各45克，怀牛膝、猪苓、黄芪、党参各24克，车前子、泽泻、金樱子各18克，覆盆子15克，莲须9克。7剂。药后尿转清，但觉心悸，舌暗红，苔黄，脉弦细。效不更方，照方加白术、台乌各12克，续服七剂。

10月24日四诊：经治月余，尿检正常、乳糜尿试验阴性。唯觉时有心跳气促、腰重坠，舌红、苔白厚，脉细滑。遂与生脉散合养阴固肾、益气健脾之剂调治月余，并嘱用黄芪生鱼汤佐膳。一年后随访，面色红润，体力增加，小便正常。病未复发。

王雪玲按：乳糜尿属中医膏淋。由于胸导管或乳糜池阻塞，由肠道吸收的乳糜液不能顺利地经胸导管流入下腔静脉，而瘀积于腹部及泌尿系的淋巴管内，当淋巴管曲张破裂时，乳糜液进入尿中而成乳糜尿。本病之治疗，初期宜疏通瘀积之淋巴通路，次则应修复破裂的淋巴管。乳糜尿案一病程短，正虚不著，先用射干、瞿麦、猪苓、泽泻、牛膝、车前子等排浊，利尿可以清除既往瘀积之乳糜蛋白，疏通壅滞之淋巴通路。一俟尿液有转清之机，则宜通补兼施，益母草、荠菜通利小便之中，更兼活血祛瘀、养阴止血，可宣泄渗入尿路之淋巴液而无伤正之弊；党参、黄芪补气生肌，以修复破裂的淋巴管，此与外科治疮疡久不收口之用黄芪补托生肌之意相同。直至尿检正常之后，还需用补托生肌、健神固肾之法调理以巩固疗效，尤其配合食疗，不失为简便廉之法。乳糜尿案二患者病已数载，屡用清利或固摄罔效。便径用通补兼施，于渗利之中，略加养正之品。因湿浊瘀积未能疏通，补过其所，最易留邪，正气已虚，非益气养肾，无以助正。故用参、芪、金樱子、莲须之属轻补，用益母草、荠菜、猪苓、泽泻之品轻利。俟病情稳定、尿液转清之后，再施以补气生肌、健脾固肾之法以善其后。

医论五则

论一　谈谈《金匮要略》的学习

《金匮要略》是中医经典著作之一，原与《伤寒论》合编，名为《伤寒杂病论》，为东汉张仲景所著。全书共分二十五篇，论述四十多种内科病，亦有外科病和妇产科病、杂疗方等。每一种病都以脉因证治为纲领。条文既不专言脉，又不单论论，有的脉证并举、脉因同谈、证治齐叙、证因共详，同时条文上下倒置、杂乱无章，因而要看清它的轮廓面貌，并不是毫无困难的。特别是较少接触古典医籍的初学者，会感到很多难以理解之处。如运用分析、综合、对比的方法，按照每篇的特点，疾病的成因、脉证、治法、禁忌、预后等，将条文分类编排，在不失原书精神的前提下，将其系统化，可初步认识每个疾病的概念，便于学习和掌握基本内容。唯对条文归类，应该尽量保持原文，不能过于割裂，否则有顾此失彼之弊。现将我在学习中的几点体会分述如下。

一、病名与字句

古代对疾病命名多以证名病，如痉、咳嗽、上气、心痛、短气、腹满、小便不利、惊、悸、吐、衄、下、血、呕吐、哕等证，实际都是用一个症状来名病。这说明中医的特点是以辨证为主，以证律病，不同于西医的以病赅证。中医从证候和脉舌来观察疾病在不同阶段所表现的不同情况，以确定治疗方针。书中有的病名是古代病名，和近代不同。例如百合、狐惑、阴阳毒病，今天很难想象它是现代的什么病。可能是古代多有、近代少见的病，也可能是因古代和近代的名称不同，由于沿用近代病名，对古代病名渐渐生疏。所以在学习时，一定要有辩证唯物和历史唯物的观点，经过多方面的检验观察，才能证实。这是中医与西医两个不同理论体系各自独具的特点之一。

同时，对条文字句不能死抠字眼。本书第三篇百合病有说："每溺时头痛者，六十日乃愈；若溺时头不痛，淅然者，四十日愈；若溺快然，但头眩者，二十日愈。"第四篇疟病又说："病疟以月一日发，当以十五日愈，设不瘥，当月尽解。"又第十五篇黄疸病说："黄疸之病，当以十八日为期，治之十日以上瘥，反剧为难治。"这里所提出的具体日数，只不过是结合气候和经气所旺，以及正气强弱，作出的估计。临床观察，并不一定符合上述日数，学习时必须灵活看待，不能拘执，否则将会脱离实际。又如书内各篇有提到"难治"与"不治"，"可治"与"不可治"，"易治"和"即死"的字句，从字义来说，"可治"与"难治"指这病尚可图治，唯治愈较困难；"不治"和"死证"是指这病危在旦夕，医药无能为力。

其实，这类文字都有片面性和主观性，只能作为警惕之句来看待。因为医学是随时代进展的，古代认为的不治之证，今天或有治法，并非无法可治。"自愈"之说亦不是等待其病自愈，而应该采取早期治疗，使病能速愈。

二、古代文法与字义

汉代文法，词句精练，意义深远。在本书里常运用省文、倒装、借宾定主等笔法来论述病证。如痉病篇内关于刚痉和柔痉的两条条文，仅将不同表证叙述，未有说明痉病主证。其实用一"痉"字即已概括痉病的应有脉证，属于省文。其他如百合病、胸痹病、宿食病、黄疸病等各篇，均有同样笔法出现。在叙证方面，如水气病篇之风水外证，不言胕肿，正水外证，不言腹满，其实风水、正水都有此症，所以不言者，亦是省文。又有倒装笔法，如痉病篇说："痉病有灸疮，难治。"因本篇所论者以痉病为主，所以先提痉病，而将灸疮排于后。实则是先患灸疮，因伤口感染而致痉，这是用倒装笔法叙述。至于借宾定主笔法较为常见。如消渴病篇引用《伤寒论》厥阴病提纲、阳明病胃热伤津的白虎加人参汤、水热互结的猪苓汤，皆有消渴症状，从而作为病与证的对比。又如在黄疸病篇提出虚劳发黄的小建中汤、燥热萎黄的猪膏发煎，用以作为黄证与黄疸的鉴别。其余在各病的脉证中，常举出同中见异的分析，都是用借宾定主的笔法来说明问题。

汤方中有主某方、与某方、可与某方、宜某方、某方亦主之等不同字样。这些不同措辞是有不同含义的。例如某方主某证，即说明某方是某证的主方，非某证不能用某方，故说"主之"。与某方的"与"字为送与之意。较"主之"已次一层，辞意比较松动。至于"可与"两字，更是灵活之辞，说明能否给此方，还要在临证时加以斟酌。宜某方的"宜"字则表示此方固宜该证，但如另立一方亦未尝不可，显示不指主方而言。某方亦主之句，即因为主证有虚实、轻重、兼夹的不同，所以用两主方，故说"亦主之"。以上所述文法和字义，必先深切理解，才能掌握全书精神。

三、各篇相互对照

有关篇与篇之间的内容，常有连贯性和共同性，必须相互结合，两相对照，才能得出辨证真义。如水气病篇的五脏之水，应与痰饮病篇的水在五脏联合参看，方知此为水、彼为饮，两者皆同类而异名，乃人体内不正常的液体停留而为患，若水饮停留于局部致病的称为痰饮，泛滥于全身而引起病变的则称为水气。但两者都是水，故此有些治疗方剂是可通用的。

又如痰饮病篇的咳嗽与肺痿肺痈咳嗽上气病篇的咳嗽，同是肺部疾患。但痰饮由水饮引起，而咳嗽上气证则有因风水、有因火逆、有因痰浊。从而了解到咳嗽一症就有许多致病因素，临床必须针对不同病因和症状，施以不同的治疗。余如湿病篇所述的风湿证与历节病由于风湿引起者，虽病邪相同，但治法各异。百合病与妇人脏躁证，皆表邪为精神失常，同属情志之病，也应该联系起来研究，进行比较区别。这样对临床实践可有较大帮助。

四、采用旁证方法

本书原系简略节本，历经战乱散失，又从蠹简中检出，虫鼠剥蚀，有的部分已失去本来面目。所以篇内叙述，详略参差，或有或无。其中有病原不详的、证候过简的、治法未备的，既不具体，也有难于理解之处，故必须采用旁证方法。学者可从汉以后、宋以前各医籍中，如《脉经》《肘后备急方》《诸病源候论》《备急千金要方》《外台秘要》等书参考校勘，以补充书内所不及。例如百合狐惑阴阳毒病篇中，关于阴阳毒病未有提出脉象，而且叙证较简。这三种病的病原是什么？是初感染还是后遗症？本篇未有指出。若考《诸病源候论》《备急千金要方》《外台秘要》诸书，则可有所裨益。如百合病，《备急千金要方》谓伤寒大病后不平复，变成斯证。狐惑病，《备急千金要方》《诸病源候论》谓为温毒气使然。阴阳毒病，则云伤寒初起，或五六日至十日变成。阳毒脉浮大数，阴毒脉沉细紧数等均有详叙，可释疑团。又如湿病头中寒湿，有身疼发热、面黄而喘，头痛鼻塞而烦等症，治宜纳药鼻中。用什么药外治呢？本篇未有说明。考《备急千金要方》治疗鼻不利，鼻塞气息不通者共有八方，其中外治占六方，足供参考选用。其他与本书相同的病，对于疾病成因、脉证、治疗等都有较新的和详尽的记述，相互考证，取长补短，从而可了解疾病的具体问题。

五、从证测药，从药测证

在各病证治中，有只详于论证而略于方药的，必须用从证测药之法，求出方治。如肺痿病的成因脉证叙述很详，但不出方治。本病成因是津亏热盛，有脉虚数、咳嗽、吐涎沫等症，若以对证下药而论，当用生津润燥、降逆除痰之法。结合篇内咳嗽上气条有治火逆的麦门冬汤，分析药物组成，有生津降逆除痰作用，可治此病。又如淋病篇中只提出一般证候和治疗禁忌两条，对发病原因和方药不详。但本病与小便不利症同属肾与膀胱疾患，其成因亦有相同之处，故可在治小便不利方中选择使用。至于水气病与痰饮病，两者都是同源异流，但痰饮病篇论述痰饮方治颇为具体，而水气病篇则只提出发汗、利尿、下水等治法，有关逐水方剂，可在痰饮病篇中求之。又有只出方治而略于证候的，应用从药测证之法，推求证候。如百合病篇有"百合病发汗后者，百合知母汤主之""百合病下之后者，滑石代赭汤主之""百合病吐之后者，用后方（百合鸡子黄汤）主之"。三条只出方治而证候不详。百合病由于阴虚内热，本不应用汗、吐，下三法，若误用此法，其病情变化怎样？证候怎样？条文未有指出。误汗后治用百合、知母两药，其作用是清热润燥，因而推想到误汗伤阴，则变热变燥，可有发热、口燥而渴等症。误下后用百合、滑石、代赭石三药，从药效来看，有养阴清热、利尿涩便之功，可知误下伤阴，热邪下陷，当有大便溏泄、小便不利等症。误吐后，百合、鸡子黄两味合用，有润燥除烦之效，从而测知误吐损害胃中津气，致胃气不和，可有虚烦、失眠等证候。通过这两种方法，在证候方药各有不全的情况下，反复推求，深入钻研，常能领悟条文意义，解决许多疑点、难点。

毛主席说："中国医药学是一个伟大的宝库，应当努力发掘，加以提高。"我们对待中医学遗产，特别是古代经典著作，应该采取取其精华、弃其糟粕的正确态度，方能做到古为今用，既有继承、又有发展创新，这是今后学习的努力方向。

论二　对修编《金匮要略》讲义的浅见

中医古籍，最早见于《内经》和《难经》。汉代张仲景继承二者理论，进一步发展于临床，著有《伤寒论》和《金匮要略》两书，论述每个病证，必有理、法、方、药，奠定辨证施治基础，为后世医者必读之书。

新中国成立三十余年来，仲景著作在教学上时兴时衰。自党的中医政策颁布，全国成立五大中医学院，1956年第一次修编五院教材会议，认为《金匮要略》书内大部分病证，与内科病名相同，可编入内科讲授，而不另编《金匮要略》教材。后在内科教材中，有关《金匮要略》内容，编入很少。因此，各学院对于《金匮要略》的讲授，皆是自编自讲，未能统一。至1963年第二次修编全国统一教材，才编《金匮讲义》。但因出版较迟，有许多学者未得到阅读。迨至"文化大革命"初期，"破四旧、立四新"，仲景著作被暂放入古书堆里废弃不读。后期虽复兴起，仲景著作被列入中医基本理论范围内，但仅节选部分条文，名为"选读"。这对仲景所著的《伤寒论》和《金匮要略》两书未完全理解，以为古代医籍属于理论基础，而不深究两书内容实质，每个病证都有理法方药存在，具备指导实践，为临床治病的基本方针，论理应属临床范围。

1980年，《金匮选读》试用教材发行，不按照各篇原来节数顺序编译，而将各节数字重新排列。后学者查考各注家核对条文数字不符，造成不必要的困难。对于节数保留，历代各注家都是依照原文，未有偏废，不应随意更改。还有各篇条文，有的是论述发病原因，有些是论述证候或脉象，编者不深究这些条文论述，在辨证上有密切关系，或有费解之处，便择去而编入"附录"，使学者不知这些病证从何而来。例如书内第二篇论述痉病第四条说："太阳病，发汗太多，因致痉。"五条又说："夫风病下之则痉，复发汗，必拘急。"第六条又说："疮家虽身疼痛，不可发汗，汗出则痉。"这三条不仅说明误汗、误下致痉问题，而且主要说明痉证的发病原因。因为痉是筋脉拘挛，若筋脉失去津和血的濡养，即发生拘急，误汗和误下，是能消耗津和血的。可知痉病发生，内因是津血损耗、筋脉失养，外因是感受风和寒邪，阻碍经络气血流通，才配合在治疗上使用瓜蒌根和葛根的药物，与急下存阴之法。否则，治疗因寒邪所致的刚痉，为什么不用麻黄汤而用葛根汤？因风邪所致的柔痉，为什么不仅用桂枝汤而加瓜蒌根？这是很难自圆其说的。又加第十四水气病篇第六节说："趺阳脉当伏，今反紧，本自有寒，疝瘕，腹中痛，医反下之，下之即胸满短气。"第七节说："趺阳脉当伏，今反紧，本自有热，消谷，小便数，今反不利，此欲作水。"第八节说："寸口脉浮而迟，浮脉则热，迟脉则潜，热潜相搏，名曰沉。趺阳脉浮而数，浮数即热，数脉即止，热止相搏，名曰伏。沉伏相搏，名曰水。沉则脉络虚，伏则小便难，虚难相搏，水走皮肤，即为水矣。"第九节说："寸口脉弦而紧，弦则卫气不行，即恶寒，水不沾流，走于肠间。少阴脉紧而沉，紧则为痛，沉则为水，小便则难。"这四节从寸口、趺阳、少阴三部脉理，说明肺脾肾三脏气化功能失调，为水气病发生的原因。若将六、七、八节论述趺阳脉编为"附录"不释，即删去脾胃与水气病关系，与篇内皮水证与里水证怎样辨证分析？《金匮》痰饮病与水气病方子，从脾胃论治亦不少，怎能将趺阳脉以候脾胃删去呢？汉代文字音简意赅，由于流传年代悠远，曾一度散失。后至宋人从蠹简检出。其中由于虫鼠剥蚀，辗转传抄，条文错误或脱简，在所难免。这不是作者之咎，而是历史流传问题。我们负有继承发扬祖国医学遗产的责任，整理古代医籍，大家都知"取其精华，弃其糟粕"，但从实践中如何分析精华与糟粕？有时亦很难辨别，所以不能过于武断。如《金匮选读》试用教材，只选择有证有方的条文编入，而对于发病原因或辨证理论的条文，则编为"附录"不释，是否这些条文就是糟粕？还是认为选择条文应切合实际，则学者就能掌握使用，而不知临床治病，首先就是辨证。若将证候辨别不清，每致误治。故书内往往提出误治变证，其意义就在于此。在编印中，对于各篇条文和每节数字应该尽量保留，其中有些错误或脱略，亦应加以说明，才不失每个病证的概念，使学者了解全面，无顾此彼之弊。

现中医各班级考试，均以四大经典著作为主。其中《金匮要略》一科最为难学。为培养人才，提高医学水平起见，建议学会诸贤，共同修订完整而有实用之本，俾学者有所遵循，不胜殷切期望之至。

论三　怎样学习《金匮要略》原著

《金匮要略》由汉代张仲景所著，他继承《内经》和《难经》的理论基础，并首创辨证施治。书中每个病证都有理、法、方、药，而且内容覆盖内、外科和妇科，实为指导临床不可缺少之典籍，故列为中医四大经典著作之一。

本书特点：认为人是统一整体，内有五脏六腑，外有皮肉筋骨脉，而沟通表里，连接上下，则有赖于十二经脉，三百六十五络，故以脏腑经络为辨证中心。依据天人相应的整体观，认为人与自然有密切关系，人不能离开自然而独立生存，必须适应自然界气候变化，才能生长发育，但四时气候的变化，有正常规律，如春温、夏热、秋凉、冬寒，假若气候之至，有太过或不及，即客气邪风，令人感而生病。从有诸内必形诸外之理，病证的产生，主要因为整体关系受到破坏，即五脏元真失于通畅，抗病力不强，然后外邪乘虚侵入，所以本书所论病因，以正虚为内因，一切病邪为外因。

脏有阴阳，腑行气血，经络是营卫往来的途径。症状的发生，或由阴阳不能协调，或由营卫气血不足，以脏腑经络失调为病机，结合四诊八纲，这些作为辨证论治的理论基础。但脉象和证候是错综复杂的，每个病中，有与他病相同的脉证，也有特异的脉证，常易混淆，复杂难辨，故必须数病合篇，相互对比，相互鉴别，才显出同中有异，从异处找到主要脉证，这是临床辨证的关键。至于治法，除多数病有治疗原则外，表里同病治分缓急先后，痼疾加卒病，先治卒病，并以一方而治数病，一病而用数方，体现了异病同治，同病异治，在临床治病立法的灵活性。在方剂中有分汤剂、丸剂、散剂、酒剂、外敷药、洗药、坐盆药等，并对煎药和服药方法，服后反应，都有详细叙述。

本书文辞古奥，意义深长，对各篇中一字一句，必须深入钻研，理解清楚，尤其对于古代文法亦要熟识，例如痉病篇条文，仅提出一"痉"字，已包括痉病的主脉主证在内，这是省文法。

各篇有些条文是脉证并举，脉因同谈，证治齐叙，证因共详，故依据每篇特点，按疾病成因，辨证（主证主脉和脉与证鉴别）、治疗（治法治则和证治分型）、禁忌、预后等，将条文分类编排（但以一条或一段为准，不可过于割裂，否则有失原意），通过系统整理，易于掌握疾病的病因病理，辨证分析，分型施治，立法用方，从而运用到临床治病中去。

本书原是简略节本，据历史流传曾经散失数百年，至宋代从蠹简检出，虫鼠剥蚀，传抄脱略，在所难免，所以篇内叙述，详略参差，其中有病原不详的，证候过简的，治方未备的，既不具体，也有难于理解之处，故必须采用旁证方法，可从汉代以后宋代以前各医籍中，如《脉经》《肘后备急方》《诸病源候论》《备急千金要方》《外台秘要》等书，参考校勘，以补充本书叙述有些未详述之处。在各病证治中，有仅详于论证，而略于方治的，必须用从证测药之法，求出方治，如肺痿未有出方，可用咳嗽上气条麦门冬汤；淋病未出方，可在治小便不利各方中选用。又有些条文只出方治，而证候不详的，必须运用从药测证之法，推出证候。

有关篇与篇的内容，常有连贯性和共通性，必须相互结合，互相对照，可得出辨证施治真义，如痰饮病篇的水在五脏，与水气篇的五脏水，联合参看，可知彼为饮，此为水，饮则停留于人体局部，水则泛滥全身，但在治疗上可有共通性，如水气病篇有提出下水法，唯未有出方，若在治痰饮病各方中求之，则有数方，如十枣汤、甘遂半夏汤、己椒苈黄丸等可以通用。余如脏腑经络先后病篇有些条文与下文各篇有联系，学习时应相互印证，融会贯通。

论四 《金匮要略·肺痿肺痈咳嗽上气病脉证并治》肺中冷条的辨析

《金匮要略·肺痿肺痈咳嗽上气病脉证并治》原文第五条说："肺痿吐涎沫而不咳者，其人不渴，必遗尿，小便数，所以然者，以上虚不能制下故也。此为肺中冷，必眩，多涎唾，甘草干姜汤以温之。若服汤已渴者，属消渴。"本篇原文第一条说："热在上焦者，因咳为肺痿。肺痿之病，从何得之？师曰：或从汗出，或从呕吐，或从消渴，小便利数，或从便难，又被快药下利，重亡津液，故得之。曰：寸口脉数，其人咳，口中反有浊唾涎沫者何？师曰：为肺痿之病。"对于肺中冷这一条原文的理解，古今文献多歧义。有人认为这一条属于虚寒肺痿，并认为"如病人素体阳虚，或治疗失当，病程经久，亦可由阴虚及阳而转变为虚寒肺痿"（《金匮要略选读》）。

何汝湛认为，原文第一条论述了肺痿的主证：寸口脉数、咳嗽、吐浊唾涎沫，可用下文第十条的麦门冬汤治疗，原文第五条只有吐涎沫而没有咳嗽的主证，不属于肺痿，而属于肺中冷，还伴有不渴、遗尿、小便数、头眩、多涎唾等症状，用甘草干姜汤治疗。

或问：原文第五条开首有"肺痿"二字，为何不属肺痿？何汝湛认为这是《金匮要略》的写作方法。因肺痿与肺中冷都有吐涎沫一症，寒与热须鉴别，故开首先提"肺痿"。肺中冷虽有与肺痿相同的症状，但毕竟不具备肺痿主证，仲景恐人误会为肺痿，明确下了"此为肺中冷"的断语。"此"是代词，代替本条的症状。本篇第一条和《金匮要略·五脏风寒积聚病脉证并治》第十九条都提到"热在上焦者，因咳为肺痿"，可知肺痿的成因应是热。热之来由，或从误汗、误吐、误下，或从消渴病转归，重亡津液而得。肺中冷的成因则是上焦气虚，肺中寒冷，上虚不能制下。从主证来说，肺痿主要的症状应有咳嗽。如果只有吐涎沫而没有咳嗽的症状，就不能诊断为肺痿病。肺中冷条有"吐涎沫"而没有咳，当不属肺痿。吐涎沫一症在多种病症中均可发生：例如本篇肺痈病的唾浊沫，本篇咳逆上气证的时时吐浊；"五脏风寒积聚病脉证并治"的肺中寒吐浊涕；"痰饮咳嗽病脉证并治篇"的水在肺吐涎沫，同篇瘦人脐下有悸吐涎沫；"妇人杂病脉证并治"的妇人吐涎沫，等等。治肺痿宜养阴清热补气，可用麦门冬汤。治肺中冷则当温中为主。其人有吐涎沫、不咳、不渴、遗尿、小便数、头眩等症，皆因"上虚不能制下"之故，宜用甘草干姜汤。

综上所述，《金匮要略·肺痿肺痈咳嗽上气病脉证并治》第五条所叙之"肺中冷"条原文不应属肺痿，应属肺中冷。

论五　略论《金匮要略》的特点

　　《金匮要略》与《伤寒论》同是东汉张仲景所著，但《金匮要略》中有内科、外科和妇科的内容，是三科的创始，唯以内科论述较为详尽。张仲景继承了《内经》《难经》之理论，发展到临床实践，其辨证理论和治疗方法，都深奥细致，详于特殊而略于一般，故此书可说是承先启后、继往开来之楷模。其内容颇有特点，今略举而论述之。

一、整体观念的思想指导

　　本书以天人合一的整体观念，认为人体生存于自然环境中，与四时气候息息相关，人不能离开自然而独立存在，必须适应自然才能生存，所以说："人禀五常，因风气而生长。风气虽然能生万物，亦能害万物。"但四时气候，有正常与反常的变化。正常的气候，如春温、夏热、秋凉、冬寒。反常的气候，如未至而至、至而不至、至而不去、至而太过。这些太过和不及的气候，就是"客气邪风"，常侵犯人体而致病。还以脏腑经络构成整体的理论作为辨证中心，并提出肝病当先实脾的整体性治疗原则，其思想渗透于书内各篇中。

二、脏腑经络学说的理论依据

　　人体外有四肢九窍、皮肉筋骨脉，内有五脏六腑，还有十二经脉、三百六十五络，以沟通表里、贯彻上下，经纬内部十二器官，网罗外部全身肌表。因而病邪可循经络道路，由体表腠理到脏腑；同时又可按照经络分布区域，辨别某经与某脏关系，作为治疗疾病的依据。这脏腑经络，是构成人体的一个整体。虽疾病有千般变化，但其侵入人体，离不开脏腑经络的部位，故在辨证中，必须察病位所在，然后辨证求因、审因论治。

三、病因学的创始

依据"脏腑经络先后病脉证"所说:"千般疢难,不越三条:一者,经络受邪入脏腑,为内所因也;二者,四肢九窍,血脉相传,壅塞不通,为外皮肤所中也,三者,房室、金刃、虫兽所伤。"结合上文所谓"若五脏元真通畅,人即安和。客气邪风,中人多死",可知一条指出"内所因",就是正虚,二条指出"外皮肤所中",就是"客气邪风";后至宋代陈无择依据三条分六淫邪气感触为外因,七情所伤为内因,饮食、金刃、虫兽、跌仆所伤为不内外因之"三因学说",实从此三条发展而来。

四、四诊八纲的辨证施治

通过望色、闻声、察呼吸形态、问患者饮食居处喜恶、切脉象变化,可辨别病位所在和阴阳表里寒热虚实的病情,从而四诊合参,得出正确诊断,采取治疗措施。

五、脉学特点的体现

除指明疾病主脉,一脉可主数病,一病可见数脉外,尚有几个特点:①从脉象说明病邪。如"肺痿咳嗽上气病脉证并治"篇提出:"寸口脉微而数,微则为风,数则为热,微则汗出,数则恶寒……"指出风热之邪为肺痿初起的因素。②从脉象说明病机。如"水气病脉证并治"篇提出寸口、趺阳、少阴的脉位,代表肺、脾、肾三脏;以沉、潜、止、伏的字句,形容三脏气机不能运行则水湿停聚为水病的病机。③从脉象说明证候。如"血痹虚劳病脉证并治"篇提出:"脉沉小迟,名脱气,其人疾行则喘喝,手足逆寒,腹满,甚则溏泄,食不消化也。"指出沉小迟之脉,可出现脾肾虚寒证候。④从脉象指出治法。如"疟病脉证并治"篇提出:"弦小紧者下之差,弦迟者可温之,弦紧者可发汗、针灸也,浮大者可吐之,弦数者风发也,以饮食消息止之。"

⑤从脉象说明预后。如"痰饮咳嗽病脉证并治"篇提出："久咳
数岁，其脉弱者可治；实大数者死；其脉虚者必苦冒。"指出邪
盛正衰之脉，预后不良。

六、同病异治，异病同治

"脏腑经络先后病脉证"篇提出表里同病，治分缓急。痼疾
加卒病，治分先后。或有同是一病，由于病位不同；或病情虚实
不同，即有不同的治法，如胸痹病同有胸中气塞、短气两症，若
以短气为重，则病位在肺，治宜茯苓杏仁甘草汤，如以气塞为
重，则病位在胃，治宜橘枳姜汤。又如胸痹病同有心中痞、胸
满、胁下逆抢心三证，若由痰饮而致气结在胸，则病情属实，治
宜枳实薤白桂枝汤；若由中焦虚寒而致气结，则病情属虚，治
宜人参汤。亦有病虽不同，但病位与病机相同，则一方而可治数
病，如肾气丸可治虚劳病腰痛、少腹拘急、小便不利等症，又可
治痰饮病短气有微饮，当从小便去之；又可治消渴病饮一斗，小
便一斗等症；还可治妇人转胞不得溺等症。这四种病均由肾气不
足，则小便蓄泄无常，或多或少，故用肾气丸增强气化功能。同
病异治与异病同治之例，在《金匮要略》中屡见不鲜。

七、未病防病，已病防传

"脏腑经络先后病脉证"篇提出："若人能养慎，不令邪风干
忤经络。"说明在防病方面，必须内养正气、外慎邪风。又说：
"禽兽灾伤，房室勿令竭乏，服食节其冷热苦酸辛甘，不遗形体
有衰，病则无由入其腠理。"叙述预防疾病，先重调摄，要适应
气候，冷则加衣，热则减衣，在饮食中，苦酸辛甘不可偏嗜，则
形体不衰，病邪无由侵入。如邪犯经络，须早期治疗，免使病邪
深入脏腑。还须掌握脏腑传变之理，治未病之脏腑，如"见肝之
病，知肝传脾，当先实脾"。对于临床治疗，要高度重视治未病
之脏腑，以防疾病的传变。

十、何志雄

医案十则

案一　麻黄汤证

杨某，男，42岁，工人。

外感发热恶寒无汗，头不痛，气喘不得平卧，咳嗽无痰，发病已两天。前医曾予香薷饮加宣肺止咳之药，无效。来诊时症状仍如前述，脉浮不紧，苔白。予麻黄汤加宣肺止咳之药。

处方：北杏仁9克，麻黄9克，桂枝3克，桔梗9克，前胡9克，甘草5克。

服药两剂，表解喘平，唯咳嗽未止，改用止嗽散加减而愈。

何志雄按：病者来诊是在夏天，故前医予香薷饮加减。香薷和麻黄的性味相同，发汗的力量亦相等，但功用和归经不同。香薷适于胃气不化、内有湿邪、外感风寒无汗兼有胃肠症状的病者，故常用于夏天乘凉饮冷，阳为阴郁之表证；麻黄以入肺、膀胱两经为主，适用于风寒外侵、肺气受束、表证无汗兼有呼吸系统疾患的病者，四时皆可用。近来医生一般习惯，夏天忌用麻黄，喜用香薷，谓香薷是夏天感寒之专药，用至12～15克亦无所惧。须知：治病应以病机和证候为据，不能以季节印定眼目也。

沈创鹏等评按：本病案何志雄在其按语中对比分析麻黄、香薷两药尤为中肯，告诫后学抓主症、识病机为辨证用药之关键，莫为季节印定眼目，实大于本病案之具体意义。香薷饮出自《太平惠民和剂局方》，为解表清暑、健脾利湿之代表良方。主治夏月乘凉饮冷、外感风寒、内伤暑湿所致的阴暑证。临床表现为恶寒发热，腹痛吐泻，头重身痛，无汗，胸闷，舌苔白腻，脉浮。其无汗、头重身痛似与麻黄汤证同，而患者之肺气不宣、气喘不得平卧一症可谓独处藏奸，自是香薷饮证所无，由于发于夏月，"脉浮不紧，苔白"为麻黄证之非典型舌脉，告诸同道非辨证精细、认证确凿则易入窠臼。

麻黄汤方中加上桔梗、前胡两味加强利肺止咳之功。《神农本草经》谓桔梗苦、辛、平，入肺经，主"胸胁痛如刀刺，腹满，肠鸣幽幽，惊恐悸气"；前胡味苦、辛，气微寒，《本草纲目》述"其功长于下气，故能治痰热、喘嗽、痞膈、呕逆诸疾。气下则火降，痰亦降矣。所以有推陈致新之绩，为痰气要药"。

本病案患者"外感发热恶寒无汗，头不痛，气喘不得平卧，咳嗽无痰"为风寒外束，卫气被遏，营阴郁滞所致。仅用两剂麻黄汤加宣肺止咳之药而表解喘平，可谓高效速效。其临证的证治思路有两大特点：一是着眼于脉证，尤其是紧抓主症，以"恶寒发热，无汗而喘"八个字，果断地辨为太阳伤寒证，并予麻黄汤加桔梗、前胡，两剂而效。一是以辨证论治为据，决不以季节"冬用麻黄，夏用香薷"，也不以南北方地域之偏见，而以审证求因，审因论治精神，乃有奇效。

案二 小陷胸汤证

杨某，男，35岁。患胃脘痛已3年。近日又再发作，自觉心窝部有胀闷感，痛甚时曾呕吐两次。西医诊断为慢性胃炎急性发作，曾服西药得缓解。来诊时已无呕吐，但不想吃东西，脘腹仍胀痛，按脘部有触手硬块，大便已3日不通，脉象浮滑或滑数，苔黄腻。予小陷胸汤合小承气汤2剂（黄连3克，法半夏6克，瓜蒌仁9克，厚朴5克，枳实5克，大黄9克）。服后大便已通，痛减过半，苔化食进。再予本方加木香5克，2剂而愈。

沈创鹏等评按：小陷胸汤在《伤寒论》中用于痰热互结之小结胸病。结胸病的成因，为邪气在表，误下之后，损伤胃气，胃不化津，痰饮内停，表邪因误下内陷化热，与痰饮互相搏结而成。根据水热互结的轻重程度，仲景分为大、小结胸二证。小陷胸汤组成：黄连1两、半夏半升、瓜蒌实大者1枚。方中黄连清胃热，半夏和胃降浊，全瓜蒌润滑导痰热下降，合为辛开苦降、清热开结的方剂。与大陷胸汤相比，此方清热涤痰力缓，药性平和，如尤怡《伤寒贯珠集》谓："是以黄连之下热，轻于大黄；半夏之破饮，缓于甘遂；瓜蒌之润利，和于芒硝；而其蠲除胸中结邪之意，则又无不同也，故曰小陷胸汤。"本证虽曰"结胸"，但本证痰热互结的主要病位在中脘胃中，何志雄认为无论外感内伤，只要具有胃中水停、邪热搏结的病机，临床表现具有心下胃脘部位压痛，或不按亦痛，舌苔黄腻，脉象浮滑或滑数，而不沉实者，皆可加减运用。

本病案中患者属慢性胃炎急性发作，经西医治疗后，急性症状缓解，但仍有心下胀痛，按之有形，脉滑数，苔黄腻，为痰水与热互结中脘的脉症，表现明显，故予小陷胸汤；患者3日无大便，腑气不通，故合小承气汤，通泻腑气，引热下行，同时可使中脘水热邪有出路，从大便而出。

案三 附子泻心汤证

温某，女，50余岁，友人之保姆。患胃下垂病，经常腹胀胃痛，食量甚少，来诊时谓胃脘痞胀，不痛，胸部烦闷，不思饮食，两手清冷，畏寒，二便正常，苔薄微黄，脉缓。予六君子汤加砂仁两剂，服后未见效果。二诊见有心烦腹胀，改用大黄、黄连各3克，嘱用开水浸泡，然后用药汁送服附桂理中丸9克（成药），两服后痞胀消除，食欲恢复。

沈创鹏等评按：《伤寒论》第155条为"心下痞，而复恶寒汗出者，附子泻心汤主之"。本方用治胃中热聚而兼有肾阳不足之肢冷畏寒，故寒热并行，大黄、黄连泡服，而附子另煎，意在寒热并用，并行不悖。此病案患者兼有脾阳不足，肾阳虚，故以大黄、黄连泡水，送服附桂理中汤，较之单用附子，具脾肾同治之效。本病案患者"胃脘痞胀，不痛，胸部烦闷"的临床表现，符合痞证。初诊，何志雄考虑患者有中气不足之胃下垂病史，且食量甚少，从健脾胃入手，用六君子汤加砂仁，调治亦属正法，但效不显，可见患者证情复杂，非六君子汤所能胜任。患者有热郁胃腑之痞证，同时兼有脾肾阳虚之"两手清冷，畏寒"，故二诊何志雄改方，仿附子泻心汤法，寒热并用，扶正祛邪，两剂而愈。

本病案整个辨治过程，初诊予六君子汤加砂仁，未见疗效。二诊改大黄、黄连各3克，嘱用开水浸泡，然后用药汁送服附桂理中丸（成药）9克，两剂而愈。笔者（沈创鹏）体会有三：一是何志雄治学、临证之严谨，实事求是的精神，实在令人敬佩；二是初诊与二诊皆以建中为大法，但具体组方遣药不同而效果迥异，由是，立法遣药甚至煎服法都必紧扣病机，乃可收到高效、速效；三是二诊时予大黄黄连泻心汤开水浸泡送服附桂理中丸，仅两剂而愈，其秘诀在于"辨证施治"精而准。精而准又来自临证之识证与变通，为何志雄临证中一大特色。

案四　白虎加人参汤证

杜某，男，3岁。患麻疹已收，无咳，二便尚可，但身热不退，汗出，气喘，鼻翼翕动，胃口不好，舌燥、苔白而干，口渴，频频引饮。西医诊断为麻疹合并肺炎。中医辨证为胃热炽盛，肺受热灼，津气两虚。拟白虎汤加西洋参6克，服2剂，热退渴减，喘汗减半。继用生脉散再服两剂而安。

沈创鹏等评按：病案中"身热不退，汗出，气喘，鼻翼翕动"与原文第63、162条中"汗出而喘"之麻杏甘石汤证极相似，但着眼于"舌燥、苔白而干，口渴，频频引饮"，为病孩诸症中最具辨证的要点，辨证为胃热炽盛、气津两伤之外在的主症。"身热，汗出"为胃热亢盛，自内向外透之象。"气喘，鼻翼翕动"乃胃热津伤及肺，肺失宣降。以服"白虎汤加西洋参6克。服2剂，热退渴减，喘汗减半"可据，盖白虎直捣胃热，汗出、喘、身热则自退。故非热邪壅肺之证，即非麻杏甘石汤证也。

本病案中引述"西医诊断为麻疹合并肺炎"其意有二：一是告诫后人临证之时，千万不要把西医诊断的病名与中医施治对号入座；二是必须从主症着手，详审细辨，辨证之精准乃有高效、速效，故云："胃热炽盛，肺受热灼，津气两虚。"把西医诊断与中医辨证并列一起，其意不言而喻。

此外，本病案若施予麻杏甘石汤，应有一定疗效，但绝无高效、速效。因方中也有石膏可直捣阳明胃热，但石膏用量远不及白虎汤中的石膏量，为其一；其二，麻杏甘石汤中麻黄辛温发汗，更损胃津。

案五　调胃承气汤证案

肖某，男，成年，某局干部。患胃病已将 10 年，每于冬春两季发作，两次 X 线检查未发现溃疡病灶。1973 年 6 月就诊，自诉胃病发作已 3 日，发作前两日即大便秘结，脘部自觉胀闷，痛时有灼热感，心中烦躁不安，胃纳不好。曾服西药及中药四逆散加减未见功效。脉弦数，舌红、微有干薄黄苔。拟予调胃承气汤加五灵脂、香附 3 剂。服第 1 剂解水样便两次，胃痛减半。继服两剂，大便正常而痛止。嗣后嘱购吉林参炖服，共服参 45 克，此后胃痛未见发作。

沈创鹏等评按："胃病发作已 3 日"，症见"发作前两日即大便秘结，脘部自觉胀闷，痛时有灼热感，心中烦躁不安，胃纳不好"。如何辨证论治，是临证中常常碰到的难题。何志雄立足六经辨证理论，认为"心中烦躁不安"一症似热扰胸膈之栀子豉汤类证，但从本病案之患者"舌红、微有干薄黄苔"着眼，与栀子豉汤证"舌上苔者"不符，不可辨栀子豉汤证。"脘部自觉胀闷，痛时有灼热感，脉弦数"应考虑肝胆失疏，阳气内郁，气机升降失常之四逆散证，本病案无四肢厥冷，且"曾服西药及中药四逆散加减未见功效"，亦不可辨为四逆散证。"发作前两日即大便秘结"，共计 5 日不大便，辨证时要从两方面进行辨析：首先，要考虑阳明少阳合病，"阳明病，胁下硬满，不大便而呕，舌上白苔者，可与小柴胡汤"与本病案患者的舌、苔均不相符，故非柴胡汤证；其次，要考虑阳明腑实之承气汤证，但阳明腑实证有调胃承气汤证、小承气汤证及大承气汤证之分，结合本病案的脉证分析，尤其从"脉弦数，舌红、微有干薄黄苔"，阳明胃热肠燥之辨无疑，故予调胃承气汤，解胃中实热之邪。因患者脉有弦象，加香附理气疏肝，"久病入络"，予五灵脂活血通络，后则以"吉林参炖服"为养正扶脾胃之法以固其本。治疗前后有条不紊，非深得仲景心法者不能为之。

案六　小承气汤证

陈某，男，4 岁。阵发性腹部剧痛已 4 日，留院观察。腹痛部位在剑突下与脐周，伴呕吐，吐出蛔虫 1 条，大便 3 日未通，腹胀伴有低热，上腹与脐周压痛，可扪及硬实之条索状团；唇舌略干，苔黄厚，脉细数。中医辨证为积滞生蛔，实热内结。西医诊断为蛔虫症合并不完全性肠梗阻。当即拟予苦楝根皮 24 克，厚朴、枳实、大黄（后下）各 9 克。1 剂腹痛减轻，排虫 4 条。再剂排虫两次，共百余条，各症俱失。共住院 3 日痊愈出院。

沈创鹏等评按：本病案患者阵发性腹剧痛及吐蛔史，业医者常首先想到蛔厥证之乌梅丸。究竟能否用乌梅丸治之，何志雄认为关键在于明察细辨而定：首先，必须明白仲景阐发的"蛔厥者，乌梅丸主之"系为上热下寒、寒热错杂的病机而设，临证若无寒热错杂的蛔厥证绝不可误用乌梅丸。其次，本病案患者有吐蛔史，呕吐、阵发性腹剧痛再结合"唇舌略干，苔黄厚，脉细数"，纯属里实热证，并无下寒之象，何志雄又着眼"大便 3 日未通"一症，辨证为积滞生蛔，实热内结。当即拟小承气汤，攻下肠中燥结积滞，以治其本。加苦楝根皮驱蛔，标本兼治，清肠中热结积滞而蛔虫自灭。

由是，何志雄指出蛔虫证为临床常见病、多发病，其辨治若从六经辨证而言，应从阳明病及厥阴病论治，尤其是蛔虫绞痛则多从阳明攻下法为其一；其二，仲景所阐述的"蛔厥者，乌梅丸主之"，有其明确的理、法、方、药，不能与"蛔虫证"相提并论，临证仍需细辨，方不误治。

案七　栀子柏皮汤证

广州市郊区前进公社某大队社员，女，十五六岁，忘其姓名。1970年夏患传染性肝炎。面目俱黄，无汗，微热，小便颜色如浓茶状，胸翳胸闷，胃脘不舒，食欲不振，大便不爽，舌苔微黄，脉弦数。拟四逆散合栀子柏皮汤加鸡骨草3剂，服后临床症状基本消除。继用四君子汤加猪苓、泽泻，3剂后食欲增加。

沈创鹏等评按：本病案的辨证，何志雄首先着眼于"面目俱黄"与"小便颜色如浓茶状"二症，即辨为黄疸，此即《素问·平人气象论》言"溺黄赤，安卧者……目黄者，曰黄疸"。诚然仲景对《内经》的黄疸病提出有阳明湿热发黄与太阴寒湿发黄两大证型：前者仲景指出"阳明病，无汗，小便不利，心中懊㤭者，身必发黄"，言"无汗"系热不得外越，言"小便不利"系湿无法下泄，致湿热瘀滞称之湿热发黄；后者则"伤寒发汗已，身目为黄，所以然者，以寒湿在里不解故也"，系太阴脾虚寒失运，水湿内停，致寒湿瘀滞，名为寒湿发黄。本病案的黄疸属性如何辨析，何志雄从患者的"微热""舌苔微黄、脉弦数"分析认为湿热发黄无疑。但如何施治又是一大难题，因为治疗湿热发黄证，仲景有麻黄连翘赤小豆汤、茵陈蒿汤及栀子柏皮汤三方。如何选方？何志雄认为，患者不兼有太阳表郁证，不宜麻黄连翘赤小豆；那么，茵陈蒿汤及栀子柏皮汤两方，哪一方最适合本患者呢？何志雄选用栀子柏皮汤又为何因？试析如下：

首先，茵陈蒿汤为湿热并重，里有结滞而设；栀子柏皮汤为热重于湿，郁于肌表而设。两汤证鉴别要点：前者渴引水浆，腹满便秘；后者身热较甚，无腹满便秘。但身目发黄，黄如橘子色，小便不利而黄赤，心中懊侬，身热无汗为两汤证之同。故皆以清热利湿为法，但前者偏于泄内热，后者偏于清肌表热。

其次，辨证思维转移到患者"胸翳胸闷，胃脘不舒，食欲不振，大便不爽"诸症上，认为此证系湿热瘀滞影响肝胆疏泄，木乘脾胃，但仍未致胃肠气机不通，胃肠热结不甚，以"胃脘不舒""大便不爽""舌苔微黄"可证，即无明显腹满、便秘等症。可见本患者病机重心在热重于湿且郁于肌表，非湿热并重，里有结滞的茵陈蒿汤证。故拟栀子柏皮汤，直清阳明肌表之热，热去黄退，合四逆散疏泄肝胆以助湿热运化，更加鸡骨草以增清热利湿之效。此与清代吴鞠通《温病条辨》"阳明温病，不甚渴，腹不满，无汗，小便不利，心中懊侬者，必发黄，黄者，栀子柏皮汤主之"所云甚为合拍。可见何志雄临证善辨，辨治精准，这又源于对《伤寒论》《温病条辨》等经典的熟读与精思。

案八　柴胡桂枝汤证

陆某，男，40岁许，某公社社员。1970年5月来某卫生院门诊。时值带学生在某卫生院实习。他自诉每日于午前后微寒微热，头痛，胸闷欲吐，口微苦不渴，傍晚各症自然消失。发病将近3个月，几经治疗，仍时轻时重，迄今未愈。诊视舌质微红、苔白薄腻，胃纳不好，二便尚可，脉弦细。初诊认为是湿热之邪留恋三焦，拟予蒿芩清胆汤两剂，未见功效。沉思病者苔色不黄，脉不濡而弦细，乃改用柴胡桂枝汤服3剂，各症逐日减轻而痊愈。

沈创鹏等评按：《伤寒论》第146条为"伤寒六七日，发热，微恶寒，支节烦疼，微呕，心下支结，外证未去者，柴胡桂枝汤主之"。何志雄认为，此条为太阳少阳并病，恶寒发热为太阳病的主症之一，同时兼有全身骨节疼痛。今恶寒减轻，疼痛也仅局限于四肢关节，提示太阳之邪已微。而少阳只见到心窝部胀满，轻微作呕，说明少阳病的病情也不重。两病并见，病势均等，故采用两病的主方减其用量，以解两病之邪。此外，本方既是桂枝汤及小柴胡汤的合方，又包含了千金阳旦汤、黄芩汤、黄芩加半夏生姜汤之方意，其临床运用范围颇广。

本病案患者胃纳不好，欲吐者为脾胃气弱；病程较长，微有寒热，口苦不渴等皆为微邪郁太阳少阳之见证。故以此方扶助脾胃而祛散两经之表邪。

综观此病案，太少（即太阳病少阳病简称）并病之证候较轻微，两病均等并见，若不细辨，不紧扣辨证要点，的确易误辨。何志雄从"苔色不黄，脉不濡而弦细"着眼，果断胆大地辨为太少并病，予柴胡桂枝汤而获速效。

案九　四逆汤证

曾某，4 岁。1958 年冬患麻疹。高热、咳嗽气急，在某医院留医，采用中西药治疗 1 个星期，热退疹收病愈出院。出院后的第 3 日忽腹泻，日十余次，神疲纳呆，至第 5 日前来邀诊。病儿困倦异常，神志若明若昧，身热肢冷，腹泻仍每日七八次，粪水清稀，睡眠露睛，囟门凹陷，呼吸急促，脉微弱而数。拟予四逆汤加吉林参、五味子，服药两剂利止热退。继用异功散合生脉散调理而安。

沈创鹏等评按："少阴之为病，脉微细，但欲寐也"，本病案患儿神志困倦而不明、四逆而下利清稀等，皆属脾肾欲绝；气促而身热，系真阳欲脱之兆；"囟门凹陷，脉微弱而数"，为阴液将竭，此即《伤寒论》第 385 条所云"恶寒，脉微而复利，利止，亡血也。四逆加人参汤主之"旨意。故在四逆汤急温少阴的基础上，加吉林参大补元气以助生津，五味子敛阳固阴。少阴病往往是在太阴病虚寒下利进一步发展的情况下形成的。心肾属少阴，内藏元阴元阳，为先天之本，主君火，赖后天脾胃之滋养才能发挥正常的生理功能。太阴寒湿不解，少阴心肾失其养，尤其以肾阳虚衰为主，属少阴里虚寒证；若少阴肾阴不足证发展成少阴阴虚火旺证为少阴病之变局。从以上两病案可见，四逆汤者，实乃脾肾双温之剂，先后天同治之方。

案十　乌梅丸证案

赵某，女，10 岁。因上腹部疼痛 2 日，曾吐出蛔虫，在某卫生院留医。当时何志雄带实习生在该卫生院实习。病者 2 日不大便，右上腹有压痛，腹痛时两手厥冷，并有怕冷的感觉，脉搏沉伏不明显，舌质红、苔薄。西医诊断为胆道蛔虫症。中医辨证为蛔厥。拟予乌梅丸合四逆散加减。方用乌梅、川椒、黄连、槟榔、柴胡、白芍、枳实、甘草。服 1 剂排出蛔虫十多条，腹痛减轻。再服 2 剂，未见排虫，但其他症状消失而出院。

何志雄按：本例肢厥腹痛，大便秘结，舌质红，属阳郁不达之热厥，故用四逆散以疏肝解郁，选用乌梅丸中之主药乌梅、黄连、川椒等驱蛔。选方用药与病证合拍，取得满意疗效。

沈创鹏等评按：乌梅丸证见于原文第 338 条，何志雄认为本条主要讲述蛔厥的证治。其发病原因是肝热胃虚肠寒，寒热错杂，食滞不化，内有蛔虫所引起。主要症状有心烦、呕吐、蛔虫随呕吐而出、四肢厥冷。而心烦因上焦有热兼之蛔虫上膈内扰，呕吐因胃气上逆，肢厥因中虚下寒。此条为原文第 326 条之补充，并指出攻补兼施、寒热并用之乌梅丸为治厥阴病寒热错杂证之主方。痢疾转为慢性，属寒热错杂者，亦为乌梅丸的适应证。

脏厥也属厥阴病的一种证候，为内脏极度虚寒、脏气将绝的一种危候。脏厥和蛔厥的主要区别：脏厥除四肢厥冷外，还可见到全身冰冷，有下利而无呕吐；蛔厥身不冷，有呕吐，蛔虫随之吐出，不一定有下利。脏厥的烦躁以"躁"为主，为脏气垂绝、形神不能自主的他觉症；蛔厥的烦躁以"烦"为主，是里热兼受蛔扰的自觉症，同时，烦躁是间歇发作的。

本病案患者"因上腹部疼痛 2 日"及"2 日不大便"二症，

从六经辨证而言，首要需与阳明腑实证之三承气汤证辨析，因后者亦有腹痛、便秘之主症，但何志雄临证明察细辨，辨证为蛔厥证。其辨析依据有四：一是"曾吐出蛔虫"，此即"其人当吐蛔……其人常自吐蛔"之意；二是"腹痛时两手厥冷"，尤其是"时"一字，言腹痛时肢厥，腹不痛则肢亦不厥，属蛔厥的外在特征，何志雄还用"并有怕冷的感觉"一句修饰两手厥冷的程度；三是"脉搏沉伏不明显"，言脉虽沉伏但不甚，因沉伏之脉为辨大承气汤证之主脉，故何志雄实事求是云"脉搏沉伏"，但不厌其烦描述脉搏沉伏不明显；四是"舌质红，苔薄"，显然非阳明三承气汤证之舌象。由是，上述四点不但为阳明三承气汤证与蛔厥证辨析的要点，也是蛔厥辨证关键的脉证。可见，何志雄认证识证，辨析自如之秘诀，在于熟读经典，精思原文，联系实际。何志雄辨本病案为蛔厥证，但并没有照搬乌梅丸治之，而是在细辨基础上又灵活变通，为其临证一大特色。为何拟予乌梅丸合四逆散加减？笔者认为再细辨意指"腹痛时两手厥冷"及"脉搏沉伏不明显，舌质红"一脉一症着眼，故立法遣药时用四逆散以疏肝解郁，选用乌梅丸中之主药乌梅、黄连、川椒等驱蛔。细析本患者处方"乌梅、川椒、黄连、槟榔、柴胡、白芍、枳实、甘草"，几乎尽去乌梅丸方中所有温药，而仅取安蛔、杀虫、排虫之乌梅、川椒、黄连、槟榔四味药，盖本病案之真妙处。加四逆散共八味药，前后共3剂而愈。何故也？说到底是遵循"随证治之"原则，同时贵在识证与变通，以"何志雄按""本例肢厥腹痛，大便秘结，舌质红，属阳郁不达之热厥"可佐证。

本病案患者与"小承气汤证案"互参，同中有异，异中有同，异多同少。相同点在于两病案皆有腹痛、吐蛔等脉证；西医诊断也相似：本病案患者为胆道蛔虫症，"小承气汤证案"诊断为蛔虫症合并不完全性肠梗阻。但中医辨证完全不同，前者为蛔厥，后者积滞生蛔、实热内结，故其立法组方迥然有别，前已详述。

医论五则

论一　伤寒六经病的提纲证对临床有无指导意义

伤寒六经提纲证是《伤寒论》对六经病主要脉证的高度概括，但对临床的指导意义如何？何志雄认为，运用伤寒六经提纲证指导临床实践有很大实用价值。

太阳的气机敷布在人体的最外层，太阳发病的原因是感受风寒，所以把表证表脉作为太阳病的辨证提纲。恶寒是表证必见的主症，所以后人有"有一份恶寒，便有一分表证"的经验之谈。但仅仅见到恶寒，并非就是表证，必须恶寒和脉浮俱见，才能确定恶寒是太阳表证，所以又将浮脉作为主脉，并列入太阳病的提纲证之首位。疾病的产生，是邪正相争的病理反应，脉浮就是正气抵抗外邪的病理反应。发热亦是正气抵抗外邪的病理反应，故未列入提纲证中。如果将太阳病所有的脉证都罗列出来，就不能称为提纲了。头项强痛是太阳经输受邪的经输证，为太阳病独有的症状，目的是和其他五经的病症作鉴别，所以仲景又把头项强痛一症列入提纲证中，即恶寒、脉浮同时又见到"头项强痛"才能称为太阳病。"太阳病"三个字，其义有二：一是仲景有时将它作为发病的原因，例如"太阳病发热而渴，不恶寒者为温病""太阳病，关节疼痛而烦，脉沉而细者，此名湿痹"。意思是说，温病和湿痹的发病原因，都是由感受风寒引起的。温病是热病，所以没有恶寒，湿痹是风湿之邪内着于关节，不属表寒证，故脉不浮而见沉细。二是指太阳病的提纲证，在书中最常见之，可视为省文法。

阳明病的提纲为"阳明之为病，胃家实是也"，是六经病中唯一的以病机形式来概括的提纲证。阳明实热证有内证和外证之分，实热内结（内证）的症状为"不更衣，内实，大便难者"，实热外发（"外证"）的症状是"身热，汗自出，不恶寒，反恶热也"。此两条原文紧接提纲之后，和太阳病一样，用具体的症状来阐明"胃家实"提纲的含义。

仲景的阳明病主要阐述胃肠的实热证为主，综观阳明病篇原文共84条，绝大部分原文阐发阳明"胃家实"，即阳明三承气汤证之内证与阳明白虎汤证之外证的辨证论治。同时，阳明病篇也列举了热扰胸膈之栀子豉汤证、湿热发黄之茵陈蒿汤证及阳明虚寒之吴茱萸汤证。其目的何在？何志雄解释，既是辨证的需要（前者是胃家实之本证，后3个汤证属阳明病的变证内容），也是仲景"知常达变"的辨证思维。何志雄教授强调不能因阳明病篇有上述三个变证，尤其是阳明胃虚寒之吴茱萸汤证存在而否定阳明病"胃家实"提纲证的临床指导意义。

柯琴讲"胃实不是阳明病，而阳明之为病，悉从胃实上得来"，粗看起来，确实迂回曲解，但细味其言，实具深意。胃气实的人，如果病邪不涉及阳明的气机，是不会有阳明病的。太阳病的表实无汗、少阳病感受风寒而发病、出现"伤寒脉弦细，头痛发热者，属少阳"的少阳表证都是病者平素胃气实（胃气不虚），如果胃气不实，不可能成为太阳表实证和少阳病初起即见胆热独盛、寒邪随即化热的表证。而胃气实的病者，才有可能成为"无所复传"的阳明实热证。胃气虚的人，得了阳明病，不是传入太阴，便是传入少阴，是有所复传的阳明虚证了。故何志雄认为，柯琴对阳明病提纲"胃家实"的解释是颇为精当的。胆和三焦属少阳之腑，以胆为主，三焦受胆制约。少阳病以胆火内盛的"口苦、咽干、目眩"为辨证提纲，说明少阳病的病机重点在胆气内郁。胆郁必然影响三焦气机的正常。胸胁苦满，是胆郁三焦失枢的症状。胆热内扰心神，故同时见到心烦。胆热下迫，胃气不化，所以有不欲食和喜呕的病情。胆郁可使三焦失枢，也可致胃气变虚，胃虚和三焦失枢，影响正气抗病能力，故有寒热往来的热型。

太阳主表，太阴主里。太阳病以表证表脉作为辨证提纲，太阴病以脾虚与寒湿之里证作为辨证提纲，是符合《内经》意旨的，也是符合临床实际的。提纲中的腹满是太阴气机失去正常运化所出现的症状，为太阴病的主症。脾失运化，寒湿停滞，所以又见时腹自痛。寒湿内盛则下注于肠而见下利。呕吐是胃病，列入提纲之内，用来说明脾胃关系之密切。食不下因脾胃同病。

太阴病篇中有湿热的病证，和阳明病篇有胃气虚寒病证一样，是为了辨证的需要。

少阴病以"脉微细，但欲寐"作为辨证提纲，突出了心肾两虚、气血阴阳不足的病机。阳气虚则脉见微，阴血少则脉见细，微和细是两种不同的脉象。仲景用这两种不同的脉象作为少阴病的主脉，起到了概括性和纲领性的作用。脉微为阳气虚，阳虚进一步发展则见脉沉，更进一步则见脉微欲绝，甚则无脉。阳虚寒邪内盛则见脉紧，阳虚而阴血少则见微涩，阳虚而阴不继则见沉数，阴虚而生内热则见细数脉。

"但欲寐"是精神萎靡不振的证候。少阴病不论是阳虚证或阴虚证，都有欲寐一症，所以作为少阴病的主症。用这个主症作为辨证纲领，概括性也是很强的。阴虚证虽有"心中烦，不得卧"的见症，但这是阴虚所产生的内热引起的，故内热一般在午后较盛，如内热不盛时同样有精神萎靡不振，似睡非睡。

下利是脾虚的症状，下利见肢厥，是脾肾两虚。下利肢厥虽是少阴病的常见症，但不是必见症。例如阳虚内寒的附子汤证没有下利，阳气恢复才见下利的。下利和下利不止出现亡阳，紧接着的原文第282、283条作了交代。

肝属厥阴之脏，所以厥阴病篇以肝失滋养、肝火上逆和肝失疏泄所引起的胃虚食滞作为辨证提纲，突出了厥阴病因虚致实、虚实相因、寒热错杂的病机。

厥阴病的寒热错杂证，是少阴转属厥阴才能见到的，上热是厥阴肝的病变，下寒是少阴病遗留的证候。没有寒热错杂的病机，也就没有阴阳胜复的病理机制。由于厥阴病有蛔厥、阳郁致厥、血虚寒厥等厥证，所以篇中也对厥证作了重点讨论，并将厥的病理用"阴阳气不相顺接"加以概括。至于呕吐、哕、下利等肠胃病，有的是肝病引起的，有的是为了辨证需要而附入的。厥阴病篇的内容，如此而已。

何志雄对六经提纲的临床指导价值作了精辟的论述，伤寒之六经提纲，正如古时军队中之旗鼓，使士卒望之而知所趋，其临床价值自然是不言而喻的。

论二　如何理解"营卫不和"与"调和营卫"

仲景创桂枝汤调和营卫以治外感风寒，营卫不和之表虚证，是对《内经》营卫学说的创新发展，然"营卫"二字之含义深邃，不易理解透彻。清代柯琴《伤寒来苏集·伤寒论翼》即云："竟言太阳主营卫，而不究营卫之所自……"何志雄认为，要理解营卫不和与调和营卫，先要弄清营卫的含义。卫的含义有两个方面：一是指敷布在体表的阳气，体表的阳气因有保卫体表、抗拒外邪的功能，所以从功能角度而言则称为卫气。二是指体内运行不息的阳气，既能温养脏腑肌肉，又是体表阳气补充的来源。营的含义也有两个方面：一是体内津液的泛称，是转化为汗的物质基础；二是运行于脉中的液体。二者相辅相成，互相转化。现在我们要讲的"营卫"，是指体表的阳气和体内的津液。营卫不和，即二者之间失去协调之意。在正常情况下，敷布体表的阳气除了保卫体表以抗拒外邪入侵，还能调节体内津液使其正常渗出体表。如果卫外的阳气受到破坏或者抑制，就失去调节津液的正常功能，这就叫作营卫不和。由此可知，营卫不和，关键在卫而不在营。调和营卫是指通过药物调整营卫的关系，是治法中的一个名词术语。调和营卫法属八法中"和法"的范畴，但调和营卫要通过增强体表的阳气来达到目的，而在增强体表阳气的过程中，不免要触动体内的津液而出一些汗，所以又属"汗法"范畴，故何志雄认为，调和营卫是汗法中的和法。

太阳病篇原文第12条详尽而形象地描述感受风寒后太阳中风的脉证。原文第13条具体地举出它的主症。桂枝汤是治疗表证汗自出的主方。对平素卫阳虚的外感患者，桂枝汤确实能收到调和营卫、扶正祛邪的功效。何志雄临床体会，若煎药时加入1两许的粳米同煎，效果更好。

原文第53、54条是阐述表虚自汗的机制。原文第53条说"以卫气不共荣气谐和"，原文第54条说"此卫气不和也"。综合分析，可以清楚地知道自汗出因营卫不和，营卫不和的原因主要在卫而不在营。

原文第12、13条的自汗出由外感风寒所致。表气受伤，故有恶寒、发热、头痛、脉浮缓的表证表脉。用桂枝汤必须遵循仲景的煎服法和护理。原文第53、54条的自汗出是缘于本身的表气虚，与外邪无关。原文第53条的临床症状是无恶寒发热，平时身润微似有汗，伴有头眩、心悸，动则汗不止。原文第54条和第53条症状基本相同，唯有发低热，汗出则退。

时发热，为表阳虚郁所致。二者俱宜桂枝汤主之，无须温复和啜稀粥，唯表阳虚郁的治疗应在未见发热汗出前服药，故云"先其时发汗则愈"，目的是防止过汗伤津。

综上所述，原文第12、13条与原文第53、54条互参，异中有同，同中有异。从病因看，前者属外感风寒所致，故后世称之外感营卫不和；后者因无外感风寒，素体卫气不固，故称之内伤营卫不和。从脉证而言，两者临床脉证亦不同，前已有详述，但其营卫不和的病机则一，故皆以调和营卫的桂枝汤主治，然其两者在施治方面的最大区别在于煎服法截然不同，临证必须遵循仲景所言，乃能达到调和营卫的目的。

论三　太阳病误治后脾胃阳虚的变证及其辨证施治

太阳病的病因病机是外感风寒，营卫失调，其病性属表寒证，当以辛温解表为主。脾胃为后天之本，仲景治病注重"顾护胃气，保存津液"。若医者不察，误治失治，必将损伤脾胃而生变证。何志雄认为，太阳病误治常有胃阳受伤及脾胃两伤的变证。

《伤寒论》原文第120条是太阳病误用吐法致胃气虚的辨证。胃气受伤不甚的轻症，可出现关上脉细数、腹中饥、口不能食等症状。"关上脉细数"因胃中虚燥所致，"腹中饥"为脾运尚好，"口不能食"为胃虚不纳，甚则胃中虚冷，故见朝食暮吐。原文122条是胃中虚冷，症见呕吐、不能食而脉反见数的辨证。胃中虚冷，脉应见迟弱，今反见脉数者，为胃虚膈气亦虚，因膈虚邪气乘虚内扰胃腑，胃气通于脉，胃气受扰，故见数脉。

胃虚不化，可以引起水停。原文第73条的不渴而心下悸，就是胃虚水停的见证，因此用茯苓甘草汤。方中以生姜温胃散水，桂枝、茯苓通阳益气利水，炙甘草和中。

此外，也有阴阳两虚因误用桂枝汤攻表致胃阳受伤者，如原文29条见肢厥吐逆，咽干烦躁者是。胃阳受伤，不能温达四肢故见肢厥，胃气上逆则见呕吐，阳虚阴不继，故又见咽干烦躁。治宜首先予甘草干姜汤以恢复胃阳。

脾胃两伤者，有原文第66条"发汗后，腹胀满"的厚朴生姜半夏甘草人参汤。此证是发汗伤及胃中津气，影响脾的运化，发展为脾失运化，胃虚食滞，脾胃同病。脾胃两虚，亦可成为原文第67条的中焦水停，症见心下逆满，气上冲胸，起则头眩，脉沉紧。心下逆满，为脾虚水停中焦的主症；脾胃升降失常，水气上逆，故见气上冲胸；水饮中阻，清阳不升则见头眩；脉沉主里，紧为寒水之征。方用白术、茯苓健脾利水，桂枝通阳降冲，炙甘草和中。

原文第163条是太阳病误下伤脾，表里不解的证治。脾阳受伤，故见利下不止，其时表证未解，仍有恶寒发热，为里寒下利兼有表证，所以称为"协热利"。心下痞硬因表邪内陷入胃与水饮互结所致。桂枝人参汤虽是表里兼顾之剂，但药效偏重于里，仍不失表里同病，里虚者宜先里后表之意。此外，还有原文第28条也是太阳病误下伤脾成为表里兼病的，但病机和出现的症状不同。原文第28条的原证是表邪郁于太阳经输，误下伤脾，脾阳失运，水饮停于心下。表邪又乘虚内陷与停水互结，故见心下满微痛；脾之输津行水功能失职，故又见无汗和小便不利。郁于经输之表邪未解，所以仍头项强痛，翕翕发热。原文第163条误下伤脾的病机重点在脾虚下利，故以温中止利为主，兼解外邪；而原文28条误下伤脾的病机重点在脾阳失运，水停心下，故治法以利水为主，停水消除，津气流通，便能得汗而解。其他如芍药甘草附子汤证、真武汤证、四逆汤、茯苓四逆汤证和干姜附子汤证等，都是由太阳误治伤脾胃之阳而成的。

论四 寒厥兼水饮，为何要先治水，后治厥

《伤寒论》中详细论述了水饮停蓄的辨证，根据水饮停蓄部位和病机的不同而随证治之，或予苓桂术甘汤，或予小青龙汤，或予五苓散，或予茯苓甘草汤，等等，体现了仲景的辨证论治思想。原文第73条曰："伤寒，汗出而渴者，五苓散主之；不渴者，茯苓甘草汤主之。"本条是讨论胃虚水停的证治。而本条是继原文第71、72条的五苓散证提出的，目的在于将两者进行辨析，那么两者应该如何区别呢？何志雄对此有详细的阐述。他认为，胃虚停水的部位是在中焦，当有心下胀满的自觉症。水气凌心可见心悸，肺气受扰则见咳喘，胃气上逆则见呕吐。胃虚则脾阳随之不振，致使运化水湿的功能失职，所以往往有小便不利的兼症。胃阳不足，胃津未伤，兼之胃有停水，所以一般无口渴的症状。蓄水证由膀胱气化减弱所致。膀胱气化来源于肾阳。蓄水的部位在下焦膀胱，当有下腹胀满的自觉症。膀胱和三焦属肾之腑，肾阳不足，不但可以影响膀胱气化利水的功能，同时也可以使三焦气化决渎的功能失职，所以小便不利是蓄水证必见的主症。肾上连肺，肾阳不足，更兼膀胱气化升津的功能受到停水阻

遏，肺中津气虚燥，故有口渴的症状。仲景以口渴和不渴来区别水停心下或下焦，是对二者病机的高度概括。

可见胃虚水停心下与蓄水证的鉴别要点在于口渴否及心下胀满否。然茯苓甘草汤证放在厥证的辨证之间，显然是为了辨证的需要。但是，仲景为何言寒厥兼有水饮必须先治水，而非先治厥呢？何志雄认为，要理解仲景之意，得正确理解寒厥及水饮的病因病机。寒厥的发病原因是脾肾两虚，若阴寒凝滞于内，可以没有下利的症状。心下悸由胃中停水引起。水饮停于中焦，不但会加深肢厥的程度，同时又恐水饮下渗肠道而引起下利。下利则阳气不断下泄，厥利相因。肢厥将无已时，故宜先温散胃中水饮。胃阳恢复，脾肾的阳气才有可能复振，这时采用适当的方药治疗寒厥，自能收到事半功倍的效果。所以寒厥兼水饮，务必先治水而后治厥。

论五　对日本汉方古方派若干学术观点的看法

中日两国的文化交流，源远流长。特别是在医学方面的联系，有着悠久的历史。日本汉方界与中国中医界的友好往来和学术交流日益频繁，这对于发展两国医学科学事业的发展是很有益的。何志雄对日本汉方古方派若干学术观点提出以下几点看法。

一、《伤寒论》与《黄帝内经》在理论方面是相得益彰的

日本学者认为，《伤寒论》中并不存在《黄帝内经》的理论，甚至对《黄帝内经》和《伤寒论》这两部著作的成书年代究竟孰前孰后，亦持怀疑态度。这一观点并非完全没有根据。

关于《伤寒论》的作者和成书年代（200—210），在中国已无多大争议。然而，《黄帝内经》却并非出自一人之手，也非一朝之作，应当把它看作一部集体著作，是集体智慧的结晶，是我国古代劳动人民与疾病作斗争的经验总结。这部医学巨著大约开

始于战国时期，实际到汉代才趋于完成，甚至有的篇章是在《伤寒论》成书之后才补充进去的。因此，《黄帝内经》有着丰富的内容、不同风格的文笔和不同年代的词语。有人把它比作是一部百科全书，确实是誉不为过。

何志雄认为，《黄帝内经》在《伤寒论》问世以前并未完臻，主要的理由如下：首先，《素问》第十九至二十二卷中的"天元纪大论篇""五运行大论篇""六微旨大论篇""气交变大论篇""五常政大论篇""六元正纪大论篇""至真要大论篇"等七篇大论，在晋代皇甫谧撰《针灸甲乙经》、隋代杨上善撰《黄帝内经太素》时都没有，唯唐代王冰注《素问》，自称得到师藏的秘本。因此，这七篇大论很可能是东汉以后之作，较《伤寒论》为晚。其次，理论来自实践，医学知识——人们对疾病及其治疗方法的认识，亦来自生产、生活和医疗实践。《黄帝内经》作为一部中医学经典著作，包括生理、病理、诊断、治疗及其他各方面丰富的理论，而这些理论无疑是在前人的医疗实践基础上演绎、归纳出来的。不言而喻，《黄帝内经》治则学说的形成，有赖于实践医学的进步。

在战国时期，铁器的普遍使用，使当时的治病工具——砭石，得以改进为"九针"。并且，由于针、灸、熨、熏、蒸、浴、浸洗、按摩、导引等外治法的发展，为《黄帝内经》经络学说提供了实践依据。可是，在内治法方面，《黄帝内经》虽有汤液的记载，却只是一些零星的单方。《周礼·天官》云："以五味、五谷、五药养其病。"并未提出具体方药。即便从《五十二病方》来看，其简单的方药亦不足以支持《黄帝内经》中的治则学说。那么，《黄帝内经》有关汤液治则的理论是怎样产生的呢？这个问题可以在《伤寒杂病论》中找到答案。仲景在《素问·热论》的基础上创立六经辨证，并根据前人的治疗经验和自己的临床实践，因证立法，以法系方，遣方用药，使理、法、方、药浑然一体。因此，《伤寒论》不仅开辨证施治之先河，且为中医方剂学奠定了基础，被后世誉为"方书之祖"。而《伤寒论》运用方剂的经验总结，正为《黄帝内经》若干治则提供了实践依据。如《素问·至真要大论》云："逆者正治，从者反治，从少从多，观其事也。帝曰：反治何谓？岐伯曰：热因热用，寒因寒用，塞因塞用，通因通用……"这些治则如果没有《伤寒论》对四逆汤、白虎汤、小建中汤、大承气汤、白通加猪胆汁汤、厚朴生姜半夏甘草人参汤等方剂的临床运用和疗效观察的记载，是很难总结出来的。

又《素问·至真要大论》关于组方法则的论述亦颇周详，所谓："治有缓急，方有大小……近者奇之，远者偶之……奇之不去则偶之，是谓重方。"《伤寒论》载方113首（缺1方），《金匮要略》载方262首，其中使用药物达214种之多，它的药物配合和方剂化裁实际上已经具备君、臣、佐、使的法度和大、小、缓、急、奇、偶、复等规范。很难想象没有《伤寒杂病论》丰富的方剂学知识，凭《黄帝内经》全书所载13方，《素问·至真要大论》能将制方大法说得如此明白。

因此，何志雄认为，《黄帝内经》有的篇章在《伤寒论》之前，成为《伤寒论》的理论基础，如《素问·热论》等；而有的篇章则在《伤寒论》之后，并以《伤寒论》的临床实践资料作为理论根据。《伤寒论》与《黄帝内经》是互相吸收的，而且是相得益彰的。

二、中医应当重视对腹诊的研究

日本汉方界十分重视《伤寒论》的腹诊，并把它作为临床医生必不可少的诊察方法。藤平健先生指出中国对腹诊不够重视，他直言不讳地说："我在访问中国期间，看到中医对患者的腹诊检查完全和西医相同，使人感到《伤寒论》的腹诊方法似乎在中国已经失传了。"何志雄回应腾平健先生，认为《伤寒论》的腹诊在中国并没有失传，如俞根初所著《通俗伤寒论》之"按胸腹"一节，就详细论述了腹诊方法。近年医刊亦有文章详论此法，各地老中医亦多用腹诊法以诊断胸胁苦满、心下痞、小结胸、大结胸、脏结以及桃核承气汤证、抵当汤证、三承气汤证等。但日本同道如大冢敬节等对腹诊有较深的心得和创造性的论述，值得中国同道学习研究。

三、关于《伤寒论》方的应用

日本医家自吉益东洞（1702—1773）以来非常重视对证候的研究，尤其强调方证结合的原则。因此，藤平健先生说："《伤寒论》……集先贤医学经验之大成……根据不同证候确立不同的治则和方药，完全没有推测和臆断，因而是科学的方法。"

我国清代著名医家柯琴（1662—1735）说："仲景制方不求病之命名，唯求证之得当，知其机，得其精，凡中风、伤寒、杂病，宜主某方，拈来无不合法。""有是证，便用是方"，柯琴指出要"知其机，得其精"，此与何志雄的体会不谋而合，均强调掌握病机的重要性。《伤寒论》能否广泛应用于多种疾病，关键在于能否掌握患者所患疾病之病机，而不仅仅在于证候的相同。正如胜田正泰先生在评价《范中林六经辨证医案》时说："把起病已有三年的病情断为麻黄汤证、桂枝汤证，医者的胆识确实让人吃惊。"

这正是范中林能抓住营卫不和之病机关键。患者病程已有三年之久，辨为表证似乎欠妥，但因营卫失和，则风寒易伤肌表。医者用麻黄汤、桂枝汤意不只在祛风寒，更在疏通营卫，宣畅肺气，使营卫调和，表阳得固，诸症自可迎刃而解。

桂枝汤和小柴胡汤等其他经方也是一样，不但能治外感疾病，还能广泛应用于中医各种疾病。如桂枝汤不仅适用于外感表虚发热，还适用于内伤发热；不仅可以解肌发汗，还可以固表止汗。同时，对消化道疾病、风湿病、皮肤病、过敏性疾患及神经症等西医感到棘手的病证也有很好的治疗效果。虽然那些病证的病因、病位和临床表现不尽相同，但只要病机相同（营卫失调），就可以用桂枝汤加减施治。

日本汉方古方派对伤寒之深入研究值得我们中国同道学习。然中医临证在于"变"与"辨"二字上斡旋，脉证可以千变万化，医者随着疾病发展的变化而辨证遣方用药，这其中的关键，就是何志雄所强调的病机。紧紧抓住病机，才是真正的"有是证便用是方"，不明此理，开口动手便错矣。

十一、朱钊雄

医案五则

案一　肺炎一

梁某，男，55 岁，省某公司干部。

1976 年 8 月下旬起病，发热咳嗽，消瘦，疲倦乏力，胸痛，咳痰有血，于 9 月 4 日到中山医学院附属二院诊治，经放射科胸透，照片诊断意见：①右上肺前段迁延性肺炎，考虑肺癌合并感染；②双侧轻度肺气肿。经用红霉素、青霉素、链霉素等药物治疗，仍发热咳嗽而来诊。当时并见胃纳欠佳，舌质深红，苔黄厚腻，脉象滑数，属肺热喘咳，治宜清热解毒宣肺。除初诊兼用两天链霉素外，全程均用中药治疗。

处方：麻黄二钱，北杏仁五钱，生石膏一两，甘草二钱，苇茎一两，冬瓜仁一两，赤芍五钱，桔梗四钱，薏苡仁六钱，连翘五钱。连服十余剂，症状向愈。

9 月 22 日，中山医学院附属二院、市结核病院放射科复查同一意见：右上肺前段肺炎较前吸收好转，并排除肺癌。照前方加减继服数剂而治愈。

案二　肺炎二

陈某，女，58 岁，退休工人，住广州市一德中路某号二楼。

病者发热咳嗽数天后，由儿子扶持来诊。伴头重眩晕，消瘦，面色萎黄，咳嗽，胸痛气喘，放射科胸透：①左上肺浓密病变影，②右中肺不张，③肺气肿。脉濡数，舌苔黄腻而滑。本例属湿热犯肺，治以清热化湿宣肺。处方：麻黄二钱，生石膏一两，北杏仁五钱，甘草二钱，薏苡仁六钱，波蔻仁二钱，滑石六钱，川朴三钱，法半夏四钱，黄芩六钱。照上方服药十余剂痊愈。

案三　肺炎三

陈某，男，42岁，某市场职工。

患肺炎高热，神志呆滞，咳嗽胸痛，气喘口干，渴饮，经医学院附属医院用红霉素、青霉素、四环素治疗，仍未退热。朱老医生用清热解毒宣肺之法，服药一剂热退，数剂告愈。处方：麻黄二钱，北杏五钱，生石膏一两，甘草二钱，青天葵五钱，苇茎一两，桑白皮六钱，连翘五钱，黄芩五钱，川贝二钱。

梁潮裕等按：中医认为肺炎是热邪犯肺，肺失宣降，气逆而咳，热邪炽盛，灼烁肺络，则见咳血、咯血之症。处理本病，以中西医结合治疗，见效较捷，但邪热犯肺，治疗上也要辨别，属热毒壅盛、肺失宣降者，应治以清热解毒、宣肺平喘，用麻杏石甘汤合千金苇茎汤加减；属湿热犯肺者，则应清热化湿、宣肺止咳，用麻杏石甘汤合三仁汤加减。总之，辨证求因，审因施治，理法方药，达到一致。

案四　麻痹性肠梗阻

患者，女，50岁。住光明中路，1962年来诊。

当时由其丈夫伴来，诉说患病月余，腹部膨胀，大便秘阻，但腹部未扪及包块，食下呕吐，形体日渐消瘦，怠倦乏力，头目眩晕，面色㿠白，脉缓而弱，舌淡苔白微腻。曾到某医院诊断为麻痹性肠梗阻。经治疗未见显效。本例因脾气虚弱运化无权，而致肠蠕动减弱（虚），肠内容物滞留（实），且大腹属脾所主，因此，属中医脾虚腹胀。虚中夹实，以虚为主，用《伤寒论》厚朴生姜半夏甘草人参汤治之。服两剂而大便畅通，腹胀全消。

梁潮裕等按：《伤寒论》第66条讲"发汗后，腹胀满者，厚朴生姜半夏甘草人参汤主之"。本方攻补兼施以补为主。人参、甘草健脾补气，使肠蠕动增强，佐以厚朴泄满，半夏开结，生姜宣通阳气兼有增进胃肠功能。故治疗麻痹性肠梗阻有一定疗效。

案五　风湿

梁某，男，49岁，某文具厂职工，1976年来诊。

病者身患多种慢性病，1964年患肺结核病（已钙化），1963年开始患类风湿，1965年患风湿性关节炎，1973年患高血压。

1976年11月25日初诊。主诉：四肢关节疼痛，活动障碍，尤以踝关节肿痛剧，不能步行，与天气变化有关。彻夜失眠，曾到自中医院等经中西医治疗未有显效。今天由家人用车载运就诊。体格检查：体温正常。脉搏92次/分。血压180/100mmHg。心尖区可闻1～2级收缩期杂音，两手指关节及左膝关节肿大变形，左股部肌肉萎缩。脉数，舌质微红，苔灰微黄腻。1976年11月25日广州医学院附属医院实验室检查报告：血沉降3mm/h。初步诊断为热痹；治以清热化湿、祛风活络，用四妙散加味，每日服1剂。治疗二十多天，症状未见好转。1976年10月15日广医附院实验室报告，血沉降127mm/h，抗"O"1/500单位。12月20日复诊，使用《金匮要略》桂枝芍药知母汤治疗，每日服一剂。药后症状好转。效果显著。1977年3月22日广州医学院附属医院复查，血沉降63mm/h。抗"O"1/300单位。能上班半天工作，继续治疗。

梁潮裕等按：风湿性关节炎、类风湿均属中医痹证范畴。本例由于风寒湿邪侵袭身体，经络壅阻，运行不畅，郁久化热而成热痹，使用桂枝芍药知母汤疗效显著。此方具有祛风散寒、除湿活络、清热蠲痹的功能。方中以桂枝宣达四肢，通行经络；芍药敛阴和营；知母生津清热，以抑制风寒湿邪蕴郁化热；佐以麻黄、防风祛风；生姜附子散寒；白术健脾燥湿；甘草调和诸药。因此，用以治疗风寒湿痹，郁久化热，尤为贴切。

医论五则

论一　谈桂枝汤

有人认为南方气候炎热，地势潮湿病多温热，宜投清凉之剂，畏桂枝、麻黄如虎。有个别患者看到医生处方有桂枝，便怕燥热，其实，在阳热实证，桂枝有所禁忌，但如舌色淡润，脉缓弱，投以桂枝汤，确实效如桴鼓，不但外感风寒之证能奏捷效，且虚寒之病，以桂枝汤配合补益药，效果也好。有位高年资的西医随朱钊鸿学习中医时，对他使用桂枝汤治疗感冒的印象特别深刻。对虚人外感、眩晕呕吐、汗出恶风的患者，投以桂枝汤加法半夏、党参、白术等药，疗效显著。这位西医认为此类患者用西药治疗确实逊色，从而加强了学习中医的信心。

论二　对辨证论治的看法

朱钊鸿认为，中医学术从历史上看是发展的，温病学说是在《伤寒论》的基础上发展起来的。伤寒和温病著作，同是对传染病和热性病治疗专书，目的是一致的，都是为了更好地掌握对疾病作斗争的规律，服务于人民。其实温病学说也不是个人独创的，宋代王安道卸却伤寒，辨证温病；明代吴又可立论温疫之说；至清代叶天士集前人之大成，创立卫、气、营、血辨治温病；吴鞠通著《温病条辨》详论三焦辨治。由此看来，医学科学的发展和成就，与社会历史发展一样是前进的。正如吴瑭（鞠通）所说："故历取诸贤精妙，考之《内经》，参以心得，为是编之作，诸贤如木工钻眼，以至九分，瑭特透此一分，作圆满会耳，非敢为高过前贤也。"这样的说法，确为客观。随着中医学的发展，在今天不应有温病学派与伤寒学派之争，总的来说应当"古为今用"，运用各家学说之特长，应用于临床实践。所以，朱钊鸿运用伤寒和温病两套辨治方法进行辨证论治，如常用《伤寒论》《金匮要略》的桂枝汤、麻黄汤、小青龙汤、小柴胡汤、大黄牡丹皮汤、茵陈蒿汤、桂枝芍药知母汤、半夏厚朴汤等方剂，治疗感冒、支气管炎、哮喘、类疟、肺炎、阑尾炎、黄疸、风湿、梅核气等病，同时又常运用温病方剂如银翘散、桑菊饮、三仁汤、黄芩滑石汤、桑杏汤等，治疗感冒、湿温、肺燥咳嗽等病，也运用前贤之方剂如凉膈散、藿香正气散、消风散，治疗扁桃体炎、感冒、胃肠炎、荨麻疹等。

总之，贯彻辨证论治原则，务求采用的方剂，适合病情，达到提高医疗质量的目的。在辨证方面，既采用脏腑辨证，也运用八纲辨证、六经辨证、卫气营血辨证和三焦辨证，脏腑辨证系辨证方法的基础，可以明了病因病变之所在，病情发生的推理；而八纲辨证系辨证方法的概括，可以了解疾病的性质、病情深浅和邪正的消长；而六经辨证、卫气营血辨证和三焦辨证，系外感热病辨证要领，可以观察疾病发展变化和病邪入侵的深浅，如《伤寒论》说："伤寒一日，太阳受之，脉若静者为不传，颇欲吐，若躁烦，脉数急者为传也。"又："伤寒二三日，阳明、少阳证不见者，为不传也。"《温热论》说："卫之后，方言气，营之后，方言血。"都讲明疾病的发展阶段不同，论治上就应有所分别。上述几种辨证方法，系形成于不同的历史时期，是古代医学家从长期临床实践总结出来的，它们各有特点，又相互联系，互相补充。因此，各种辨证方法结合，既可根治病源，照顾虚实寒热，也能分阶段对证施治。这样治病，便能丝丝入扣，切中病情，而无虚虚实实之弊。

论三　辨证重在辨舌

朱钊鸿认为，望诊是中医"四诊"之首，舌诊是望诊中的重要部分，古人从长期临床实践的观察，积累不少舌诊的经验，形成一整套独特诊法。远在两千多年前，《内经》便有察舌辨证的记载，如载有"舌干""舌本煜""舌焦""舌上黄"等。至东汉张仲景著有《伤寒论》《金匮》二书，对舌诊更有发展，如《伤寒论》137条说：太阳病，重发汗而复下之，不大便五六日，舌上燥而渴，日晡所小有潮热，从心下至少腹硬满而痛不可近者，大陷胸汤主之。又如168条说：伤寒，若吐若下后，七八日不解，热结在里，表里俱热，时时恶风，大渴，舌上干燥而烦，欲饮水数升者，白虎加人参汤主之。前条舌上燥而兼有心下至少腹硬满而痛，是水热互结的结胸症。而后条是舌上燥而烦兼有大渴引饮，是热伤气津的阳明实热症。又如221条和230条都谈及舌苔问题，221条舌上胎而有心中懊恼，主以栀子豉汤，230条舌上白胎而兼有呕吐及胁下硬满，给予小柴胡汤。都是结合舌诊而进行辨治。隋唐以后，如《巢氏诸病源候论》《千金方》《活人书》等都对察舌辨证有详细的描述。至清代叶天士《温热论》验舌辨证的有十七条，对温热舌苔的真假虚实变化，分析很精，为后来温病辨治起了承先启后的积极作用。

舌是口腔的主要器官，正常之舌，运动灵活，有感受味觉、调节声音、拌和食物等功能。中医认为舌为心之苗，脏腑所属经络，很多上络于舌部，手少阴心经之别系舌本，足太阴脾经连舌本，散舌下，舌为脾之外候，足少阴肾经夹舌本，足厥阴肝经络舌本。这是说心、脾、肝、肾的经脉，经别或经筋与舌直接联系。而肺、胃，则经气管、食管上贯于舌，关系更为密切。因此，舌质可反映脏腑的虚实和气血的盛衰，而舌苔则反映病邪的深浅，疾病的轻、重、寒、热和胃气的强弱。健康人之舌质一般是略红而润，不胖不瘦，活动自如，舌苔薄白，不厚不腻，不滑不燥，反此则为病候。《临床验舌法》说："核诸经络，考诸手足阴阳，无脉不通于舌，则知经络脏腑之病，不独伤寒发热有苔可验，即凡内外杂证，也无不呈其形，著其色于舌，据舌以分虚实，而虚实不爽焉；据舌以分阴阳，而阴阳不谬焉；据舌以分脏腑，配主方，而脏腑不差，主方不误焉；危急疑难之顷，往往证无可参，脉无可按，而唯以舌凭，妇女幼稚之病，往往闻而无息，问而无声，而唯有舌可验。这确是中肯之言。尤其对外感热病之诊治，舌诊的参考价值尤大。

如舌苔薄白属表，苔黄厚属里，白苔属寒，黄苔属热，夹湿则苔黏腻而滑，夹滞则苔白滑而厚，舌质胖嫩属虚属寒，苍老坚敛属热属实，舌淡白无苔为气血两虚，舌淡白而苔滑腻为痰湿内停，舌红而苔白黄为邪热传里之征，舌尖红而苔白为心火亢盛之候，苔如积粉，可有温疫之虞，舌红黄干，便有津枯之虑，舌质红降，主热入营血、舌质青紫，主瘀血内停，更兼注意舌之形态，肿胀瘦薄，硬软歪斜，稍不留意，贻误非轻。朱老师认为，凡舌质胖润、舌苔色白、脉象虽数，口虽渴，都不是实热症，这种数脉，可能是原有肺部疾患，如肺结核，肺气肿，肺源性心脏病等引起的代偿性所致的数脉，也可能是神经官能症和内分泌失调所影响的，决非实热证的数脉，应舍脉从舌。口渴本为里热证候，但湿邪中阻，气不布津，或素禀阳虚，风邪上犯，俗名胃口风，也发生口渴，不能单凭个别脉症而谬误诊为热病。当然，舌淡苔白，固属虚寒之证，但还须看舌苔之厚薄，辨别有否兼痰兼湿，夹秽夹滞，分别施治，但总宜温解。舌红苔黄；固属热证，也应注意舌苔之厚薄滑腻，以辨属卫属气，夹湿夹滞，舌苔黄燥而干，则是邪热炽盛，损耗津液、急急以泄热生津为要。舌绛苔少而干，热入营血，阴液大伤，则又应转用清营凉血增液之品，不能徒清气分，总之，中医治病，重在辨证，尤重在辨舌，以舌诊能反映脏腑血气虚实，病邪浅深和胃气强弱之故也。

论四　对经典著作的论述

朱钊鸿对《内经》《伤寒论》《金匮要略》等经典著作的研究有一定的心得。他认为《内经》是中医理论的基础，如对阴阳五行、藏象经络等论述，都具有指导中医临床实践作用。如"阳盛则热，阴盛则寒"，"阳虚生外寒，阴虚生内热"，"实则泻其子，虚则补其母"，"心主神明，肺主气，脾主运化，肾主水"等，在医疗实践上经常运用。《伤寒论》《金匮要略》两书是东汉张机（仲景）总结秦汉以来的医学成就，两书均为治疗学著述，比较朴素唯物，唯心成分较少。如太阳病，汗出恶风，脉缓，用桂枝汤；脉浮紧，无汗而喘者，用麻黄汤；发热，汗出而烦躁用大青龙汤；心下有水气用小青龙汤。只要有那种脉证，便可投那个方剂，何等明确实用也。而叙述小柴胡汤的运用，更为简明扼要。凡寒热往来、胸胁苦闷、厌食、心烦喜呕和口苦咽干、目眩等证候的出现，都可投以小柴胡汤。并且指出"但见一证便是，不必悉具"。确是便于掌握。

朱钊鸿在他的著作"谈谈《内经》'壮火食气，少火生气'的个人体会"一文中说：中医理论原是从实践中来的，大部分是具有朴素唯物观点，并起到指导临床实践的作用。《素问》"壮火之气衰，少火之气壮，壮火食气，气食少火，壮火散气，少火生气"之说，是论述人体功能平衡协调的重要性。按照中医一般解释，"火"即气也。壮已必衰，少已必壮，火壮即能耗散元气，故曰"壮火食气"；少火则能生长元气，故曰"少火生气"。人生赖这个"火"为生，亦因此"火"而致病，所谓"亢则害，承乃制"也。此论验证于临床实践，确是合理。中医所讲的"气"，是指人体各种功能，是无形的，此包括甲状腺功能、肾上腺皮质功能、产热功能、消化功能和自主神经功能等。如果这些功能偏亢偏衰，都可产生疾病。例如：甲状腺功能亢进，可以引起心跳、震颤、突眼、消瘦的甲亢病；衰退时可以引起身体浮肿的黏液性水肿病。其他功能紊乱也一样为害。总之，这点"火"对人体生长发育很重要，没有气化，机体无由生存。现在科学技术高速发展，很多物质可以人工合成，但对人体生理功能，还未能设法代替。兹举消化功能而论，我们知道吃淀粉物质，最后可以变成葡萄糖，肉类可以变成蛋白质，经过胃肠消化吸收，可以促进身体生长发育，并能产生热能来维持身体活动功能。假如我们长期不进膳，只靠注射方法，以供葡萄糖和蛋白质，身体必然一天天亏损下去。

因此，中医认为胃可以腐熟水谷，脾胃为后天之本。这里所讲的"胃"，是包括整个消化系统功能，起到变化精微的作用，即由水谷变化为营养物质。但这种变化，需要一定的热能，即文中所述之"少火"也。又如人体之阴阳，也要保持相对平衡，阳为气，阴为味。阳指身体功能活力，阴指体内的物质基础，阳盛阴必衰，阳衰阴必盛。如果阳气偏胜，即产热功能亢进，散热功能减少，形成体若燔炭的阳热实证，这就是"壮火"为害，这点"壮火"不但损耗阴液，而且损耗元气。我们见到大热证后期的患者，由于阴液耗损（失水）而出现消瘦，皮肤弹性消失，体力减弱，稍微活动便气喘汗出，这可以证明"壮火食气"的说法是符合临床实践的。因此，我们对阳热实证后期的治疗，除了清热生津，还需益气，白虎加人参汤即其例也。

论五　从辨舌上诊治感冒

朱钊鸿认为，通过舌诊可以察知病的寒热、虚实、表里、轻重，尤其对感冒的诊治更有参考价值。凡舌质胖润，舌苔色白，脉虽数，口虽渴，都不是实热证，这种数脉，可能是原有肺部疾患，如肺结核、肺气肿、肺源性心脏病等引起的代偿性所致的数脉；也可能是神经症所引起的。《金匮要略》所谓"数为客热，不能消谷"是也。故不能单凭数脉，便诊断为风热，宜脉证合参，有时还要舍脉从证。口渴本为里热证候，但湿邪中阻，气不布津，或素禀阳虚，风邪上犯，俗称"胃口风"，也发生口渴。此种口渴，或以芳香化湿、醒脾健胃，或以温胃祛风，使脾阳健运，津液输布，起生津止渴之效。当然，舌淡苔白，固属虚寒之证，但还需观察舌苔之厚薄，辨别兼痰兼湿，夹秽夹滞，分别施治。但总宜温解，如桂枝汤、三拗汤、荆防败毒散、藿香正气散之类。

舌红苔黄，固属热证，也应分辨舌苔厚薄，是否滑腻，以辨别属卫属气，夹湿夹滞，或以疏风清热，或以苦寒清里，夹湿佐以化湿，夹滞佐以导滞，一定要药中病情，方起显效。对舌质红、苔黄腻之症，应用苦寒之药，加入辛凉重剂，佐以利湿之品，如白虎汤加芩、连、滑石之类，退热效果较好，如兼大便秘结，则常用凉膈散清泄实热。朱钊鸿常用凉膈散治疗急性扁桃体炎，流行性腮腺炎而大便燥结者，比用抗菌消炎之西药，奏效尤捷。如舌苔黄燥而干，则除用清凉泄热药外，还需佐以甘凉生津之品，如芦根、知母、玄参之类。

舌质红绛，苔少而干，则应使用养阴增液、清透邪热之药，如青蒿、鳖甲、知母、玄参、生地、麦冬、天冬、石斛之类。总之，中医治病，重用辨证，同一疾病，因发展阶段不同，脉证差异，治疗方法也应分别对待。

十二、陈超桂

医案五则

案一　桂枝汤治汗症一

黄某，男，3岁，蕉岭兴福黄田人。1977年5月13日初诊。

患孩因患三度营养不良，于3月16日住当地人民医院治疗。出院后1个月以来日夜出汗，不论睡时或醒后均出汗不止，虽服中西药物治疗，均无效。特来中医院门诊治疗。

诊其面色淡白，无表情、腹软，胃纳一般，四肢冷，唇舌淡红嫩、苔白，脉数弱无力。为阴阳两虚、卫虚营弱之证。治宜补阴阳、调营卫。

处以桂枝汤：桂枝、白芍各9克，炙甘草6克，生姜3片，大枣6枚，水煎分4次服，嘱服2剂。5天后，其父来云：患孩服上方1剂后，汗止大半；服2剂后，出汗全止。

案二 桂枝汤治汗症二

徐某，男，42岁，蕉岭县东方红公社干部，1976年6月6日初诊。

自诉当天上午9时左右，忽然全身疼痛，无恶寒、发热、头痛等症，口淡不渴，大、小便正常，无风湿病史。

诊其面色正常，舌质稍淡、无苔而润，六脉数弱。此属气虚营弱，不能濡养筋脉所致。

处以桂枝汤：桂枝、白芍各15克，炙甘草10克，生姜5片，大枣10枚。服药2剂，全身疼痛即止。

王筠新等按：陈超桂认为，案一的出汗证非盗汗，亦非自汗，若盗汗则睡时出汗，醒后无汗。令阴阳两虚，卫虚营弱，故日夜汗出，以桂枝汤补阴阳，调营卫，故汗能止。而案二的身痛证，为气虚营弱不能濡养筋脉所致，用桂枝汤以桂枝、甘草、生姜辛甘补阳，芍药、甘草、大枣酸甘补阴。这两个病例的病情表现虽不相同，但气虚营弱的病因则一，故均能以桂枝汤调和营卫而收效。

案三 桂枝茯苓丸治术后粘连性腹痛

邓某，男，28岁，蕉岭县三圳公社干部。

1961年9月6日因急性阑尾炎，做阑尾切除术，术后1周痊愈出院。于同年10月26日在家稍事劳作，即感腹部伤口内部发生剧痛，按之痛剧，并有牵引及周围放射痛。曾到当地县人民医院及梅县地区黄塘医院检查，均诊为"术后粘连性腹痛"，经注射鸡胚胎组织液 2 次及中西药物治疗无效，于 11 月 12 日特邀陈超桂诊治。

查舌脉无大变化。

即拟桂枝茯苓丸：桂枝、桃仁各 9 克，茯苓、牡丹皮各 12 克，嘱空腹服。

服药 2 剂后腹痛即止，一如常人。1 个月后，患者自觉患处稍有作痛，复来院门诊，见除患处稍有作痛外余无大异常，嘱服上方 2 剂而愈。

编者按：患者行阑尾切除术后，腹部伤口内部剧痛，先后在当地两院就诊，诊为"术后粘连性腹痛"，经治无效。陈君诊后，查舌脉无大变化。以患者术后腹痛拒按应是瘀血作痛，故即拟桂枝茯苓丸，以活血化瘀、理气定痛。是辨病为主、辨证为辅，为活用经方之例。

案四　大柴胡汤治肾绞痛

陈某，男，36 岁，蕉岭县华侨农场工人。

1975 年 6 月 8 日上午突然腰部剧烈绞痛，送县人民医院急诊，经检查诊为右侧输尿管下段结石、肾绞痛，住院治疗 5 日，仍腰痛不止，5 日 5 夜未能睡，虽注射止痛剂及服中西药物，均无效。6 月 14 日特邀陈超桂会诊。

诊见唇红赤，舌红、苔黄厚，口苦，大便 3 日未通，脉弦数实。

证属少阳阳明证。

投以大柴胡汤去生姜加玄明粉：柴胡、玄明粉（冲）各 15 克，黄芩、法半夏各 9 克，白芍 18 克，大黄 12 克（后下）。1 剂，水煎，空腹服。

服药后次日，患者自觉舒适，腰痛减，渐入睡，至晚上 10 时许起床小便时。自觉有异物从尿道口排出，经检查为一黄豆大小之结石。此后诸症悉除，于 6 月 17 日治愈出院。随访至今未见复发。

编者按：本案是辨证为主，辨病为辅之案例。方中并无一味消导排石之专药，而能使患者尿出结石，应是枢机得利、腑气已通、自能利石排出之由。

案五　猪苓汤治膀胱咳

岳某，女，45 岁，蕉岭县三圳公社农民，1976 年 11 月 20 日初诊。

自诉：干咳无痰已 2 个多月，日轻夜重，咳则遗溺，每晚须换三四条内裤，心烦不寐，小便短赤不利，口不苦，面色无华，唇舌淡红而干、苔薄白燥，脉细数无力。

此属阴虚有热，水热互结之膀胱咳。治宜育阴润燥、清热利水以止咳。

处以猪苓汤：猪苓、泽泻各 9 克，茯苓 12 克，滑石、阿胶（另烊化）各 15 克。取水碗半，煎至半碗，去渣合阿胶，1 次空腹服，连服 2 剂。

11 月 23 日患者来院复诊云：上方服 2 剂后，咳减大半，仍有少许遗溺，睡眠好，精神转佳，嘱再进 1 剂，诸证悉除。为巩固疗效，嘱再进 2 剂。

王筠新等按：本方以阿胶滋阴润燥止咳为主，滑石利水清热而不伤阴为辅，二苓甘淡利水，泽泻利水清热，同奏育阴清热、利水止咳之功，故猪苓汤能治膀胱咳，其理即在于此。陈老用猪苓汤治疗膀胱咳亦有其独到之处，此证患者多为中年以上身体虚弱之妇女。膀胱咳一证，首先见于《素问·咳论》："肾咳不已，则膀胱受之，膀胱咳状，咳则遗溺……"对本病的治疗，《中国医学大辞典》主以茯苓甘草汤或茯苓汤，或五苓散加人参。但付诸临床，皆不如猪苓汤之效佳。

主要参考引用文献

［1］张阶平.杏林医学月报1期［J］.杏林医学月报社.1929.

［2］张阶平.杏林医学月报2期［J］.杏林医学月报社.1929.

［3］马英萃.广东中医1963年3期［J］.广东省中医研究所.1963.

［4］马英萃.广东中医1963年4期［J］.广东省中医研究所.1963.

［5］马英萃.广东中医1963年5期［J］.广东省中医研究所.1963.

［6］马英萃.广东医学1965年6期［J］.广东省医学科学研究委员会.1965.

［7］彭若铿.程祖培先生医学遗著［M］.中山：中山市中医学会.1965.

［8］广东省医药卫生研究所中医研究室.广州近代老中医医案医话选编［M］.广州：广东省科学技术出版社.1976.

［9］广州市越秀区卫生局科技办公室.广州市老中医经验选第二辑［M］.广州：广州市越秀区卫生局《六·二六》大学.1977.

［10］何汝湛.新中医1979年4期［J］.新中医编辑部.1979.

［11］何汝湛.新中医1983年2期［J］.新中医编辑部.1983.

［12］何汝湛.新中医1983年7期［J］.新中医编辑部.1983.

［13］何汝湛.新中医1984年10期［J］.新中医编辑部.1984.

［14］何汝湛.新中医1986年3期［J］.新中医编辑部.1986.

［15］李颂华.新中医1986年10期［J］.新中医编辑部.1986.

［16］王雪玲.新中医1989年1期［J］.新中医编辑部.1989.

［17］沈英森.岭南中医［M］.广州：广东人民出版社.2000.

［18］黎庇留.黎庇留经方医案评述版［M］.北京：人民军医出版社.2008.

［19］政协广东省委员会办公厅.岭南中医药名家［M］.广州：广东科技出版社.2010.

［20］刘小斌，郑洪，靳士英.岭南医学史上［M］.广州：广东科技出版社.2010.

［21］余洁英.岭南伤寒文献收集及医家学术思想探讨(清至近代)［D］.广州：广州中医药大学.2011.

［22］刘小斌，郑洪.岭南医学史中［M］.广州：广东科技出版社.2012.

［23］钟敏莹，张熹煜.岭南中医药名家钟耀奎［M］.广州：广东科技出版社.2012.

［24］何汝湛.何汝湛《金匮要略》探究［M］.北京：科学出版社.2013.

［25］刘小斌，陈凯佳.岭南医学史下［M］.广州：广东科技出版社.2014.

［26］谭次仲.伤寒评志［M］.福州：福建科学技术出版社.2014.

［27］刘小斌，郑洪.岭南医学史图谱册［M］.广州：广东科技出版社.2015.

［28］沈创鹏，张横柳.岭南中医药名家何志雄［M］.广州：广东科技出版社.2016.

［29］郑洪.岭南医派［M］.长沙：湖南科学技术出版社.2020.

致 谢

感谢刘小斌教授为本书作序与指导名家生平考证、医史文献研究引用。

感谢李赛美教授为本书作序与鼓励支持。

感谢黄建业教授为本书指导名家马云衢生平事迹考证。

感谢本书所引用文献的作者,不胜感佩!

感谢中国中医药出版社领导和编辑专家数次指导修正加工,方得顺利出版!